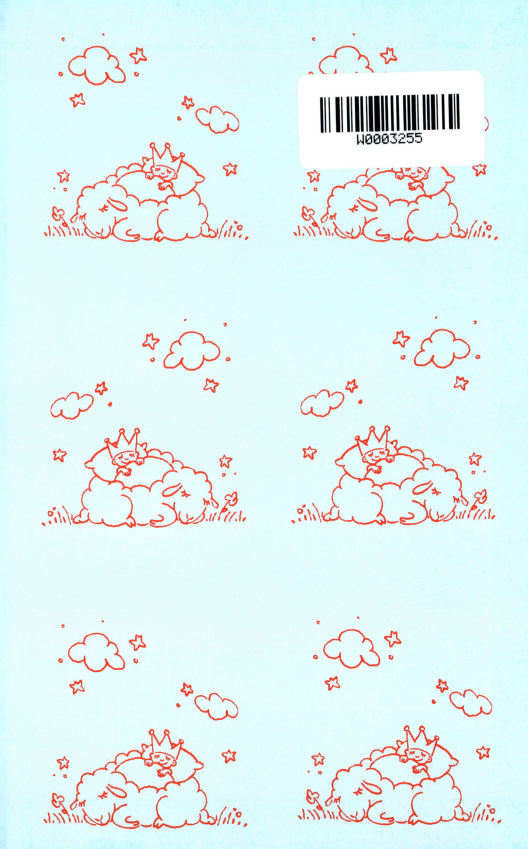

ANNA WAHLGREN
Das DurchschlafBuch

ANNA WAHLGREN

Das DurchschlafBuch

Die sanfte SchlafKur für dein Baby

Ins Deutsche übertragen von Lone Rasmussen-Otten
Mit Zeichnungen von Eva Wagendristel

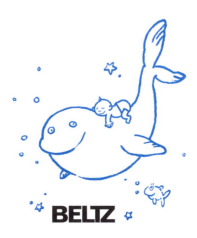

BELTZ

Wichtiger Hinweis

Die im Buch veröffentlichten Ratschläge wurden mit größter Sorgfalt und nach bestem Wissen von der Autorin erarbeitet und geprüft. Eine Garantie kann jedoch weder vom Verlag noch von der Verfasserin übernommen werden. Die Haftung der Autorin bzw. des Verlages und seiner Beauftragten für Personen-, Sach- oder Vermögensschäden ist ausgeschlossen. Wenn Sie sich unsicher sind, sprechen Sie mit Ihrem Arzt oder Therapeuten. Das Werk und seine Teile sind urheberrechtlich geschützt. Jede Nutzung in anderen als den gesetzlich zugelassenen Fällen bedarf der vorherigen schriftlichen Einwilligung des Verlages. Hinweis zu § 52 a UrhG: Weder das Werk noch seine Teile dürfen ohne eine solche Einwilligung eingescannt und in ein Netzwerk eingestellt werden. Dies gilt auch für Intranets von Schulen und sonstigen Bildungseinrichtungen.

www.beltz.de

3., Auflage 2011

Alle Rechte der deutschsprachigen Ausgabe
© 2008 Beltz Verlag · Weinheim und Basel
Titel der schwedischen Originalausgabe: Internationella Sova hela natten
© 2008 by Anna Wahlgren. First published by Förlag
Anna Wahlgren AB, Stockholm, 2008
Umschlaggestaltung: Federico Luci, Odenthal
Umschlagabbildung und Illustrationen: © Eva Wagendristel
Foto: Anna Wahlgren (Umschlagrückseite): © Anne Mette Welling
Satz: Beltz Bad Langensalza GmbH, Bad Langensalza
Druck und Bindung: Beltz Druckpartner, Hemsbach

Printed in Germany
ISBN 978-3-407-85852-8

Inhalt

ERSTER TEIL
DIE DURCHSCHLAFKUR   9

Endlich durchschlafen: Ein paar Worte zu Beginn der Kur   10

Warum funktioniert die DurchschlafKur?   15

Das Kind und der Schlaf   34

1. Der hilflose kleine Mensch   35

2. Wie viel Schlaf braucht das Kind?   36

3. Müdigkeit und »Über-Müdigkeit«   38

4. Warum die 5-Minuten-Schrei-Methode in ihrer Wirkung

   trügerisch ist   43

Die Safari. Eine Allegorie   46

ZWEITER TEIL
DER WEG ZUM GUTEN SCHLAF: DIE RUHE,
DIE SICHERHEIT, DER GENUSS!   55

Wie du deinem kleinen Kind die Ruhe vermittelst   56

Die eigene Ruhe zählt   59

Wie du deinem kleinen Kind Sicherheit gibst   69

Fehlersuche – was alles falsch laufen kann   75

Der Genuss kommt von ganz allein!   90

Das Tor zum Genuss: das Gute-Nacht-Lachen   95

Das Kind und die Kur. Vier Monate bis zwölf Jahre   100

1. Das vier Monate alte Kind   109

2. Fünf bis sieben Monate   114

3. Acht bis zehn Monate   123

4. Elf und zwölf Monate   136

5. Ältere Kinder   139

DRITTER TEIL
DER WERKZEUGKASTEN: WANN, WO, WIE?   143

Wann beginnst du mit der Kur?   144

Wo führst du die Kur durch?   147

Wer führt die Kur durch?   150

Wie gehst du vor?   153

Das Schema   154

Das Gute-Nacht-Lachen   159

Das Zurechtlegen   160

Der Fächer   161

Das Kinderwagen-Fahren   163

Das Knuffen   167

Die Gute-Nacht-Leier   173

Die Bestätigungsleier   176

Die Haltung der Selbstverständlichkeit   178

VIERTER TEIL
LEITFADEN: SO BEKAM DER KLEINE GUSTAV
SEINEN GUTEN SCHLAF   183

1. Der Bescheid   186

2. Die Erinnerung   189

3. Die Bestätigung   190

4. Der erste Tag   193

5. Die zweite Nacht   194

6. Der zweite Tag   195

7. Die dritte Nacht   196

8. Der dritte Tag   197

9. Die Folgewoche   199

FÜNFTER TEIL
FRAGEN UND ANTWORTEN ZUR DURCHSCHLAFKUR   203

Ludwig und sein guter Schlaf. Eine Mailkorrespondenz   204

Keine Unterstützung   219

Die Wolfsstunde   219

DurchschlafKur »light«   221

Ein krankes Kind trösten   222

Was machen wir falsch?   223

Er steht im Bett   225

Zu viel gemacht   225

Im Erwachsenenbett   226

Nachtschleicher   227

Hysterisch   228

Unbequeme Kleidung   229

Vorher hat es besser geklappt   230

Wiederholung der Kur   231

Kur für Zwillinge   239

Abendliches Weinen   240

So müde   241

Abends ein paar Stunden später ins Bett?   241

Hunger?   242

Aktives Kind   243

Wütendes Geschrei – was können wir tun?   244

Kur   246

Dreht sich auf den Rücken   251

5-Minuten-Nickerchen   251

Kur mit Hindernissen   252

Die linke Ecke   255

Zeitverschiebung   255

Nachtschreck   256

Fröhliche Mahlzeiten   258

Aa in der Nacht   259

Tagesschläfchen im Bett   260

Gezwungen, ihn hochzunehmen   261

Der Spielraum von einer Viertelstunde und der Wecker   262

Erst im Kinderwagen fahren, dann knuffen   263

Gewohnheitstiere   264

Frisch und munter – nach dem Hinlegen   265

Auf der Flucht   268

Alter Mann   269

Das ganze Haus wird wach   271

Für Anna von Maria   272

EPILOG   273
DEINE PERSÖNLICHEN SEITEN   287

Dein Schlafschema   287

Deine Dokumentation der ersten vier Tage und Nächte   288

Die Folgewoche   292

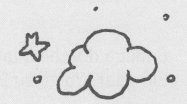

ERSTER TEIL
Die Durchschlafkur

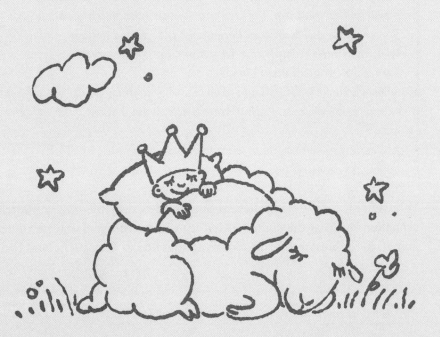

Endlich durchschlafen:
Ein paar Worte zu Beginn der Kur

Liebe Mutter, lieber Vater,
bekommst du nachts nicht deinen Schlaf? Bist du so müde, dass du Angst hast, den Verstand zu verlieren? Hast du das Gefühl, dass die ganze Familie langsam auseinanderbricht?

Vielleicht erkennst du dich in diesen Zeilen eines besorgten Papas wieder:

> *Wir haben eine fantastische, kleine und wunderbare Tochter, die jetzt vier Monate alt ist. Unser Problem ist ihr Schlaf und dass sie noch keine Anstalten macht, eine ganze Nacht durchzuschlafen.*
>
> *Sie schläft immer erst nach einigen Anstrengungen unsererseits ein: mit Stillen, Kinderwagen-Fahren und weiteren fruchtlosen Bemühungen. Nachts wird sie immer wieder wach und weint. Meistens kümmert sich meine Frau darum, weil ich beruflich ziemlich eingebunden bin. Tagsüber gibt es auch Schwierigkeiten. Sie schläft dann immer nur höchstens 20 bis 30 Minuten am Stück, und das meistens drei Mal am Tag. Ich mache mir allmählich wirklich Sorgen, dass die Mama es körperlich und gesundheitlich bald nicht mehr schafft. Sie ist schon so mitgenommen, dass es ihr gar nicht mehr gut geht.*
>
> *Selbst versuche ich die Kleine so viel zu übernehmen, wie es nur geht, aber nun schaffe auch ich es bald nicht mehr.*
>
> *Als letzten Ausweg wenden wir uns nun an dich und hoffen auf deine Hilfe.**

Verzweifle nicht mehr! In diesem Buch findest du Hilfe. Mit der **DurchschlafKur** verhilfst du deinem Kind zu einem ruhigen und gesunden Schlaf, der erholsam und zusammenhängend ist. D. h. nicht bloß fünf,

---

* Alle Zitate in »Das DurchschlafBuch« sind authentisch. Einige Namen wurden geändert und ein paar der Beiträge geringfügig redigiert. Die Originale befinden sich ungekürzt auf meiner Homepage www.annawahlgren.com.

Endlich durchschlafen: Ein paar Worte zu Beginn der Kur

sechs oder sieben Stunden, sondern zwölf Stunden oder elf oder elfeinhalb, wie es dir am besten passt.

Diesen Teufelskreis, in dem du dich jetzt noch befindest und in dem der Schlafmangel sich auf alle Bereiche des Lebens auswirkt – auf den Appetit, die Leistungsfähigkeit, die Lebenslust, die Liebe – wirst du innerhalb von wenigen Tagen durchbrechen, und alles wird sich ins Positive wenden.

Gute Nächte bringen gute Tage. Dein kleines Kind wird fröhlicher, stärker, noch glücklicher. Deine eigene Kraft wie auch dein Selbstwertgefühl und dein Selbstvertrauen werden wachsen, während die Lebensfreude deines kleinen Kindes so ganz offensichtlich aufblüht. Die feste Routine macht das Leben leichter. Die DurchschlafKur wird dir und deiner ganzen Familie eine Bewegungsfreiheit geben, die du dir in deiner jetzigen Erschöpfung nicht einmal zu erträumen wagst.

Eine nunmehr erholte Mama schreibt:

> *Niemand, der es nicht selbst erlebt hat, kann begreifen, wie müde man wird, wenn man nicht genug Schlaf bekommt. Und keiner versteht wirklich, welch ein Segen Annas Kur für ganz viele von uns Säuglingseltern ist.*
>
> *Eines Tages ging ich einkaufen, kaufte alles, was ich gerade brauchte, bezahlte an der Kasse, ging aber dann nach Hause, ohne auch nur eine einzige Ware mitzunehmen ... Erst zu Hause angekommen, wunderte ich mich, wo all das eingekaufte Essen abgeblieben war. Dass man so müde werden kann, gibt's doch gar nicht.*
>
> *Ich verstehe nicht, wie ich/wir es vor der Kur geschafft haben. Unser tiefster Dank an dich, liebe Anna!*
>
> *Mein Mann hat nicht an die DurchschlafKur geglaubt, als wir damit anfingen, aber jetzt ist er sooooo froh, dass es sie gibt!*

Nicht schlafen zu dürfen ist eine Tortur. Schlafberaubung ist ein altes, erprobtes Foltermittel. Wer keinen Schlaf bekommt, ist schon bald kurz vorm Durchdrehen. Du brauchst jetzt keine Angst mehr vorm Durchdrehen haben. Das braucht dein Kind auch nicht. Ihr braucht alle euren Schlaf, damit das Leben wirklich so schön wird, wie es sein soll, wenn man ein kleines Kind hat, das man genießen kann. Denn *kleine Kinder sollen ein Genuss sein – und sie sollen auch selbst das Leben genießen!* Innerhalb von nur vier Nächten, drei Tagen plus einer Folgewoche kann die **DurchschlafKur** dir dein Leben zurückgeben.

Die Mama des kleinen Philip, sieben Monate, berichtet:

> *Ich liebe unser neues Leben und bin unendlich dankbar dafür. Von einer müden und erschöpften Frau, die kaum den Alltag schaffte, habe ich mich in eine frische und fröhliche Mama verwandelt. Im Umgang mit meinem Sohn, meinem Mann und meinen Freunden bringe ich wieder jede Menge Energie auf – und ich schaffe es, Zeit für mich selber zu finden, und die gibt es in der Tat jetzt wieder! Mein Mann und ich sind unendlich stolz auf unseren Sohn. Immer wieder, wenn wir schlafen gehen, wundern wir uns, dass dies wirklich wahr ist, dass es so einfach sein kann! Bei uns war ich eher die Sachliche, während mein Mann etwas zögerlich war. Und das hat Philip natürlich sofort gespürt! Deshalb habe ich alle vier Kurnächte und auch die Folgewoche übernommen. Danach habe ich noch meinen Mann ermuntern können, denn er hat ja gesehen, dass es funktioniert, und nun spielt es überhaupt keine Rolle mehr, wer ihn ins Bett bringt – ich oder mein Mann oder auch die Oma – jetzt schaffen wir es alle problemlos!*
>
> *Hier möchte ich noch allen Eltern das Gute-Nacht-Lachen ans Herz legen! Es ist unglaublich wichtig! Es bewirkt, dass unser Philip das Insbettgehen mit Lachen und Spaß verbindet, er FREUT SICH richtig, wenn wir mit ihm in sein Zimmer gehen. Und wir freuen uns mit ihm, und so wird das Insbettbringen zu einem lustigen Abschluss des Tages.*
>
> *Wenn wir abends Philip ins Bett gebracht haben, kann ich mich jetzt dabei erwischen, dass ich mich schon auf sein Aufwachen am Morgen freue, denn er ist so ein fröhlicher, cooler und fitter kleiner Junge geworden, er strahlt förmlich. Ja, klar, er war auch vor der Kur einfach wunderbar, aber da war ich so schrecklich müde und Philip war oft quengelig, weil wir nicht genügend Schlaf bekamen.*
>
> *Und übrigens ist er ein richtig kleiner Vielfraß geworden!*
>
> *Wenn ihr Angst davor habt, in Verbindung mit der Kur den Schnuller abzuschaffen (die hatte ich auch), kann ich euch beruhigen! Das Kind hat den Schnuller schon nach der ersten Nacht vergessen. Philip hatte vor der Kur fast immer seinen Schnuller – und jetzt will er ihn gar nicht*

Endlich durchschlafen: Ein paar Worte zu Beginn der Kur

> *mehr! Ich habe einmal versucht, ihm den Schnuller in den Mund zu stecken, aber er hat ihn sofort ausgespuckt und nur damit herumgespielt!*
> *Nun hoffe ich, dass meine Zeilen anderen Eltern ein bisschen Inspiration und Kraft bringen werden. Wenn wir es schaffen, schafft es jeder!*
> *Und es ist sooooo schön, wieder durchschlafen zu können.*

Liebe Mama, lieber Papa,
wenn du dich also dazu entschlossen hast, eine **DurchschlafKur** durchzuführen, werden herrliche Zeiten anbrechen. Zehntausende von Säuglingseltern in der ganzen Welt können dies bestätigen. Ich weiß, dass du dich noch nicht traust, daran zu glauben. Und besonders darum nicht, weil es ja um dein/euer Kind geht!

Aber hört mal, was die Mama der kleinen Maria erzählt:

> *Heute setze ich mich hin und schreibe einen Forumseintrag, von dem ich nie geglaubt hätte, dass ich ihn jemals schreiben würde. Wir haben eine Tochter, Maria, die gut 15 Monate alt ist. Seit Ostern haben wir beinhart an der DurchschlafKur gearbeitet, und wir haben ein viel besseres Ergebnis erreicht, als wir es uns je hätten träumen lassen. Anna Wahlgren schrieb im Internetforum an uns, dass wir herrlichen Zeiten entgegengehen würden. Wir hatten nur nicht geahnt, wie herrlich!!*
> *Vor der Kur wurde Maria jede Nacht zehn bis vierzehn Mal wach. Mein Mann und ich wechselten uns immer ab – und konnten kaum noch aus den Augen gucken ... Wir kochten jede Nacht mindestens drei Flaschen Folgemilch und hatten bestimmt zehn Schnuller oder mehr in ihrem Bett verteilt, damit einer immer greifbar war, wenn sie wach wurde. Irgendwann waren wir der Verzweiflung nahe, weil wir nie richtig schlafen konnten. Am Ende waren wir kurz vor einer Scheidung.*
> *Aber dann haben wir von dieser fantastischen Kur gehört. Ich kann mit Worten gar nicht beschreiben, wie sich unser Leben verändert hat, seitdem wir uns für die Kur entschlossen. Jetzt schläft Maria jede Nacht elf Stunden, und dazu kommen noch zwei Nickerchen am Tag. Obwohl sie seitdem mehrere Zähne bekommen hat, eine Erkältung und Fieber hatte, hat die Kur funktioniert. Sie wird nachts nur selten oder gar nicht wach. Und wenn doch, schläft sie selbst wieder ein. Einige wenige Male kommt es vor,*

dass wir ihr in der Nacht eine Gute-Nacht-Leier geben müssen. Aber dazu brauchen wir nicht einmal mehr aus unserem Bett aufstehen.

Einige Wochen mussten wir noch mit der Wolfsstunde kämpfen, aber ich entschied ganz schnell, dass ich nicht akzeptiere, dass sie schon um fünf oder halb sechs aufstehen wollte. Deshalb fing ich an, meinen Wecker so zu stellen, dass ich mit Sicherheit schon vor ihrer Tür war, wenn sie am frühen Morgen aufwachte, um ihr eine so genannte Erinnerungsleier zu geben, schon bevor sie mit dem Schreien richtig loslegen konnte. Es hat geklappt. Jetzt wecken wir sie ungefähr halb sieben, denn da muss Papa aufstehen und zur Arbeit gehen.

Wenn Maria tagsüber schlafen soll, reicht es vollkommen aus, dass wir sie in den Kinderwagen legen und eine dünne Decke über das Verdeck ausbreiten. Nach fünf Minuten schläft sie. Wir brauchen nie mit dem Wagen umhergehen oder ihn hin- und herziehen, sie hat es einfach schon begriffen.

Wenn wir andere Eltern von kleinen Kindern treffen, schauen sie uns oft ganz neidisch an und sagen, dass wir ein so tolles Kind hätten, das so schnell einschlafen könne. Versuchen wir ihnen dann zu erklären, dass es bei ihren Kindern auch machbar wäre, stellen sie sich auf dem Ohr irgendwie taub. Ich verstehe gar nicht, warum?! Sie bringen dann nur jede Menge Gegenargumente, z. B. dass ein kleines Kind nicht allein schlafen sollte und dass sie abends ja noch am Bett Geschichten lesen wollen usw. Wir lesen doch auch Gute-Nacht-Geschichten und schauen uns Bilder an, aber eben in einem anderen Raum – und bevor sie schlafen soll. Das wollen sie anscheinend nicht kapieren.

Noch eine Sache, die ich nicht verstehe: Warum wird diese fantastische Methode nicht von den Mütterberatungsstellen empfohlen??? Dort bekamen wir nur zu hören, dass die 5-Minuten-Schrei-Methode das gängige sei. Sie wollten uns sogar zu einem Kinderpsychologen schicken, weil Maria nie richtig schlief. Das ist doch KRANK!

Wie Anna auch schreibt: Diese Methode hat Bestand. Das merken wir jetzt, da wir unsere Kinderfrau in unsere neue, alltägliche Routine einführen. Sie muss sich eigentlich nur an den Plan, der am Kühlschrank hängt, halten, dann funktioniert es.

Vor der Kur habe ich gedacht, dass ich mir niemals weitere Kinder wünschen werde ... Aber jetzt, wenn man weiß, wie man die Kleinen zum

> Schlafen bringen kann, und da das Schlafzimmer wieder kinderfrei ist, weiß man nie!
> Ich hoffe, dass mein Beitrag die Eltern, die noch zögern, eine Kur zu starten, anspornen wird ... ES FUNKTIONIERT WIRKLICH!

Warum funktioniert die DurchschlafKur?

Die DurchschlafKur ist eine Kur – ein Heilmittel – für kleine Kinder, die Hilfe benötigen, um ruhig und gut schlafen zu können, erholsam und zusammenhängend, die ganze Nacht hindurch. Sie funktioniert bei allen Kindern mit Schlafproblemen, weil Kinder – wie alle Menschen aus Fleisch und Blut – ihren Nachtschlaf brauchen und ihn auch wollen. Wir möchten alle ruhig und friedlich schlafen können. Kinder sind da keine Ausnahme.

Die **DurchschlafKur** kann bei allen **kleinen Nachteulen** ab einem Alter von vier Monaten angewandt werden. Aufwärts gibt es keine **Altersbegrenzung**.

Der Vater von Olof, acht Monate, berichtet bei Kur-Start:

> Bis unser Olof vier Monate alt wurde, schlief er nachts außergewöhnlich gut, und wir gewöhnten uns allmählich daran, dass es so sein sollte. Aber dann fingen die Probleme an. Ohne ins Detail zu gehen, kann ich sagen, dass wir fast vier Monate lang keine einzige Nacht mehr durchschlafen konnten. Er wurde nun jede Nacht fünf bis zehn Mal wach, wurde gefüttert, im Kinderwagen gewiegt, lag in unserem Bett, in seinem ...
> Irgendwann waren wir fix und fertig. Es war eine Belastung nicht nur für Olof, sondern auch für uns Eltern, für die 5-jährige Schwester und außerdem für unsere Arbeit. Wir suchten bei der Mütterberatungsstelle Hilfe, dort haben wir eine tolle und verständnisvolle Kinderpflegerin kennen ge-

lernt, aber sie konnte uns nicht weiterhelfen. Wir haben in der Kinderklinik angerufen, aber auch dort bekamen wir keinen Rat. Wir sprachen mit einem Kinderpsychologen, der sicherlich den Eindruck hatte, dass wir nicht dazu im Stande waren, uns richtig um unser Kind zu kümmern. Nirgendwo haben wir Hilfe bekommen.

Ganz zufällig bin ich dann auf die Homepage von Anna gestoßen, als ich im Netz gesurft habe und Eltern mit ähnlichen Problemen suchte. Und da hatte ich gleich das Gefühl, dass wir an einem Wendepunkt angelangt waren. Ich las über die DurchschlafKur und über die These vom Wolf und habe gleich begriffen, dass hier in der Tat jemand war, der sich darüber Gedanken gemacht hatte, WARUM die Kinder nachts immer wieder aufwachen, und nicht nur darüber, wie man sie zum Einschlafen bringt.

Annas Buch kam schon nach wenigen Tagen bei uns an, und das Gefühl wurde immer stärker, dass wir hier ein Stück gesunden Menschenverstand gefunden hatten, den wir bei den öffentlichen Einrichtungen nirgendwo entdecken konnten. Das einzig Kontroverse – und zwar, dass das Kind in der Regel auf dem Bauch liegend besser schläft – wussten wir schon vorher. Seit er sich von selbst umdrehen konnte, hatte Olof von sich aus die Gewohnheit entwickelt, auf dem Bauch liegend zu schlafen, und wir haben nicht versucht, es zu ändern.

Vor knapp zwei Wochen haben wir mit der Kur angefangen. Die erste Nacht wurde wie erwartet anstrengend. Aber schon in der zweiten Nacht spürten wir große Veränderungen, und in der vierten Nacht schlief Olof von 20 Uhr bis 5 Uhr morgens durch. Welch ein Unterschied! Zu diesem Zeitpunkt waren wir mit dem bisherigen, tollen Erfolg vollkommen zufrieden. Wenn wir bloß bis 5 Uhr morgens durchschlafen dürften, würden wir damit leben können und unsere Gewohnheiten dementsprechend anpassen.

Aber wir setzten die Kur natürlich fort, und es wurde immer besser. Letzte Nacht beispielsweise hat Olof von 19.30 Uhr bis 7.00 Uhr durchgeschlafen – in genauer Übereinstimmung mit dem Schema, das wir ausgearbeitet hatten.

Wir sind ausgeruht, haben viel mehr Lebensenergie und kommen mit allem besser klar. Und plötzlich hat Olof angefangen, wie ein Scheunendrescher zu futtern im Vergleich zu früher, als er immer wieder sein Essen

Warum funktioniert die DurchschlafKur?

> *ausspuckte. Einfach fantastisch, welche Wendung alles genommen hat – es scheint unbegreiflich, dass wir vor nur drei Wochen nachts höchstens ein paar Stunden zusammenhängenden Schlaf bekommen haben.*
> *Für uns gibt es bei dieser Kur nichts, das wir als falsch ansehen könnten. Die Methode funktioniert für uns perfekt, und ich kann nur alle, denen es so schlecht ergeht wie uns vor der Kur, dazu ermuntern, die Mühen auf sich zu nehmen. Einen schnelleren Erfolg wird man lange suchen müssen.*
> *Tausend Dank an Anna, die uns – ohne uns persönlich zu kennen – dies alles beigebracht hat!*

Die DurchschlafKur ist entstanden durch meine Arbeit mit Hunderten und abermals Hunderten von Säuglingen mit Schlafschwierigkeiten, denen ich – durch etwa drei Jahrzehnte hindurch – zu einem guten Schlaf verhelfen konnte.

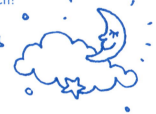

Das **Prinzip** der Kur ist schlicht und einfach:
Beruhige das Kind dort, wo es liegt.
Und man hilft dem Kind,
indem man **aktiv**,
Geborgenheit bringend und
vorbeugend handelt.

Wie die Kur genau vor sich geht, wirst du bald sehen!

Eine Mama schreibt:
> *Danke, Anna, dass du kein Blatt vor den Mund nimmst und dass es dich gibt! Die 5-Minuten-Schrei-Methode war zu grausam für uns. Die DurchschlafKur führte bei unserem Einjährigen die Wende herbei. Wir »versuchten« es nicht nur, wir übernahmen die Führung und zeigten ihm, wie es sein soll: »Nachts schlafen wir alle wie die Murmeltiere!«*
> *Wir hatten uns selbstverständlich gut eingelesen. Es ist von großem Vorteil, wenn man nachts nicht lange nachdenken muss!*
> *Das Ergebnis: 12-Stunden-Nächte nach einer Woche – und jetzt immer noch – zweieinhalb Jahre später.*

Die DurchschlafKur ist die Lösung für dich, die/der in fehlgerichtetem Wohlwollen deinem Kind Schlafprobleme aufgebürdet hat. Wegen Schlafmangel kriechst du selber schon auf den Knien. Aus dieser Erschöpfung und Verzweiflung heraus ist es dir nun vielleicht auch möglich, zu verstehen, wie es deinem Kind ergehen muss.

Du möchtest dieser für euch alle unhaltbaren Situation ein Ende bereiten. Und das ist gar nicht schwer. Jeder kann die DurchschlafKur durchführen – auch du, egal wie müde und unglücklich du dich vielleicht schon seit Monaten fühlen magst. Schon wenn du deinen Entschluss fasst, wirst du Kräfte mobilisieren, von denen du gar nicht ahnest, dass du sie hast. Die getroffene Entscheidung führt zur Handlung, und das zielgerichtete, überzeugte Handeln wird jede Ohnmacht der Welt durchbrechen.

Eine Mutter berichtet:

Mein soziales Leben ist gleich null gewesen, seitdem unser Sohn geboren wurde – bis zur vorigen Woche. Oma und Schwiegereltern sind die Einzigen, mit denen ich es hin und wieder ausgehalten habe.

In einer »gelungenen« Nacht schafften wir es, fünf bis sechs Stunden Schlaf zu bekommen, und hatten wir mal richtig Glück, konnten wir zwei Stunden am Stück schlafen (das kam äußerst selten vor). Niemand – und ich meine wirklich NIEMAND – hat verstanden, wie anstrengend es für uns war, denn keiner in unserer Umgebung hatte dasselbe wie wir durchmachen müssen. Diejenigen, die behaupteten, dass sie ein »anstrengendes« Kind hätten, meinten, es sei ganz normal, dass kleine Kinder schlecht schlafen – ihr Kind wurde GANZE drei Male pro Nacht wach. Mein Gott, wie aufreibend ... purer Luxus im Vergleich zu unserer Lage, fand ich!

Eigentlich soll man sich ja nicht selbst bemitleiden, aber da alle unsere Situation irgendwie als vollkommen normal betrachteten, fühlte ich mich wie der schlechteste Mensch der Welt, der es nicht einmal zuwege brachte, eine gute und fröhliche Mutter zu sein. Das Einzige, was ich noch schaffte, war es, zu Hause zu sein, um das Kind zu füttern, es hinzulegen, anzuziehen usw., d. h. ich habe mein Kind gerade noch mit dem Nötigsten versorgt (spielen war für mich ein Fremdwort). Ich war so müde, dass ich immer wieder einfach in Tränen ausbrach. Mein Mann und ich stritten

Warum funktioniert die DurchschlafKur?

uns über ganz unwesentliche Sachen. Ich hatte keine Kraft, mich auch mal um mich selbst zu kümmern. Ich begriff nicht, warum ich ständig das Gefühl hatte, dass ich es niemals schaffen würde, wo alle anderen, die ein Kind bekommen hatten, es doch so gut hinbekamen!

Nachdem ich mich zig Mal hilfesuchend an die Mütterberatungsstelle gewandt hatte, bekam ich die Telefonnummern von einem Kinderpsychologen und einem Arzt. Beim Kinderpsychologen bekamen wir einen Termin in vier Wochen. Beim Arzt bekamen wir ein Rezept für ein Beruhigungsmittel: FÜR DAS KIND! Da wurde uns klar, dass wir ganz andere Wege gehen mussten. Und wir entschlossen uns, die DurchschlafKur durchzuführen.

Wir waren beide vollkommen ausgebrannt und erschöpft. Ich übernahm also die ersten Nächte, und mein Mann übernahm die Tage. Es hat fünf Nächte gedauert, bevor wir das Gefühl bekamen, dass die Kur in der Tat Wirkung zeigte. Fünf Tage lang haben wir also teils gezweifelt, teils gehofft, dass die Kur uns weiterhilft.

Während der Folgewoche haben wir das erste Mal eine ganze Nacht durchgeschlafen, ohne dass wir in irgendeiner Weise eingreifen mussten. ICH HABE VOR GLÜCK GEWEINT! Jetzt, nach einer Woche mit wunderbaren Nächten, finde ich keine Worte dafür, wie glücklich ich bin. Ich werde immer noch jede Nacht ein bis drei Mal wach, wenn der Kleine kurz aufwacht und Geräusche von sich gibt, aber nach nur etwa einer Minute schläft er ohne Hilfe wieder ein!

Ich sende allen, die eine Kur in Erwägung ziehen, meine innigsten Erfolgswünsche und ein bisschen meiner neu gewonnenen Kraft. Ich weiß, ihr schafft es, denn wenn unser Kleiner seinen Schlaf in den Griff bekommt, dann schaffen es eure Kinder auch. DAS VERSPRECHE ICH EUCH! Ihr müsst nur an das glauben, was ihr tut. Und das Kind muss ja schlafen! Das wollt ihr doch auch.

Eine andere Mutter erzählt:

Dies muss ich einfach loswerden! Alle, die noch zweifeln und zögern, fordere ich hiermit dazu auf, die DurchschlafKur durchzuführen!

Unser Problem war, dass unsere 14 Monate alte Tochter nachts ständig wach wurde. Es zerrte an unserer Geduld und an unseren Kräften, und schließlich hatten wir gar keine Kraft mehr, um eine Lösung zu finden.

Wir dachten, es sei nur eine »Phase«, die von selbst vorbeigehen würde, aber die »Phase« wollte nicht enden. Zwar gab es bessere Nächte zwischendurch, mit nur zwei bis drei Mal Aufwachen, aber dann wurde es wieder schlimmer. Unsere Tochter wurde ständig wieder wach. Manchmal war sie mehrere Stunden am Stück wach. Und nichts half!

Den Rat, sie mit in unser Bett zu nehmen, haben wir dann angenommen – nützte nichts! Ich hörte mit dem Stillen ganz und gar auf – brachte auch nichts! Wir probierten es mit der 5-Minuten-Schrei-Methode, aber das war schrecklich – sie schrie und würgte, bis sie vor Erschöpfung schlief, um nur wieder und wieder und wieder aufzuwachen ...

Irgendwann war es GENUG. Ich hatte schon früher von der »Anna-Wahlgren-Methode« gehört, musste aber, als ich anfing, darüber zu lesen, einsehen, dass ich gar nicht begriffen hatte, worum es geht. Wir lasen und lasen und entschieden uns und hatten ein gutes Gefühl dabei!

Dann fingen wir mit der Kur an. Es gab zwar einige anstrengende Nächte und Rückfälle (wie Anna es ja auch beschreibt), aber wir versuchten, es uns so gemütlich wie möglich zu machen – lagen beide auf Matratzen vor ihrer Tür und hatten einige gute Bücher dabei. Und es funktionierte ja! Unsere Tochter schläft nachts, und ich fühle mich wie im Himmel – denn jetzt können wir alle schlafen ohne Ende! Manchmal wird sie wach, kurz bevor es Zeit zum Aufstehen ist, aber sie liegt dann allein in ihrem Bett und wuselt herum und unterhält sich mit sich selbst und schläft sogar manchmal wieder ein.

Ich danke dir, Anna, von ganzem Herzen – du hast wirklich unser Familienleben gerettet! Jetzt können wir mit unserer Elternrolle wieder Freude verspüren und das Leben mit unserem Kind zusammen genießen. Und wir müssen nicht mehr befürchten, dass wir in der Nacht kaum Schlaf bekommen. Wie schrecklich es doch ist, wenn man nicht ausreichend Schlaf bekommt!

Unserer Tochter geht es prima, und sie genießt jetzt richtig, ins Bett gebracht zu werden.

Die Natur treibt die kleinen Kinder immer weiter in ihrer Entwicklung und in ihrem Wachstum, und sie werden sich weiterentwickeln und weiter wachsen, egal, wie todmüde sie auch sein mögen. Ihre Triebkraft ist die Lebensfreude. Ihr Lebenswille lässt sich nicht bremsen. Bekommen

Warum funktioniert die DurchschlafKur?

sie aber nicht ihren notwendigen Schlaf, schaffen sie es nicht, diese naturbestimmte Lebenslust für mehr als nur sehr kurze Zeitspannen wirklich zusammenhängend zu genießen. Sie werden quengelig, klammernd und unruhig. Aber sie lachen trotzdem, wenn man sie nur dazu überredet. Es ist die Lebensfreude selbst, die lacht, und sie ist tapfer und unerschütterlich.

Deshalb kann man als Erwachsene/r leicht den Fehlschluss ziehen, dass alles in bester Ordnung sei, solange das Kind eine mental fröhliche Grundeinstellung hat. Es ist leicht, über die blasse Haut, die Schatten unter den Augen, die klammernde Quengeligkeit und die drohende Unruhe hinwegzusehen, solange das Kind an Gewicht zunimmt und außerdem zu einem Lächeln überredet werden kann.

Diese mentale Grundeinstellung – die Lebensfreude – ist allen Kindern angeboren. Es ist eine Tatsache, die uns aber keinen Freifahrschein gibt, den großen Schlafbedarf der Kinder zu ignorieren.

Eine frischgebackene Mutter berichtet:

> *Als unser Baby sieben Wochen alt wurde, hatte sich die Zahl der Nachtmahlzeiten auf vier bis fünf pro Nacht gesteigert. Es waren vier bis fünf Wachphasen von bis zu anderthalb Stunden – und das jede Nacht. Die Tage fingen immer um sechs Uhr an – da wollte er schon sein Frühstück haben. Sowohl er als auch ich waren vollkommen fertig vor Erschöpfung. Nach dem Frühstück weinte er und rieb sich die Augen, konnte aber nicht wieder einschlafen. Dasselbe war dann abends um 18 Uhr der Fall. Quengelige, anstrengende Abende mit beunruhigten Eltern.*
> *Ich habe ein Buch über die ersten fünf Lebensjahre der Kinder, und dort las ich, dass Säuglinge im Alter von meinem Sohn etwa 16 Stunden Schlaf pro Tag benötigen. Ich runzelte die Stirn. Ich hätte nie gedacht, dass kleine Babys so viel schlafen. Einige Tage lang notierte ich mir die Uhrzeit, wann er einschlief und wann er wieder aufwachte. Das Ergebnis hat mich erschreckt: 11,5 Stunden – allerhöchstens. Er war von 16 Stunden Schlaf meilenweit entfernt! Hier musste wirklich etwas geschehen!*
> *Da fiel mir ein, dass ich gegen Ende meiner Schwangerschaft in unserer Zeitung etwas über Kinder und Schlaf gelesen hatte. Der Artikel handelte – soweit ich mich erinnerte – von Anna Wahlgren. An den Namen konnte ich mich erinnern, aber ich wusste überhaupt nichts über diese*

Anna. Ich hatte keine vorgefasste Meinung über sie, keine Ahnung überhaupt, keines ihrer Bücher oder anderes Material. Also ging ich ins Internet und gab ihren Namen als Suchwort ein. Es gab einige Treffer … unter den ersten fand ich ihre Homepage. »So weit, so gut«, dachte ich, »sie hat also eine eigene Homepage.« Dort fand ich Informationen über die DurchschlafKur, die eine Kur für Kinder ab einem Alter von vier Monaten ist. Mein Kind war aber erst sieben Wochen alt und keine vier Monate. Trotzdem las ich weiter und weiter. Wäre es vielleicht möglich, die einzelnen Werkzeuge – und nicht die ganze Kur – anzuwenden, um den Nachtschlaf kleinerer Babys zu verlängern?

Und siehe da: Es geht!

Ich führte umgehend feste Essens- und Schlafzeiten ein. Das Schlafmuster meines Sohnes hatte ich ja schon seit einigen Tagen mit Papier und Bleistift verfolgt. Und dementsprechend wurde ein richtiges Schema festgelegt: »Wenn der Kleine in einer Woche ab jetzt eine achtstündige Nacht schaffen sollte«, überlegte ich, »bräuchte er tagsüber auch noch acht Stunden Schlaf.« Nach einigem Hin und Her und mehreren Blättern Papier war sein Schlafschema fertig.

Und die Leute haben mich ausgelacht! »Das wird niemals funktionieren«, bekam ich zu hören. »Viel Erfolg damit«, sagten viele und grinsten. Ich reagierte nicht auf ihre Kritik und freute mich innerlich. »Ich werde jetzt die Führung übernehmen«, dachte ich bei mir. »Nun bin ich wochenlang meinem Baby gefolgt – und es hat in der Tat überhaupt keine Ahnung, wie der Hase läuft!«

Nach dem ersten Tag mit festen Essens- und Schlafzeiten hat der Kleine nachts vier Stunden am Stück geschlafen. Wurde wach, bekam eine Nachtmahlzeit und schlief dann nochmals vier Stunden. Und wir bekamen ein glückliches Baby, das genug schlief. Quengelei und Geweine wurden von seinem ersten Lächeln abgelöst – und schon bald darauf fing er an, vergnügt zu brabbeln.

Und hat er geweint, der Kleine, als seine Mama ganz ohne sein Mitreden entschieden hat, wann geschlafen und wann gegessen wurde? Nein, das hat er nicht.

Die ersten Tage ließ ich ihn tagsüber im Kinderwagen schlafen. Natürlich musste ich hin und wieder einen hellwachen kleinen Burschen mit großen,

Warum funktioniert die DurchschlafKur?

klaren Augen schlafen legen. Er sah mich staunend und fragend an: »Soll ich jetzt schlafen?« Meine Antwort – in Form kräftigen Fahrens mit dem Kinderwagen – lautete: »Ja, mein Freund, du sollst schlafen.« Und schon wurde sein Blick müde, und er machte die Augen zu. In dem Moment hörte ich mit dem Fahren auf und entfernte mich vom Wagen. Einschlafen sollte er ohne meine Hilfe schaffen. Und das tat er. Ohne zu weinen.

O.k., es ist nicht alles immer perfekt gelaufen. Manchmal ist er tagsüber viel zu früh wieder aufgewacht. Und gerade dann hatten wir auch noch Besuch. Und ich habe die Blicke der Gäste im Nacken gespürt! »Warum nimmt sie das Kind nicht hoch?«, »Was meint sie, wenn sie vom Wiegen im Kinderwagen spricht?«, »Wenn der Junge sich vom Fahren so gut beruhigen lässt, warum fährt sie dann nicht weiter, bis er richtig schläft?«, usw. (wahrscheinlich hat dieser Monolog eher in meinem Kopf stattgefunden und die neugierigen Gäste waren vollkommen unschuldig ...).

Mit Anna Wahlgrens Werkzeugen verlängerte ich Stück für Stück den Nachtschlaf meines Sohnes. Ich musste kein weinendes Kind ins Bett legen. Das Problem war eher, dass er dazu neigte, abends schon während der letzten Mahlzeit einzuschlafen – wie sollte ich es schaffen, ihn vorm Einschlafen hinzulegen? Beim Hinlegen bekam er ja noch seine Gute-Nacht-Leier, nur eine Runde – ganz leise – mit in den Schlaf hinein.

Und wurde er dann nachts nicht mehr wach? Oh, doch. Die »Wolfsstunde« – zwischen vier und sechs Uhr morgens – gestaltete sich noch einige Wochen lang etwas schwierig. Ich sprang unzählige Male aus dem Bett und fuhr den Kinderwagen hin und her (zu dem Zeitpunkt schlief er auch nachts noch im Wagen): Hin und wieder diskutierte ich im Elternforum von Anna Wahlgren mit anderen (Kur-)Müttern sogar das Sein oder Nichtsein des bösen Wolfes.

Endlich kam dann die Nacht, die erste ganze Nacht, in der das Kind durchschlief – ganz allein – ohne einmal aufzuwachen – ohne uns aus dem Bett zu holen.

Seitdem der Kleine vier Monate alt ist, haben wir 12-Stunden-Nächte. Das tut uns allen supergut, vor allem dem Jungen. Er ist ein fröhliches Baby. Und wird er doch mal wach und verlangt nach uns, bekommt er seine Gute-Nacht-Leier. Und es wird wieder still. Das Kind ist wieder eingeschlafen.

Neugeborene Kinder wissen tief in ihrem Innersten, dass sie keine Chance haben, auf eigene Faust zu überleben. Sie können keine Nahrung besorgen, können sich nicht selbst warm halten, sich nicht gegen den bösen Wolf schützen. Für die neugeborenen Kinder ist die Hilflosigkeit – die Machtlosigkeit – total.

Dem gegenüber steht ihr Überlebenstrieb – der stärkste Trieb, den wir Menschen besitzen. Die Folge ist eine schiere Überlebensangst. Das Kind will und muss leben, aber es glaubt, dass es sterben wird.

Hier liegt es nun an der »Herde«, in die das Kind hineingeboren wurde, diese Überlebensangst so schnell und so effektiv wie nur möglich zu überwinden.

Ich weiß, dass du – der/die jetzt dieses Buch in Händen hält – keine Mühen gescheut hast, um dein Kind zum Schlafen zu bringen. Und trotzdem ist es dir nicht gelungen. Stattdessen schläft dein kleines Kind immer schlechter.

Du wirst bald verstehen, warum.

> Mit **Worten** kommt man in der Welt der **Säuglinge**
> und **Kleinkinder** nicht sehr weit.
> Deshalb musst du in **Handlungen** »sprechen«.

Es geht darum, das Kind mit deiner Handlung ständig und immer und immer wieder davon zu überzeugen: »Du wirst überleben. Dafür werden wir schon sorgen. Wir wahren deine Interessen. Du kannst in aller Ruhe das Leben kennen lernen, kannst wachsen und dich weiterentwickeln und dazu noch jede Menge Spaß haben! Der böse Wolf wird dich nicht holen, auf keinen Fall! Du kannst vollkommen beruhigt sein.«

Die Grundbedürfnisse des Kindes müssen zufriedengestellt werden. Seine Bedürfnisse entsprechen genau deinen eigenen Bedürfnissen: ausreichend viel Nahrung – in einigermaßen regelmäßigen Abständen; ausreichend viel Schlaf – zu einigermaßen festen Zeiten; Kleidung; ein Dach über dem Kopf – ein Ort auf der Welt, den man Zuhause nennen kann; und Menschen, zu denen man gehört im gemeinsamen Kampf um die Existenz.

Nichts von alledem können die Kinder selbst erledigen. Wir Erwachsenen, die die Kunst des Überlebens beherrschen, müssen es für sie tun.

Warum funktioniert die DurchschlafKur?

Genauso wie du als Mutter oder als Vater deinem Kind das Essen ermöglichst, indem du es fütterst, musst du ihm auch das Schlafen ermöglichen, indem du ihm dabei hilfst, zur Ruhe zu kommen – geborgen und in Sicherheit vor dem bösen Wolf, egal, in welcher Form er erscheinen mag.

Du bist sicherlich davon überzeugt, dass du alles versucht hast. Aber irgendetwas stimmt ja nicht, da das Kind immer noch nicht schläft. Wären deine Anstrengungen, ihm Nacht für Nacht Geborgenheit zu vermitteln, die richtigen gewesen, hätte es doch ruhig schlafen müssen.

Die bittere Wahrheit ist, dass du in fehlgerichtetem Wohlwollen die Überlebensangst deines kleinen Kindes verstärkt hast, anstatt sie ihm zu nehmen. Jedesmal, wenn du dein Kind in der Nacht aus seinem Bett geholt hast, hast du es noch mehr beunruhigt. Du hast mit deinem Handeln bestätigt, dass die Welt genau so unsicher und gefährlich ist, wie das Kind es in seiner schlimmsten Überlebensangst schon befürchtete. Du hast es in den Schutz an deinen Körper gerettet und ihm somit beigebracht, dass es lebensgefährlich ist, ohne deinen körperlichen Schutz zu schlafen.

Der Säugling weiß nicht, dass sein Bett ein sicherer Ort ist, genauso wie du dich, sogar als erwachsener Mensch, in einem Zelt mitten im Dschungel mit einem Rudel Löwen, das ganz in der Nähe lauert, nicht gerade ruhig fühlen würdest.

»Muss ich wirklich hier liegen, ganz alleine?«, schreit das Kind aus seinem Bettchen. »Ist es nicht gefährlich? Wird der Wolf nicht kommen und mich holen?«

Wenn deine Antwort auf die Frage des Kindes – und Neugeborene können nun mal nur durch Schreien ihre Fragen stellen – darin besteht, dass du das Kind aus seinem Bett hochnimmst, um ihm an deinem Körper Schutz zu geben, um es zu trösten und umherzutragen, *rettest* du das Kind. Mit deiner Handlung »rufst« du: »Nein, hier kannst du auf keinen Fall liegen bleiben! Der böse Wolf könnte dich zu jeder Zeit wegholen! Hier ist es lebensgefährlich! Wir müssen dich schnellstens in Sicherheit bringen!«

Auch wenn das Kind sich in deinen Armen anscheinend beruhigen lässt, ist die Antwort auf längere Sicht nicht Geborgenheit bringend. Außerdem ist es *nicht* wahr: Das Bett ist ja kein gefährlicher Ort, und es gibt hier auch keinen bösen Wolf.

Das Kind wird die falsche Antwort auf seine Frage nicht akzeptieren. Denn kein Mensch, ob groß oder klein, erträgt es, in ständiger Angst ums Überleben zu leben. Kein Mensch schläft besonders gut, wenn er Angst um sein Leben haben muss. Deshalb wird das Kind weiter aufwachen und schreien und fragen, nachtein und nachtaus, immer unerbittlicher.

Was dein kleines Kind aus deinem Handeln heraushören will, ist deine im wahrsten Sinne des Wortes Geborgenheit bringende Botschaft: »Du kannst in aller Ruhe schlafen. Wir wachen über dich. Wir kennen die Gefahr und halten sie von dir fern. Dein Überleben ist sicher.«

Klein Elliots Mama:

Es macht so viel Spaß, ein fröhliches Kind zu haben!

Wir haben im Januar die Kur durchgeführt, als Elliot gut sechs Monate alt war. Es hat sehr gut geklappt. Viel besser als erwartet! Schon in der dritten Nacht schlief er zwölf Stunden. Danach hatten wir etwa eine Woche oder zwei ein bisschen Ärger mit der Wolfsstunde – na ja, er wurde einfach morgens noch zu früh wach, aber das haben wir schnell in den Griff bekommen. Und das ist es ja. Es ist so einfach! Es ist, als ob Elliot die ganze Zeit nur darum gebettelt und gefleht hat, dass wir ihm beim Einschlafen helfen, und dann hat er voller Dankbarkeit die neue Routine angenommen.

Er war schon immer ein starker und stabiler Junge, aber nun ist seine Entwicklung gewissermaßen explodiert. Er konnte krabbeln, als er gut sieben Monate alt war, und jetzt mit nur zehn Monaten stellt er sich hin und geht an seinem Gehwagen. Er hat ein paar Erkältungen gehabt, aber sie haben seinen Nachtschlaf nicht gestört. Und zwei Zähne hat er bekommen, ganz ohne Schlafprobleme.

Es ist ein umwerfendes Erlebnis gewesen, zu sehen, wie unser Sohn so direkt auf die DurchschlafKur reagiert hat. Auf einmal haben wir das Gefühl, dass es jetzt keine Hindernisse mehr gibt, die wir nicht bewältigen

Warum funktioniert die DurchschlafKur?

können. Mein Gott, jetzt habe ich wirklich begriffen, was es heißt, sich um ein Kind zu kümmern und es großzuziehen!

Noch eine Mutter bestätigt diese Erleichterung des Kindes:
Ein ganzes Jahr mit herrlichem Nachtschlaf für unseren kleinen, jetzt schon ziemlich großen Jungen. Vor genau einem Jahr und zwei Nächten fingen wir mit der DurchschlafKur an, damals war er vier Monate alt. Und was für ein Ergebnis! Schon bald gehörten die verweinten Nächte nur noch der Erinnerung an.
Wer hätte damals ahnen können, dass er seine Arme nach seinem Bett ausstrecken und dabei lachen würde, wenn es Schlafenszeit wird?

Und eine weitere Mutter berichtet wie folgt:
Wir haben die Kur durchgeführt, als unser Sohn fünf Monate alt war. Da hatten wir schon einige Zeit daran gedacht, hatten uns aber nicht dazu durchringen können.
Der Kleine schlief richtig schlecht! Er schlief nur ein, wenn er an meiner Brust lag oder wenn ich ihn in seiner Wiege wiegte. Er wurde immer wieder wach und war dann meistens mit nichts zufriedenzustellen. Ich stillte, trug ihn umher, wiegte ihn, und er schrie. Gegen fünf Uhr morgens stand mein Mann immer auf, damit ich wenigstens noch ein paar Stunden Schlaf bekam.
Uns wurde klar, dass die Situation unhaltbar war. Mein Mann und ich waren todmüde und unzufrieden. Der Kleine war immer müde und quengelig, und auch die große Schwester hat gelitten. Damals gab es noch kein Elternforum auf Annas Homepage, aber die Anleitung zur DurchschlafKur war da, wir druckten sie aus und lasen und studierten. Und lasen noch einmal!
In Verbindung mit einem verlängerten Wochenende fingen wir mit der Kur an. Und es schien, dass unser Sohn vor Erleichterung aufatmete, und dann schlief er wie ein Murmeltier. Die Gute-Nacht-Leier wirkte sofort. Es war wie Magie!
Es dauerte etwa fünf Wochen, bevor das Insbettbringen und die Wolfsstunde reibungslos verliefen, aber es war keine besonders anstrengende Zeit. Wir wurden eine ganz neue Familie. Der Sommer wurde so fantastisch, wie er es mit zwei kleinen Kindern einfach sein soll!

Jetzt im Mai sind seit unserer Kur zwei Jahre vergangen, und unser Kleiner hat fast immer super geschlafen. Phasenweise ist er morgens zu früh aufgewacht, aber das haben wir innerhalb von wenigen Tagen mit der Leier in den Griff bekommen. Auch Krankheiten haben hin und wieder seinen Rhythmus ein wenig durcheinandergebracht, aber mit Hilfe der Werkzeuge und der vielen guten Ratschläge aus dem Forum haben wir schnell zu unserer Routine zurückgefunden.

Heute schläft er elf bis zwölf Stunden jede Nacht und anderthalb bis zwei Stunden mittags. Wir sind ewig dankbar! Das Einzige, was wir bereuen, ist, dass wir nicht schon eher die Kur durchgeführt haben.

Den bösen Wolf gibt es. Er kann nicht verneint oder weggetröstet werden. Also muss man ihn in Schach halten, vorbeugend und kontinuierlich.

Wir Erwachsenen tun es andauernd, denn wir wissen ja, wie es geht. Der Mensch hat sich überhaupt erst Häuser gebaut, um sich vor den wilden Tieren zu schützen. Jeden Tag und jeden Abend vorm Schlafengehen treffen du und ich und alle anderen Menschen eine ganze Menge Sicherheitsvorkehrungen, um nicht dem Wolf zum Opfer zu fallen – egal in welcher Erscheinung er auftreten mag. Wir schauen nach, bevor wir über die Straße gehen. Wir kontrollieren, dass die Außentür zugeschlossen ist, bevor wir ins Bett gehen. Wir installieren Feuermelder im Haus. Wir ziehen den Stecker vom Bügeleisen und überprüfen, dass der Herd aus ist, bevor wir das Haus verlassen. Wir schließen ab, bringen Alarmgeräte an und halten den bösen Wolf in Schach, wenn es uns irgendwie möglich ist.

Wir wissen, was passieren kann. Gefahren gibt es immer und überall. Wir sichern uns minutiös ab.

Das Kind möchte *sicher* sein, dass der böse Wolf nicht kommt. Das Kind möchte sicher sein, dass keine Gefahr droht.

Das Kind möchte genauso ruhig schlafen können wie du, wenn du alle Kerzen ausgepustet und kontrolliert hast, dass der Feuermelder blinkt und funktioniert,

Warum funktioniert die DurchschlafKur?

dass alle Fenster im Erdgeschoss zu sind und die Außentür verschlossen ist. Du möchtest keine Angst davor haben, dass das Haus in der Nacht niederbrennen könnte, während du schläfst, oder dass jemand sich hineinschleichen und dein Leben bedrohen könnte. Du möchtest beruhigt schlafen können. Und das möchte das Kind auch.

Aber ein kleines Kind kann keine Sicherheitsvorkehrungen treffen. Dein kleines Kind kann gar nichts tun, um den bösen Wolf in Schach zu halten. Das kannst nur du, die/der erwachsen, fähig und überlebenskompetent ist.

Genau wie du möchte dein Kind von seiner Überlebensangst befreit werden und nicht daran gefesselt bleiben.

Deshalb lautet das Grundprinzip der DurchschlafKur: *Man muss die Kinder dort beruhigen, wo sie liegen.*

Die Schreie der Kinder sind Fragen und keine Unmutsäußerungen. »Wird der Wolf mich jetzt holen?«, schreit das Kind.

Deine Antwort – durch augenblickliches Handeln – muss sachlich, ehrlich, ruhig und Geborgenheit bringend sein: »Ich wahre deine Interessen. Ich sorge dafür, dass der böse Wolf dich nicht holt. Du kannst beruhigt schlafen. Du kannst dich vollkommen sicher fühlen. Ich stehe immer zwischen dir und dem Wolf. Dir kann überhaupt nichts passieren.«

Hier folgt ein kleiner Bericht von Elises Mama:
> *Wir sind jetzt beim Abend der 13. Nacht von Elises Kur angelangt. Elise ist sechs Monate alt. Ich sitze auf der Couch, nachdem Elise eingeschlafen ist. Mir ist gerade ein Zitat von Anna eingefallen, welches ihr sicherlich kennen werdet, wenn ihr die Kur schon durchgeführt habt: »Und was machen wir jetzt mit der vielen freien Zeit?!«*
> *Und genau das ist jetzt mein Problem!*
> *Annas Worte kamen mir fast wie Hohn vor, als ich sie das erste Mal las, was gar nicht mal so lange her ist. Ich war vollkommen schlapp vor Erschöpfung, hatte Krämpfe am ganzen Körper, einen andauernden Piepton im Ohr und Tränen in den Augen nach noch einer Höllennacht. Immer wieder wurde ich von Schreien und Schnullerterror wach. Elise wurde zwischen fünf und 17 Mal pro Nacht wach, gleichmäßig verteilt, so dass ich nie mehr als zwei Stunden am Stück schlafen konnte ... und an einem Morgen nahm Elises Papa sie sogar mit zur Arbeit, weil ich einfach*

nicht mehr konnte. Ich war vollkommen fertig, als wir mit der Kur anfingen.

Und nun zum Vergleich: Letzte Nacht, die zwölfte der Kur, schlief Elise von 19.40 Uhr bis 7.25 Uhr. Fast zwölf Stunden am Stück, ohne auch nur ein einziges Mal nach mir zu verlangen! Als ich heute Morgen in ihr Zimmer kam, lag sie fröhlich und vergnügt und unterhielt sich mit ihrem Kuschelhund, ganz offensichtlich in sich selbst und in ihrem Bett geborgen!

Selbst habe ich von 22 bis 7 Uhr geschlafen. Fühlte mich nicht mehr dazu gezwungen, mich gleichzeitig mit ihr hinzulegen, um wenigstens ein paar Stunden zusammenhängenden Schlaf zu bekommen, sondern saß und zappte am Fernseher herum. So eine Sache gibt einem ein Gefühl des puren Luxus.

Ich hatte fast vergessen, wie SCHÖÖÖN es sich anfühlt, wenn man nach einer durchgeschlafenen Nacht wieder aufwacht ... Man ist viel besser aufgelegt. Allein das Wissen, dass man jetzt mit höchster Wahrscheinlichkeit schlafen kann, ohne geweckt zu werden, bewirkt, dass man sich entspannt. Es war zwar kein schnurgerader Weg bis hierher, aber es war nicht so anstrengend, wie man – das tolle Ergebnis in Betracht ziehend – hätte erwarten können! Außerdem habe ich das Gefühl, dass ich im Laufe der Kur meine kleine Elise viel besser kennen gelernt habe. Wir haben in den Nächten echte »Gespräche« geführt, sie mit ihren Fragen, Protesten und Reaktionen, und ich mit meiner wiederholten Leier in unterschiedlichen Tonlagen. Es gelingt mir jetzt viel besser, herauszuhören, was sie will, auch tagsüber, jetzt wo der Schnuller nicht mehr im Weg ist und sie sich immer besser ausdrücken kann! Wer hat mal gesagt: »Kleine Kinder sollte man genießen – und sie sollten selber genießen dürfen« ...? Genau so empfinde ich jetzt. Und, möchte ich noch hinzufügen, sie sollten eine fröhliche und verspielte Mama genießen können und sich nicht mit einer abfinden müssen, die nur darauf wartet, dass sie sich wieder hinlegen kann!

Nun hoffe ich, dass alles weiter so toll klappen wird. Und ich bin davon überzeugt, denn jetzt weiß ich genau, was ich machen muss, falls eine Krise entstehen sollte. Ich bin ganz gelassen. Ja, ich bin sogar schon überglücklich!

Wenn du jetzt die Kur anfangen willst, möchte ich dir noch raten, deine Umgebung darauf vorzubereiten und all die Hilfe anzunehmen, die du bekommen kannst! Dass meine Schwester dabei war und mit mir die ers-

Warum funktioniert die DurchschlafKur?

ten Nächte durchgestanden hat, war superschön, denn gerade am Anfang ist es ganz klar, dass man noch unsicher ist. Genauso wertvoll war es, dass meine Eltern in den ersten Tagen Elise tagsüber betreuen konnten, damit ich vor der nächsten Nacht meinen Schlaf bekam. Auch noch vielen Dank für die große Hilfe, die ich hier im Forum bekommen habe. Ein besonderes Dankeschön an dich, Anna, du hast in meinen Augen alle Nobelpreise der Welt verdient. Ich habe mein Leben wiederbekommen!

PS: Bin ich die Einzige, die der Meinung ist, dass alle Mütterberatungsstellen die DurchschlafKur empfehlen sollten? Dort habe ich kaum Unterstützung bekommen. Ich denke, sie regen sich über die Bauchlage auf, obwohl die meisten Kinder sich in der Lage am wohlsten fühlen, sowohl schlafend wie auch wach, aber die Ärzte raten ja vom Schlafen in der Bauchlage ab. Vor der Kur hatte ich auch meine Bedenken, aber jetzt finde ich morgens meine kleine Elise immer auf dem Rücken liegend vor, obwohl wir sie abends in Bauchlage hinlegen. Ich glaube fast, dass sie jetzt nach der Kur sogar auf dem Kopf stehend schlafen könnte, wenn sie Gefallen daran fände! Es ist nicht ihre Schlafposition, die den guten Schlaf bewirkt. Die Lage fördert auch nicht das Wiedereinschlafen ohne unsere Hilfe, welches wir besonders wichtig finden. Es ist die Gute-Nacht-Leier, die ihr die Sicherheit gibt, dass wir da sind und dass wir den bösen Wolf in Schach halten. Sie fühlt sich geborgen, ganz einfach.

Sie weiß, welche Regelung jetzt gilt. Sie fühlt sich verstanden. Sie bekommt jeden Abend/jede Nacht dieselbe Reaktion von unserer Seite. Dass ICH seitdem meinen Bedarf nach ständiger Überwachung und mein Gluckenverhalten habe zurückhalten müssen ist ein ganz anderes Problem. Ich muss jetzt akzeptieren, dass sie in der Tat ungestört in ihrem eigenen Zimmer viel besser schläft, als sie es jemals bei uns im Schlafzimmer getan hat ...!

Vielleicht kann ich mit meinen nächtlichen Aufzeichnungen andere, die gerade mitten in der Kur sind, aufmuntern. Hier sind sie:

Elises Nacht wurde auf 19.30 Uhr bis 7.30 Uhr festgelegt. Drei Schlafphasen am Tag. Insgesamt 15 Stunden Schlaf pro Tag.

1. *Nacht*: Schläft nach 40 Minuten Knuffen ein. Wacht in der Nacht 8 Mal auf, wird geknufft, bekommt ihre Gute-Nacht-Leier. Hört sich wütend an, aber nicht traurig. Schläft ein paar Mal ohne Hilfe wieder ein. Unterhält sich zufrieden mit sich selbst am frühen Morgen.

2. *Nacht*: Schläft mit Knuffen und Leier nach 5 Minuten ein, ist supermüde, kein Protest. Wird in der Nacht 5 Mal wach, um etwa 4 Uhr dauert es 20 Minuten, bis sie wieder schläft – die kleine Dame ist sauer!

3. *Nacht*: Schläft mit ein wenig Knuffen und Leier nach 10 Minuten ein. Kein Protest. Wird um 22.30 Uhr wach, beruhigt sich nach einer Leier, schläft wieder ein und kommt die GANZE Nacht ohne Hilfe aus!! Ich höre, dass sie ein wenig meckert, aber es scheint mir, dass sie jetzt tiefer schläft als jemals zuvor. Am nächsten Tag bin ich selig und möchte am liebsten in der ganzen Stadt herausposaunen, dass Anna Wahlgren das Beste ist, das die Welt je gesehen hat! Beinahe halte ich beim Einkaufen eine schwangere Frau an, um ihr schon im Voraus ein paar Tipps mit auf den Weg zu geben.

4. *Nacht*: Schläft nach dem Zurechtlegen und Leier ohne Protest nach 5 Minuten ein. Wird in der Nacht wieder 8 Mal wach, über die ganze Nacht verteilt. Wird teilweise stinksauer, gibt aber jedes Mal ein bisschen schneller nach bis 6 Uhr morgens, da steigert sich ihre Wut wieder, bis es Zeit zum Aufstehen ist. Hat sie in dieser Nacht begriffen, worum es geht?

5. *Nacht*: Schläft nach dem Zurechtlegen und Leier in null Komma nichts gut gelaunt ein. Leier um 21.30 Uhr und wieder um 23 Uhr. Wird 4 Mal wach, schläft aber selbst wieder ein.

6. *Nacht*: Schläft nach 15 Minuten, ein bisschen Gemeckere. Um 20.00 Uhr will ich sie zurück auf den Bauch drehen und mache sie wach. Sie wird traurig, schläft aber nach 3 Mal Leier wieder ein. Wird um 3.50 Uhr wach, schläft selbst wieder ein. 1 Mal Leier um 5.35 Uhr. Zwischen 6 und 7 Uhr jammert sie immer wieder ein bisschen, beruhigt sich aber jedes Mal selbst wieder, bevor ich das Gefühl bekomme, dass ich eingreifen müsste. Um 7.15 Uhr mache ich schnell meine morgendliche Begrüßung, um zu vermeiden, dass sie noch traurig wird ...

7. *Nacht*: Schläft nach 10 bis 15 Minuten ein, vergnügt. Braucht ihre Leier um 4.30, 6.00, 6.15 und 6.45 Uhr: anstrengende halbe Stunde mit einem stinksauren, anscheinend ausgeschlafenen Baby. Ich leiere sehr bestimmt, gehe 2 Mal hinein und knuffe, sie reagiert 2 Mal verärgert auf die be-

Warum funktioniert die DurchschlafKur?

stätigende Leier. Schließlich Ruhe ... Puh! Aufstehen um 7.25. Ich bin nicht ganz fit an diesem Morgen. Elise auch nicht.

8. Nacht: Schläft nach 10 Minuten ein, zufrieden. Wir haben Gäste, und es ist ein wenig lauter als sonst im Haus – ich befürchte, dass es sie stören wird, aber es ist kein Problem. Sie wird wach – aber schläft selbst wieder ein – um etwa 4 und um 5 Uhr. Um 6 Uhr muss ich leiern. Sie meckert ein wenig zwischen 6 und 7.15 Uhr. Als ich um 7.25 Uhr hineingehe, liegt sie wach und spielt zufrieden mit ihrem Schmusehund. Zum Knuddeln!

9. Nacht: Schläft zufrieden nach 15 Minuten ein. Liegt erst und brabbelt ein wenig mit sich selbst (oder ihrem Hund?). Um 4.35, 5.50 und 6 Uhr bekommt sie ihre Leier. Zwischen 6 und 7 Uhr beklagt sie sich etwas. Um 7.25 Uhr: Guten Morgen! Elise spielt wieder mit ihrem Hund.

10. Nacht: Schläft nach 10 Minuten. Zufrieden. Um 1.30 Uhr ganz aufgeregt, reagiert nicht auf die Leier, ich gehe hinein und drehe sie zurück auf den Bauch, sie entspannt sich, ich gehe wieder und gebe dabei eine schnelle Leier. Zwischen 6 und 7 Uhr halbwach, gibt Laute von sich, hustet ein wenig, usw. Regt sich gegen 7 Uhr auf. Ich versuche es mit der Leier etwa 10 Minuten lang, kein Erfolg, gehe darauf hinein zum Morgengruß, als sie gerade mal still ist.

11. Nacht: Schläft wie immer nach 10 Minuten, nachdem sie ruhig gelegen und sich mit sich selbst unterhalten hat. Um etwa 3 Uhr wird sie wach, schläft aber selbst schnell wieder ein. Braucht ihre Leier um 4.20, 6.10, 6.30 und 6.55 Uhr. Ich warte angespannt minutenlang und hoffe, dass sie sich wieder beruhigt, so dass ich in einem ruhigen Moment hineingehen kann ... habe Geduld bis 7.20 Uhr, wo ich sie freudestrahlend begrüße.

12. Nacht: Schläft zufrieden nach 10 Minuten. Ich werde wach, weil der Wecker von Elises Papa um 7 Uhr klingelt!!! Bekomme erst einen Schreck. Lebt sie? Aber dann höre ich, wie sie in ihrem Zimmer vor sich hinbrabbelt. Um 7.25 Uhr gehe ich hinein, sie ist mit ihrem Hund so sehr beschäftigt, dass sie mich erst gar nicht bemerkt. Und dann bekomme ich ein süßes und strahlendes Lächeln! Welch ein schöner Anfang des Tages!

Das Kind und der Schlaf

Morgen wird mein kleiner Prinz drei Jahre alt. Ich denke daran zurück, wie fantastisch mein Leben geworden ist seit diesem Mittsommerabend vor drei Jahren!

Aber es war nicht alles von Anfang an so himmlisch schön. Ich wollte doch eine so tolle Mama werden, und mein Sohn hätte nicht sehnsüchtiger erwartet und inniger geliebt werden können. Eigentlich hätte er ein zufriedenes und harmonisches Baby werden müssen – genauso, wie wir es erwartet hatten. Aber er schrie und weinte ohne Ende. Schlief nie länger als 45 Minuten am Stück. Allerhöchstens! Viereinhalb Monate habe ich durchgestanden. Schließlich bin ich zusammengebrochen. Ich bin von der Babygruppe weinend nach Hause gegangen. Ich war so eine schlechte Mutter. Warum würde er denn sonst ständig nur jammern?

Dann habe ich von Annas Internetforum erfahren. Ich las und las, habe jede Menge Fragen gestellt und fing mit der Kur an. Drei Tage später schlief der Junge die ganze Nacht durch, und es klappte auch schon mit den Schlafphasen am Tag! Plötzlich hatte ich einen fröhlich strahlenden Sohn, der zufrieden und neugierig das Leben genießen konnte. Er lag da auf seiner Decke und war einfach glücklich. Die Woche darauf sagten die Mütter in der Babygruppe, dass wir beide ganz verändert seien!

Heute ist er ein guter und fröhlicher Junge, mit viel Humor, mal etwas trotzig und immer wieder mal endlos charmant. Eben wie alle Kinder so sind!

Wir können wegfahren und überall übernachten. Er schläft, wie es sich gehört, genau nach seinem Essens- und Schlafschema, egal wo wir sind. Deshalb möchte ich dir, Anna, nun an seinem dritten Geburtstag DANKE sagen, weil es dich gibt und weil du dich so sehr bemühst, uns allen zu helfen, die nicht auf eigene Faust begriffen haben, wie es funktioniert!

Die kleine Schwester kam vor einem halben Jahr auf die Welt. Sie kann sicherlich dir dafür danken, dass es sie überhaupt gibt. Wir wären niemals auf die Idee gekommen, noch ein zweites Kind in die Welt zu setzen, wenn du uns nicht geholfen hättest, auf den rechten Weg zu kommen.

Eine GROSSE Umarmung von uns allen 4!

Helen & die beste Familie der Welt

Das Kind und der Schlaf

1. Der hilflose kleine Mensch

Das Menschenkind ist für sehr lange Zeit ein hilfloses Wesen. Sein Überleben hängt jede Minute, jede Stunde, jeden Tag, jede Nacht über Jahre – länger als bei jedem anderen Säugetier – von der Fürsorge und dem Schutz seiner Umgebung ab. Wir waren alle mal klein. Auch du hast mal gewusst, dass du zweifellos sterben würdest, wenn nicht bald jemand sich um dich kümmert. Wir sind alle von der Überlebensangst geplagt worden. Wir haben alle in das gemein grinsende Gesicht des bösen Wolfes geblickt.

Neugeborene Kinder wissen instinktiv, dass sie in ihrer Hilflosigkeit wehrlos sind. Ihre geringe Lebenserfahrung hat ihnen gezeigt, wie zerbrechlich das Leben ist. Sie mussten herauskommen aus dem geborgenen Leben in der Gebärmutter, wo sie nie Hunger empfanden, nicht atmen mussten, ihnen niemals kalt war und wo kein Gefühl der drohenden Gefahren jemals aufkam. Sie mussten heraus, weil sie keine Nahrung und auch keinen Sauerstoff mehr bekamen.

Sie werden nicht geboren in einem Gefühl der Sehnsucht oder der Neugier nach Mama oder nach Papa. Sie kommen auf die Welt aus den Tiefen der Dunkelheit, geplagt von der Überlebensangst. In dieser Überlebensangst tun sie ihren ersten Atemzug, der dann mit einem Schrei hinausgestoßen wird. Sie haben vorher noch nie geatmet. Sie verstehen natürlich nicht, dass sie beim Atmen Luft in die Lunge ziehen und dass die Lunge den Sauerstoff aus der Luft ins Blut befördert, was bewirkt, dass man weiterleben kann. Sie atmen, weil sie atmen *müssen*.

Genauso wenig verstehen sie, dass sie durch das Saugen – diese Fähigkeit ist ihnen von der Natur mit auf dem Weg gegeben – Flüssigkeit in den Mund hineinsaugen, um sie dann hinunterzuschlucken, oder dass sie durch diese so genannte Nahrungsaufnahme ihr Leben retten. Sie saugen, weil sie saugen müssen. Der Zusammenhang zwischen *Essen im Mund – vollem Magen – Wohlbefinden – Stillen der Überlebensangst* ist ihnen unbekannt.

Die Erfahrung eröffnet ihnen allmählich diesen Zusammenhang, so, wie auch die Atmung eines Tages ganz automatisch und zuverlässig funktionieren wird. Aber bis dahin ist es noch ein weiter Weg.

Einige Kinder werden mit stärkerer Überlebensangst geboren als andere, so, wie es auch in jedem Vogelnest immer ein frisch geschlüpftes Vogeljunges gibt, das lauter piepst als alle anderen und das sich immer vor dem Schnabel seiner oft kleineren und auch mickrigeren Geschwisterchen die dicksten Würmer angelt.

Die jungen Vögelchen haben aber keine Kolik – und die neugeborenen Menschenkinder auch nicht. Kein Kind wird mit einer Kolik geboren. In dem Moment, in dem es einem gelingt, die Überlebensangst zu stillen – mit Essen, viel Essen, mehr Essen und nochmals Essen –, verschwinden auch die »Kolik«, die »Bauchschmerzen« oder was es sonst noch genannt wird. *Die Kolik ist eine nicht gelinderte Überlebensangst.*

Damit ein kleiner Säugling an sein Weiterleben glauben mag und kann, ist nicht nur Essen, viel Essen und noch mehr Essen nötig. Er sollte auch die erforderliche Energie besitzen. Er sollte seinen Lebenswillen, seine angeborene Lebensfreude und Lebenskraft genießen können, denn sie sind es, die unseren Überlebenswillen prägen und stärken.

Das schafft das Kind nicht ohne Schlaf, ausreichend viel Schlaf und noch ein bisschen mehr Schlaf.

2. Wie viel Schlaf braucht das Kind?

Im Alter von 1 Monat:	*ca. 16,5 Stunden pro Tag*
2 Monate:	*ca. 16 Stunden*
3 und 4 Monate:	*ca. 15,5 Stunden*
5 und 6 Monate:	*ca. 15 Stunden*
7 und 8 Monate:	*ca. 14,5 Stunden*
9, 10 und 11 Monate:	*ca. 14 Stunden*
12 Monate und im 2. Lebensjahr:	*ca. 13,5 Stunden*
Im 3. und 4. Lebensjahr:	*ca. 13 Stunden*
Im 5. und 6. Lebensjahr:	*ca. 12,5 Stunden*
Im 7. bis 11. Lebensjahr:	*ca. 12 Stunden*

Das Kind und der Schlaf

Der Schlaf des Neugeborenen ähnelt der Bewusstlosigkeit. Das Kind versinkt ganz plötzlich in einen tiefen Schlaf – egal wo, egal wann. Wer es versucht hat, weiß, dass es fast unmöglich ist, ein schlafendes Neugeborenes zu wecken. Der Schlaf neugeborener Kinder ist alles auslöschend. Das kleine Kind versinkt im Schlaf der Barmherzigkeit, der es für eine gewisse Zeit – manchmal für mehrere Stunden – vom Geburtstrauma und auch der Überlebensangst abschirmt.

In der Gebärmutter gab es keinen Hunger, kein Essensvorgang, keine mühsame Atmung, keine Kälte und keine Erschöpfung. Das Leben bestand aus Wachsen, Spielen und Geborgenheit. Dieses sichere Leben wurde beendet. Das Leben hing buchstäblich an einem seidenen Faden – an der Nabelschnur, die das Kind rund um die Uhr mit Nahrung und Sauerstoff versorgt hatte. Die Schnur wurde durchtrennt. Das sichere Leben wurde durch ein neues ersetzt. Ein genauso sicheres Leben?

»Kleine Kinder holen sich selbst den Schlaf, den sie brauchen«, habt ihr als frischgebackene Eltern sicherlich zu hören bekommen. »Darum müsst ihr euch gar nicht kümmern. Lasst nur das Kind eigenständig entscheiden!«

Das ist wahr, solange es um Neugeborene geht, deren Schlaf der Bewusstlosigkeit ähnelt. Und es ist sicherlich wahr, wenn es um das ungeborene Kind geht! Aber die Zeit des Neugeborenseins ist kurz. Sie dauert nur die ersten zwei Lebenswochen an und vielleicht noch die Hälfte der dritten. Danach erleben wir *die eigentliche Geburt*. Das Kind, das sich vom traumatischen Geburtsschock mit allem, was dazugehört, erholt hat, wendet sich nun in jeder Hinsicht nach außen. Ein unaufhaltsames Streben nach sozialer Beteiligung nimmt seinen Lauf.

Ab dem Zeitpunkt der eigentlichen Geburt holt sich kein Kind – oder nur sehr wenige – selbst den Schlaf, den es braucht.

Das können wir auch gar nicht von ihnen verlangen. So wie wir auch nicht verlangen können, dass sie sich selbst die Nahrung holen, die sie brauchen.

Du erwartest nicht, dass dein kleines Kind fordernd rufend und auf den Kühlschrank zeigend nach Essen verlangt, wenn es Hunger bekommt. Du glaubst auch nicht, dass er oder sie an Mamas Pullover zerren, den BH öffnen und die Brust hervorkramen wird. Du ermöglichst ihm das Essen. Du servierst das Essen. Du fütterst, hartnäckig und drängelnd, weil du weißt, dass das Kind essen muss.

Du kannst nicht für dein Kind essen. Was du kannst und musst und mehrere Male täglich vollbringst, ist, deinem kleinen Kind die *Voraussetzungen* zu geben, damit es die Nahrungsaufnahme bewältigen kann. Ich glaube, du wärest sehr erstaunt gewesen, wenn der Kinderarzt oder die Krankenschwester dir gesagt hätte: »Kleine Kinder holen sich schon selbst die Nahrung, die sie brauchen. Darum müsst ihr euch gar nicht kümmern. Lasst nur das Kind eigenständig entscheiden!«

Säuglinge können nicht selbst für die Nahrungszufuhr sorgen, so wie sie es auch nicht schaffen, sich selbst in einen Zustand der Ruhe zu versetzen, der erforderlich ist, damit sie es wagen können, ruhig und geborgen in sich selbst zu schlafen.

Sie können nicht selbst ihr Überleben sichern. Sie können nicht selbst den bösen Wolf in Schach halten.

Die Mama der kleinen Beate erzählt:

> *Oft denken wir an den Tag am Anfang des Sommers zurück, als wir uns dazu entschlossen, mit unserer kleinen Tochter die Kur durchzuführen, damals war sie fünf Monate alt.*
>
> *Jetzt wird sie ein Jahr und schläft wie eine Prinzessin.*
>
> *Heute sind wir zur Impfung beim Gesundheitsamt gewesen, und die Krankenschwester fragte ganz besorgt:*
>
> *»Wie klappt es mit dem Schlafen? Schläft sie schon einigermaßen?« Als ich antwortete, dass sie nachts zwölf und mittags zwei Stunden schläft, sah sie mich erstaunt an und wunderte sich, wo man solche Kinder bestellen könne.*
>
> *Ich antwortete: »Bei Anna Wahlgren!«*

3. Müdigkeit und »Über-Müdigkeit«

Mit der eigentlichen Geburt taucht eine neue Form des Schreiens auf. Wenn neun von zehn Schreien in

Das Kind und der Schlaf

der Überlebensangst, die nur durch essen, viel essen, mehr essen und noch mehr essen gestillt werden kann, ihren Ursprung haben, ist der zehnte Schrei ein Zeichen der Übermüdung. Die Welt drängt sich auf. Das Kind wird täglich mit Tausenden neuen Eindrücken und Stimuli bombardiert.

Ein drei Wochen altes Kind kann sich nicht vor der Welt verschließen, auch nicht, wenn sie ihm zu viel wird. Es braucht Hilfe. Säuglinge können sich nicht wie wir Erwachsene eine mentale Ruhepause gönnen. Ihr Bewusstsein wird nicht wie vor der eigentlichen Geburt auf barmherzige Weise abgeschirmt. Sie brauchen Hilfe, um Ruhe zu finden.

Ihr Schlaf ist nun auch anders als der Schlaf des Neugeborenen – er ist normaler, mehr wie der Schlaf eines Erwachsenen. Er bringt neue Energie und Erfrischung. Er bringt die gesunde und lebensnotwendige Erholung für alle Sinne, welche beim wachen Säugling ununterbrochen sperrangelweit auf Empfang geschaltet sind.

Man muss kein Mitleid haben mit einem Kind, dem das Schlafen ermöglicht wird. Es ist eine Fähigkeit, die jedem kleinen Kind – ja, jedem Menschen – beigebracht werden sollte. Jedem einzigen Menschen aus Fleisch und Blut! Und dein Kind ist aus demselben Stoff gemacht wie du.

Niemals zuvor ist das Bedürfnis des Kindes nach einem guten und ungestörten, zusammenhängenden Nachtschlaf so sehr in Frage gestellt worden wie heute – aber das ist eine andere und traurige Geschichte.

Eine Erstlingsmutter erzählt:
> *Ich las »Das KinderBuch«, als ich noch Teenager war und wurde schon damals ganz wild darauf, ein Kind zu bekommen. Es erschien mir alles so einfach! Gott sei Dank dauerte es noch 15 Jahre, bis es dann so weit war – mein 14-jähriges Ich war damals nicht reif genug zum Kinderkriegen, aber Annas Tipps blieben fest in meinem Hinterkopf gespeichert.*
> *Die feste Routine, die soziale Beteiligung und auch das unkomplizierte Insbettbringen haben wir ganz gut hinbekommen. Meine Tochter weinte fast nie und entwickelte sich blitzschnell. Später wurde es schwieriger. Sie fing beim Insbettbringen an zu weinen – und dann auch in der Nacht – ich fühlte mich vollkommen überrumpelt. Ich begann, sie nachts in den Schlaf zu füttern, und ich stürzte immer wieder in ihr Zimmer, mitten in der Nacht, um sie in den Schlaf zu streicheln. Es ging gut, solange es nur*

zwei- bis dreimal pro Nacht vorkam, aber die nächtlichen Wachphasen wurden immer häufiger und immer länger, und das Leben wurde immer unerträglicher. Trotzdem hatte ich das Gefühl, dass eine regelrechte DurchschlafKur übertrieben wäre – denn sie konnte ja eigentlich schlafen!

Eines Abends las ich über die Strategie der Kur bei kleineren »Rückfällen« oder neu auftauchenden »Fragen«: eine Runde Gute-Nacht-Leier, Reaktion abwarten und ausklingen lassen, dann Leier wiederholen, wenn das Kind still geworden ist – und nochmalige Wiederholung der Leier, wenn das Kind traurig wird und nochmals Antworten auf seine Fragen braucht. AHA! Ich legte sie wach ins Bett, gab ihr eine Runde Gute-Nacht-Leier und ging hinaus. Ich wartete ihre Reaktion vor der Tür ab. Und rate mal, was geschah? Sie war nach nur drei Minuten Schimpfen auf dem Weg ins Traumland und bekam da noch eine bestätigende Leier. Danach wachte sie in der Nacht noch EINMAL auf. Am nächsten Abend dauerte es nicht einmal eine Minute, und sie schlief die ganze Nacht durch.

Jetzt, vier Wochen später, kommt es immer noch vor, dass sie aufwacht und ruft, aber sie begnügt sich mit der Gute-Nacht-Leier als Antwort (anstelle von einer Stunde Streicheleinheiten am Gitterbett, was ausschließlich zu Rückenschmerzen und Frustration führte), und es geschieht immer seltener. Jeden Abend lege ich sie fröhlich und hellwach ins Bett, immer um 19 Uhr. Sie schmiegt sich in ihr Kissen und schläft selbst ein, nachdem ich gegangen bin. Sie hat ganz einfach kapiert, wie herrlich es ist, zu schlafen. Das Insbettbringen dauert jetzt nur so lange, wie ich brauche, um die Gute-Nacht-Leier zu sagen. Morgens achte ich sehr darauf, dass sie mich nicht an ihr Bett schreien muss, und meistens kann ich um 7 Uhr ein kleines, rotbäckiges Mäuschen wecken.

Muss ich noch erwähnen, dass es ihr und der ganzen Familie blendend geht? Ich bin erstaunt, wie einfach es war – und fühle mich wie ein alter Trottel, weil ich es nicht eher begriffen habe!

Jedes Kind wird mit einem Zauberstab in der Hand geboren. Die Natur hat ihr Bestes getan, um das Überleben des Kindes zu sichern.

Zwei Eltern, die sich während der neunmonatigen Schwangerschaft auf die Ankunft des Kindes vorbereitet haben, sind im Augenblick der Geburt dazu bereit, die Verantwortung für das Wohlergehen eines ande-

Das Kind und der Schlaf

ren Menschen zu übernehmen, 24 Stunden am Tag. Sie besitzen in dem Moment einen starken *Willen* zum Lieben, den sie wohl kaum verspürt hätten, wenn ihnen irgendein Kind, in eine Tasche gelegt, durch die Haustür gereicht worden wäre mit der Bitte, sich doch ein paar Jahrzehnte lang Tag und Nacht darum zu kümmern. Die Natur bereitet die Eltern gründlich vor. Kleine Kinder werden geboren, und ihr Überleben ist gewährleistet. Die Bereitschaft der Eltern ist total.

Die kleinen Menschenkinder werden aber nicht mit diesem Wissen geboren. Sie werden aus den Tiefen der Dunkelheit ins Licht der Welt geboren.

Die Geburt selbst muss ein erschreckendes Erlebnis für das Kind sein: Es wird durch einen so engen Geburtskanal geschraubt, dass die Schädelplatten sich dabei übereinanderschieben können, bevor der Kopf des Kindes nach oben und herausgebogen wird. Unmittelbar danach muss die Lunge in Gebrauch genommen werden. Eine Lunge, die noch nie mit Luft gefüllt wurde. Das Kind holt Luft und stößt mit seinem ersten Atemzug einen Schrei heraus. Und einen solchen Schrei hat das Kind noch nie gehört. Alles ist unbekannt und erschreckend: die Geräusche, das Licht, die Kälte – der Temperaturunterschied beträgt bis zu 15 °C – die ganze Welt ist neu. Es ist nicht schwer, sich vorzustellen, dass all dieses Neue dem neugeborenen Kind lebensbedrohlich erscheint.

Man kann einem neugeborenen Kind nicht erklären, dass alles gut werden wird. Man kann ihm nicht begreiflich machen, dass sein Überleben gewährleistet ist. Man kann nicht einem Neugeborenen versprechen, dass der böse Wolf nicht kommen wird. Man kann dem Kind nicht klarmachen, dass keine Gefahr besteht: Es wird nicht erfrieren, verhungern oder in einem einsamen Wald sich selbst überlassen werden. Worte zeigen hier keine Wirkung. Die erwachsenen Überlebensgaranten des Kindes müssen handeln.

Das Kind braucht an allererster Stelle Nahrung. Nahrung und körperliche Wärme. Nahrung und menschliche Wärme. Nahrung und Schutz vor dem bösen Wolf. Nahrung und Schlaf, barmherzig befreienden Schlaf.

Säuglinge – Neugeborene ausgenommen, deren Schlaf mit der Bewusstlosigkeit verglichen werden kann – können sich nicht selbst den Schlaf holen, den sie brauchen. Der Zusammenhang von *sich müde füh-*

len – sich hinlegen – leise sein – einschlafen – schlafen – erholt wieder aufwachen ist den kleinen Kindern noch unbekannt.

Sie haben Angst um ihr Leben: »Werde ich untergehen?« Sie fürchten sich vor dem bösen Wolf, der in unserer Kultur alles symbolisiert, was des Menschen Leib und Leben bedrohen kann. Aus dieser Überlebensangst heraus schreien die Kinder. Sie schreien nach Sicherheit. Sie bitten um Hilfe, damit sie ihre Ruhe finden können. Sie brauchen Hilfe, damit sie sich trauen, in aller Ruhe zu schlafen, genauso wie sie beim Stillen oder Flaschetrinken oder Breiessen Hilfe brauchen, damit sie Nahrung zu sich nehmen können. Sie können sich nicht selbst um ihren Schlaf kümmern, genauso wenig, wie sie ohne Hilfe essen können.

Eine Mutter erzählt:

> *Am Dienstag war ich mit meinem Sohn bei einem Babymassagekurs. Der Kursleiter fragte uns, warum wir am Kurs teilnehmen. Sieben von zehn Eltern antworteten: »Wegen Bauchschmerzen« – »Wegen Kolik«.*
> *Ich schaute mir die Babys an. Sie hatten rotgeränderte Augen. Ihre Haut war blass. Einige schrien unablässig, obwohl doch »alle Kinder Massage lieben« (vielleicht nicht die Übermüdeten?), und einige lagen nur da und starrten. Ich hätte sie am liebsten alle mit nach Hause genommen, um sie zu füttern und sie durchs Fahren im Kinderwagen oder Knuffen zu beruhigen, bis mir die Arme abfielen. Diese »Kolik-Kinder« litten so offensichtlich an Schlaf- und Nahrungsmangel!*
> *»Wenn dein Kind um Punkt sechs Uhr abends anfängt zu schreien und weiterschreit, bis es zwei Uhr nachts ist«, sagte der Kursleiter, »solltest du es nicht füttern. Trag das Kind umher, das hilft manchmal. Massiere es. Fahr eine Runde mit dem Auto. Vermeide es, Milchprodukte und Getreide zu essen, wenn du stillst. Und in den meisten Fällen geht es ja nach drei Monaten vorüber!«*
> *Verzeihung, lieber Kursleiter, haben Sie da nicht etwas vergessen? Zwei wichtige Grundbedürfnisse, die alle Menschen haben? Den Schlaf zum Beispiel? Und Nahrung in reichlicher Menge?*
> *Ich hätte beinahe laut losgeschrien. Massage ist etwas sehr Angenehmes, aber sie heilt nicht die Überlebensangst.*

Das Kind und der Schlaf

4. Warum die 5-Minuten-Schrei-Methode in ihrer Wirkung trügerisch ist

Mein Ziel ist es, dass die 5-Minuten-Schrei-Methode durch meine **DurchschlafKur** ersetzt und in Vergessenheit geraten wird.

»Warum?«, wunderst du dich vielleicht. »Ist es nicht viel einfacher, einige Nächte lang das Kind sich in den Schlaf schreien zu lassen, bis es von selbst darauf kommt, dass es genauso gut schlafen könnte?« Nach allem, was du bisher über die **DurchschlafKur** gelesen hast, kommt es dir vielleicht so vor, dass die Durchführung einer solchen Kur viel umständlicher ist, als ein wenig Geschrei auszuhalten? Hier muss man »im Kinderwagen wiegen«, knuffen und eine »Gute-Nacht-Leier« aufsagen, ein Schema ausarbeiten und eine feste Routine einführen ... warum also nicht einfach das Kind ganz und gar sich selbst überlassen?

Um den großen Unterschied zwischen der Schreimethode und der **DurchschlafKur** zu begreifen, musst du die These des bösen Wolfes verstehen. Du musst versuchen, dich in die Überlebensangst deines Kindes hineinzuversetzen, die vor langer Zeit deine eigene war.

Anders als bei der 5-Minuten-Schrei-Methode liegt die **Verantwortung** bei der **DurchschlafKur** bei den Eltern. Es sind die Erwachsenen, die dem Kind zur **Ruhe** verhelfen sollen.

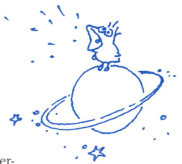

Sie sind es, die den bösen Wolf – und die Überlebensangst – in die Flucht schlagen und stattdessen Geborgenheit schenken sollen. Sie sind es, die das Überleben des Kindes garantieren sollen, und mehr noch dazu: ein *gutes* Leben, ein *geborgenes* Leben, mit gesundem Schlaf, friedlichem Schlaf, ausreichend viel Schlaf – einem wunderschönen Schlaf, auf den sich das Kind richtig freuen kann, weil es sich sicher und geborgen fühlt und sich nicht nur traut, ruhig und friedlich zu schlafen, sondern es auch *will*.

Nach dem Prinzip der 5-Minuten-Schrei-Methode, die ihre Wurzeln in den 1940er Jahren in den USA hat, soll sich das kleine Kind in den Schlaf schreien, während die Eltern alle fünf Minuten hereinschauen und das Kind darauf aufmerksam machen, dass sie da sind. Die Methode schiebt die ganze Verantwortung auf das Kind selbst. Es muss sich selbst – mit seinem Können oder Nichtkönnen – beruhigen. Dies fordert von den Eltern starke Nerven, denn sie müssen sich über ihren Beschützerinstinkt hinwegsetzen, der sie von Natur aus dazu treibt, dem Kind zu Hilfe zu eilen.

Das Kind wird natürlich irgendwann einschlafen, da sein Schreien zu nichts anderem führt als Enttäuschung und Erschöpfung; man kann somit sagen, dass die 5-Minuten-Schrei-Methode funktioniert. Vorausgesetzt, dass die Eltern es schaffen, in ihrer Passivität der mehr oder weniger hysterischen Verzweiflung des Kindes gegenüber standhaft zu bleiben.

Die Schreimethode weist bedenkliche Mängel auf:
- Das unbeantwortete Schreien verursacht beim Kind unvermeidlich das Gefühl des Verlassenwordenseins. Für ein kleines Kind, das nicht auf eigene Faust überleben kann, ist dieses Gefühl gleichbedeutend mit Lebensgefahr.
- Der Schlaf, der auf Enttäuschung und körperliche sowie seelische Erschöpfung folgt, wird selten wirklich erholsam sein. Das gilt nicht nur für die kleinen Kinder, sondern auch für uns Erwachsene.
- Die allermeisten Kinder, die mit der 5-Minuten-Schrei-Methode »geheilt« werden, schlafen viel zu wenig. Die Eltern versuchen, einen Erschöpfungszustand zu erreichen, bevor sie das Kind hinlegen. Verständlich genug, denn sie wollen stundenlanges Schreien vermeiden.
- Dieser Schlaf, den das Kind nicht selbst sucht und genießt, weicht meistens der erstbesten kleinen Störung, z. B. dem Zahnen oder einer kleinen Erkältung. Das Ergebnis der *5-Minuten-Schrei-Methode* ist deshalb selten zuverlässig und dauerhaft. Und sie muss immer wieder aufs Neue durchgeführt werden.

Allein bei der DurchschlafKur werden die Fragen der kleinen Kinder niemals unbeantwortet gelassen. Ihre Angst um ihr Leben, ihre Furcht vor dem bösen Wolf, ihr Grauen vor der unbestrittenen Hilflosigkeit dürfen nie ungehört verhallen.

Das Kind und der Schlaf

Meiner Meinung nach sollten kleine Kinder überhaupt nicht schreien. Sie tun es aber trotzdem, wie wir alle wissen, aber die Tausende von verwirrten Fragen, die sie am Anfang – während des ersten Abends der DurchschlafKur – stellen, müssen sofort und auf beruhigende Weise beantwortet werden, auch wenn dieses augenblickliche Antworten seine beschwerlichen 20 bis 45 Minuten dauern kann – bei einem kleinen Kind, das noch nie in seinem Leben gut geschlafen hat (oder überhaupt jemals richtig geschlafen hat, würde ich fast mal sagen).

Kleine Kinder dürfen schlecht gelaunt sein, sie dürfen stinksauer werden und mit weniger edlen Ausdrucksformen reagieren, aber in meiner Welt dürfen kleine Kinder *nicht* traurig oder unglücklich sein.

Kleine Kinder dürfen sich
nicht eine Sekunde lang
sich **selbst überlassen** fühlen.

Eine junge Mutter berichtet:

> *Wir sind genau nach dem KinderBuch vorgegangen. Wir haben ihn mit Essen vollgestopft und haben die Nachtmahlzeiten eine nach der anderen durch Fahren im Kinderwagen abgeschafft.*
>
> *Und wie die Leute über uns gelacht haben: »Ein vier Monate altes Kind soll zwölf Stunden pro Nacht schlafen ...! Ha, ha, viel Glück wünschen wir euch!« Aber dann wurde er vier Monate alt und schlief tatsächlich zwölf Stunden jede Nacht.*
>
> *»Ja, ja, wartet nur ab. Sobald er eine Erkältung bekommt oder der erste Zahn sich ankündigt, wird alles über den Haufen geworfen. Ihr habt bisher einfach Glück gehabt.« Und dann kam eine Erkältung. Und eine Magen-Darm-Grippe. Und zwei Zähne. Und der Kleine kann jetzt schon krabbeln und sich an Möbeln hochziehen. Und er schläft immer noch seine zwölf Stunden jede Nacht.*
>
> *Ein einziges Mal haben wir eine Runde Gute-Nacht-Leier aufsagen müssen, und er schlief sofort wieder ein. Und fragt mich mal, ob ich es toll finde, den Skeptikern sämtliche ihrer Desillusionierungen zu rauben!*

Die Safari. Eine Allegorie

Stell dir vor, du fährst auf Safari! Du träumst seit Jahren davon, eine Safari zu machen. Und nun bist du endlich da!

Du befindest dich mitten in der Wildnis. Schon an diesem ersten Tag hast du jede Menge wilde Tiere beobachten können, und morgen früh um sechs Uhr wollen alle auf Vogelschau gehen. Ihr seid eine kleine Truppe, und alle sind auf großartige Naturerlebnisse gespannt. Euer Reiseleiter scheint fantastisch zu sein. Er ist superengagiert, sachkundig und sicher. Du vertraust ihm voll und ganz. Zur Unterstützung hat er noch Zeltträger, Köche, Helfer und alles, was man sich wünschen kann, dabei. Alles ist hervorragend durchdacht und geplant! Vom ersten Moment an hast du das Gefühl gehabt, dass du in beruhigend professionellen Händen bist.

Die Reise war nicht billig, aber sie ist dir jeden Cent wert. Sie wird deine kühnsten Erwartungen noch übertreffen!

Ihr schlagt euer Lager auf, und es wird dunkel. Du genießt noch ein leckeres Essen am Lagerfeuer. Ihr unterhaltet euch in geselliger Runde. Heute habt ihr sogar schon einen richtig lebendigen, wilden Löwen gesehen. Ein riesiges Männchen lag ausgestreckt in der Sonne, und ihr seid fast direkt an ihm vorbeigefahren. Ein wunderbares Erlebnis! Deine Reisekollegen sind genauso enthusiastisch wie du.

Du bekommst nun ein eigenes Zelt, in dem du die Nacht dort mitten im Dschungel verbringen sollst. Es gibt Einmannzelte für Alleinreisende, und das schätzt du sehr. Du möchtest gerne eine ruhige Nacht verbringen, ohne dass dich jemand stört. Denn so schläfst du am allerbesten. Der Reiseleiter gibt dir ein Kissen und eine Decke und wünscht dir eine gute Nacht. Bevor er geht, gibt er dir eine kleine, vertrauliche Warnung: »Am besten bleiben Sie nachts in Ihrem Bett. Es könnten ja ein paar Skorpione und ekelige Spinnen hier herumlaufen.« Du steigst blitzschnell auf dein Feldbett und würdest am liebsten deine Knie bis zum Kinn hochziehen, wenn nur Platz genug wäre.

Aber jetzt bloß nicht nervös werden, mahnst du dich selbst. Es war ein langer und anstrengender Tag, in deinem Kopf schwirren noch Tausende von neuen Eindrücken umher, und du bist jetzt einfach todmüde. Es wird wunderbar, endlich schlafen zu können! Du liegst dort im Dun-

Die Safari. Eine Allegorie

keln, erkennst ein leichtes Leuchten vom Lagerfeuer und horchst auf die Kakophonie der vielen Geräusche aus dem Dschungel. Deine Augenlider werden schwer.

Aber was war denn das? Was war das für ein Geräusch? War es nicht ein Löwe, der brüllte? Direkt außerhalb der Zeltplane? Du setzt dich stocksteif im Bett auf. Ein Löwe ist da draußen! Horch! Du hörst sein Gebrüll. Und da – da hörst du ihn wieder! Ein Löwe brüllt in der Dschungelnacht direkt neben deinem Zelt! Dein Herz hämmert. Du starrst voller Schrecken zum Zelteingang. Die Plane ist ganz dünn, eine ganz gewöhnliche Zelttür, die keinen Schutz bringt. Du siehst schon vor dir, wie der Löwe sie ohne weiteres aufreißt und sich im Dunkeln auf dich wirft.

Du meine Güte, er brüllt schon wieder! Ist er jetzt nicht sogar noch näher gekommen? Dein Herz schlägt so laut, dass du deine eigenen, erschrockenen Gedanken kaum hören kannst. Du versuchst dich zusammenzureißen. Du musst etwas tun. Aber was? Du liegst da ganz allein in einem armseligen Zelt mitten in der Wildnis und hast keine Chance, wenn der Löwe angreifen sollte. Er brüllt schon wieder! Der kalte Schweiß läuft dir den Rücken hinunter.

Du schreist nicht. Du bist ja ein erwachsener Mensch. Und obwohl du in deinem Leben noch nie so viel Angst hattest, versuchst du dich einigermaßen zivilisiert zu benehmen. Du räusperst dich nervös. »Hallo!«, flüsterst du weinerlich in Richtung Zeltöffnung: »Ist da jemand? Hallooo …?«

Und welch eine unbeschreibliche Erleichterung! Das Zelt wird einen Spalt weit aufgemacht, und im Schein des Lagerfeuers siehst du, wie der Lauf eines Gewehrs durch die Zeltöffnung geschoben wird, und es ist tatsächlich dieser tolle und wunderbar beruhigende Reiseleiter, der das Gewehr hält! Jetzt siehst du ihn ganz deutlich, und kein Anblick hätte dich glücklicher machen können. »Keine Gefahr«, sagt er und lächelt dich beruhigend an. »Ich bin da. Ich halte vor deinem Zelt Wache. Du kannst in aller Ruhe schlafen.« Ah, am liebsten wärest du aufgesprungen und hättest dich ihm an den Hals geworfen, so erleichtert bist du! Aber dann fallen dir noch die Skorpione ein …

»Ich dachte, ich hätte einen Löwen gehört«, bricht es aus dir heraus.

»Kein Löwe würde sich hierherwagen«, versichert der Reiseleiter.

»Und wenn doch, werde ich mich schon darum kümmern, darauf kannst du dich verlassen.«

Er geht. Die Zelttür fällt wieder zu. Du legst dich wieder hin. Dein Herz rutscht aus deinem Hals an seinen gewohnten Platz zurück, und du schläfst beruhigt wieder ein.

Aber – was war denn das jetzt? Du hörst wieder Gebrüll!

Du setzt dich mit einem Ruck auf, hellwach. Dein Herz donnert wie ein Presslufthammer. Jetzt hörst du mehrere Löwen! Es sind mindestens drei, die brüllen! Jeweils einer auf beiden Seiten vom Zelt und einer hinter dir – darauf könntest du schwören!

Wie lange hast du geschlafen? Das weißt du nicht. Wäre alles doch nur ein böser Alptraum, das ist es aber nicht. Du kannst regelrecht erkennen, wie die Löwen um dein Zelt herumschleichen und ihre bedrohlichen Schatten auf die Zeltplane werfen. Du hörst sie jetzt aus allen Richtungen! Ihr Gebrüll umzingelt dich in der schwarzen Nacht. Krampfhaft versuchst du dich selbst zu beruhigen. Der Schweiß tropft, das Herz hämmert. Du versuchst, einen klaren Gedanken zu fassen ... Der Reiseleiter hat doch gesagt, dass er Wache hält. Er hat gesagt, dass du in aller Ruhe schlafen kannst. Wenn hier Löwen auftauchen sollten, würde er sich schon darum kümmern. Das hat er versprochen.

Aber was ist, wenn er gar nicht mehr da ist? Er muss ja auch irgendwann schlafen? Was ist, wenn er die Löwen gar nicht hört? Vielleicht hat er irgendwo hier eine Freundin und schläft nun bei ihr im Zelt, weit weg von allen anderen? Sicherlich bekommt er gar nicht mit, dass du in Lebensgefahr schwebst!

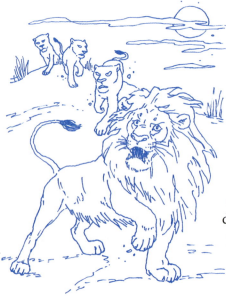

Die Löwen brüllen jetzt furchteinflößend! Du bist überzeugt, dass sich einer von ihnen oder zwei oder gar alle drei auf einmal im nächsten Moment übers Zelt hermachen werden, sie werden es niederreißen und dich mit ihren blutdürstigen Mäulern packen. Sie werden dich in Stücke reißen.

Die Safari. Eine Allegorie

»Hallo ...«, jammerst du, unglücklich und zitternd vor Angst. Deine Stimme ist kaum noch hörbar. »Halloo ... Ist da jemand?«

Traust du dich, auf dasselbe wunderbare Erscheinen des Reiseleiters wie vorhin zu hoffen? Nein, daran wagst du gar nicht zu glauben! Die Löwen brüllen in der Nacht. Kann der Reiseleiter dich überhaupt noch hören, auch wenn er direkt vor deinem Zelt stünde? Vielleicht haben die Löwen ihn schon geschnappt? Aber nein, Gott sei Dank! Er ist da!

Der Gewehrlauf erscheint wieder in der Zeltöffnung, und der Reiseleiter folgt. Groß und Sicherheit bringend steht er da mit dem Gewehr in der Hand, alles fest im Griff. »Keine Gefahr«, versichert er. »Ich bin hier. Du kannst ruhig schlafen.«

Ah, du könntest vor lauter Dankbarkeit auf die Knie fallen, wenn nicht die giftigen Spinnen und die Skorpione wären. Du hast immer noch Angst, aber hört es sich nicht so an, als hätten sich die Löwen etwas entfernt? Vielleicht hast du dir nur eingebildet, dass sie so nah dran sind? Vielleicht waren sie ja gar nicht in der Nähe deines Zeltes? In der Dunkelheit der Nacht ist es schwer, irgendwelche Entfernungen einzuschätzen, das ist dir klar. Und die Schatten an der Zeltplane ... vielleicht waren es nur aufleuchtende Flammen des Lagerfeuers, die du gesehen hast? Aber nein, dein Verstand schafft es nicht ganz, dich zu überzeugen. Du hast immer noch so sehr Angst, dass du kaum atmen kannst.

»Sie hören sich so nah an«, keuchst du.

Der Reiseleiter spürt deine Unruhe. Er stellt das Gewehr ab und kommt etwas näher. »Wir sind ein ganzes Team, das dort draußen Wache hält«, versichert er. »Hier wird kein Leben der Reiseteilnehmer aufs Spiel gesetzt, niemals!« Das hört sich beruhigend an ... Du legst dich wieder hin auf deiner schmalen Pritsche und versuchst, trotz des Klumpens in deinem Hals zu schlucken.

Der Reiseleiter schaut dich besorgt an. »Ach, du Arme«, sagt er und kommt noch ein Stück näher. »Hast du so sehr Angst bekommen? Aber du *brauchst* doch keine Angst haben. Ich bin ja da! Ich bin bei dir.« Und genau das ist es ja, denkst du, während der Klumpen in deinem Hals wieder wächst. Der Reiseleiter steht nicht schussbereit vor dem Zelt. Er ist hier bei dir. Er hat das Gewehr vor der Zeltöffnung abgestellt, außer Reichweite. Er steht jetzt neben deiner Pritsche und schaut dich an, anstatt Wache zu halten. Das beruhigt dich überhaupt nicht, ganz im Gegenteil.

Jetzt bekommst du obendrein Zweifel. Dieser wunderbare Reiseleiter, der eine solch angenehme Geborgenheit ausstrahlt, der doch die Sicherheit in Person darstellt – er steht jetzt einfach vor dir, ohne etwas zu tun, und schaut dich besorgt an.

Und nun brüllen die Löwen wieder! Sie sind noch da! Sie umkreisen das Lager! Du kannst sie alle drei hören! Sie kommen immer näher …! Du starrst den Reiseleiter voller Schrecken an. Hört er das denn nicht? Warum tut er denn nichts? Dein Herz bleibt fast stehen, so verängstigt bist du. »Aber, meine Liebe«, sagt der Reiseleiter voller Mitleid. »Hast du so viel Angst? Du tust mir ganz doll leid.« Jetzt kommt er sogar ganz zu dir hinüber, steht genau neben deinem Feldbett, auf dem du steif wie ein Brett liegst, während die Panik schleichend Besitz von dir ergreift. Tröstend legt er seinen Kopf schräg: »Ich kann ja eine Weile neben dir im Bett liegen, wenn du möchtest. Ich kann da liegen und dich ein bisschen streicheln!« Dich streicheln? In deiner Panik weißt du weder ein noch aus. Es wäre vielleicht ganz nett, aber … Die Löwen brüllen dort draußen! Drei an der Zahl! Du hörst sie so ohrenbetäubend deutlich, als wären sie schon im Zelt. Wie kann er glauben, dass sie verschwinden, wenn er sich zu dir hinlegt und dich streichelt?

Du versuchst, dich auf deine Vernunft zu verlassen. Er muss ja wissen, was er tut, er ist doch Reiseleiter, professioneller Safarileiter und Kenner der Wildnis. Was würde schon passieren, wenn dein armes, leidendes Ich sein Angebot annehmen und er eine kleine Weile bei dir liegen und dich streicheln würde? Er würde ja außen liegen, näher an der Zeltöffnung. Und er würde das erste Opfer des ersten hereinbrechenden Löwen sein. Das wäre doch ein kleines Stück Sicherheit für dich.

Aber nur vorübergehend! Es wären ja immer noch zwei Löwen da! Während der erste sich mit dem Reiseleiter begnügt und dich in Ruhe lässt, sind die anderen beiden immer noch hungrig. Du wärst für sie ein leichtes Opfer. Deine letzte Stunde wäre gekommen, wenn auch leicht verzögert.

Nein, es wäre deiner Meinung nach keine gute Idee.

Der Reiseleiter schaut dich immer noch besorgt an. Dann leuchtet sein Gesicht auf und er hat einen neuen Vorschlag: »Wir könnten ja ein

Die Safari. Eine Allegorie

bisschen tanzen! Das wäre sehr beruhigend und schön, oder?« Und er breitet seine Arme einladend aus, um dich in einen langsamen Walzer zu entführen. Beruhigend und schön? Na ja, das weißt du nun wirklich nicht. Du findest, dass es nicht gerade beruhigend ist, die Füße zu den giftigen Spinnen und Skorpionen zu stellen, um mit dem Reiseleiter einen Walzer zu tanzen. Außerdem verstehst du nicht, wie ihr zwei euch im Zelt herumtanzend vor den Löwen schützen sollt, die doch jederzeit angreifen könnten.

Nein, auch dieser Vorschlag scheint dir nicht besonders geeignet!

»Aber wir könnten doch eine schöne Tasse Tee trinken, du und ich?« schlägt der Reiseleiter vor. »Und vielleicht eine Kleinigkeit essen! Möchtest du ein bisschen Happi-Happi?« Nun fängt er sogar an, Babysprache zu sprechen. »Wäre es nicht toll, Mäuselein, mit einem bisschen Tee und einem bissi Brot?« Der Reiseleiter, der Mann, in dessen Hände du dein Leben und deine Sicherheit gelegt hast, lächelt dich ganz lieb und zärtlich an. Es scheint, er würde wirklich alles tun, damit es dir hier im Zelt richtig gut geht. Hier mitten in der Wildnis. Mitten in der Nacht. Mit brüllenden Löwen drumherum.

Du weißt nicht mehr, was du glauben sollst. Verlierst du allmählich deinen Verstand? Hier befindest du dich in unmittelbarer Lebensgefahr, und er steht da und redet auf dich ein, als wärest du ein kleines Kind, das an der Brust seiner Mama liegt! Und genau jetzt brüllt ein Löwe so nah an deinem Zelt, dass deine Hand sofort abgebissen würde, wenn du sie ausstrecken würdest. Dein Blut gefriert zu Eis. Du hast das starke Gefühl, dass der Löwe sich so weit vorgeschlichen hat, dass er sich genau dort befindet, wo der Reiseleiter eigentlich Wache stehen sollte.

In dem Moment macht es in deinem Inneren klick.

»Raus hier und schieß!«, schreist du und vergisst alle Ambitionen, dich zivilisiert zu verhalten. »Ich habe für diese Reise teures Geld bezahlt und möchte die Sicherheit bekommen, die mir versprochen wurde. Außerdem möchte ich morgen früh vor sechs Uhr aufstehen, um Vögel zu beobachten. Ich brauche meinen Schlaf! Und ich muss jetzt in Ruhe schlafen können! Hör endlich auf, hier im Zelt umherzuspringen und meinen Schlaf zu stören! Du brauchst dich hier nur um deinen Job zu kümmern! Geh sofort auf deinen Posten zurück und lass mich in Ruhe! Geh da raus und erschieß die Löwen, Mensch!«

»Magst du mich denn gar nicht mehr?«, fragt der Reiseleiter.

»Wie bitte?«

Du traust deinen eigenen Ohren nicht. Und apropos Ohren – jetzt hörst du auf einmal keine Löwen mehr.

»Ich dachte, du magst mich ...«, sagt der Reiseleiter. Er sieht aus, als wäre er der Meinung, du solltest dich um *ihn* kümmern, anstatt an all die Löwen und alles andere, was dir Angst macht, zu denken. Du bekommst in der Tat beinahe Mitleid mit ihm, weil du so gemein zu ihm bist. Nach allem, was er versucht hat, damit es dir gut geht, schreist du ihn nur an! »Was hat das denn damit zu tun?«, jammerst du. »Es geht hier nicht um Gefühle! Es geht darum, dass ich in aller Ruhe schlafen möchte, und deshalb müssen die Löwen hier weg.« »Hier gibt es keine Löwen«, sagt der Reiseleiter mürrisch. »Auf jeden Fall keine gefährlichen. Und wenn sie doch gefährlich sein sollten, dann kommen sie nicht in unsere Nähe. Und wenn doch, dann nicht so nah, dass man Angst haben müsste. Auf jeden Fall nicht so nah, dass man Angst haben muss, dass man aufgefressen werden könnte. Auf jeden Fall ...«

»Rede nicht so viel«, unterbrichst du. »Überzeuge mich davon!« Du wunderst dich allmählich, ob der Reiseleiter und seine Helfer, die wie eine zuverlässige Wache funktionieren sollten, nicht ernsthafte Probleme mit ihrer Arbeit haben. Zumindest nachts. Haben sie wirklich geglaubt, dass ein bisschen Quatschen, Kuscheln, Streicheln, Trösten, Tanzen, Reden und Reden – und noch ein bisschen Brot und noch eine Tasse Tee – die *Sicherheit* der Safariteilnehmer garantieren könnten?

Der Reiseleiter versteht den Wink mit dem Zaunpfahl. Er nimmt sein Gewehr und geht. Endlich! Die Zelttür klappt lautlos hinter ihm zu, und du spürst einen inneren Frieden.

Die Löwen schweigen. Gott sei Dank, denn du bist jetzt hundemüde. Es sind nicht mehr viele Stunden, bis du aufstehen musst, um auf Vogelschau zu gehen. Und bis dahin gilt es, Kraft zu tanken. Und du willst nicht nur ausreichend Kraft haben, sondern auch die Tour genießen können! Wegen der einzigartigen Naturerlebnisse bist du hierhergekommen, und nicht, um nachts solche Zirkusveranstaltungen wie vorhin zu erleben.

Du legst dich auf dem Feldbett zurecht, wohl wissend, dass jederzeit ein neues, bedrohliches Brüllen aus der dunklen Wildnis ertönen und

Die Safari. Eine Allegorie

dich zu Tode erschrecken kann. Aber du traust dich jetzt, dich darauf zu verlassen, dass der Reiseleiter mit geladenem Gewehr Wache steht.

Nun wirst du in aller Ruhe schlafen! Denn er wird nicht mehr im Zelt herumhängen und über Gefühle reden. Aber was war das? Hat sich ein Schuss gelöst? Oder war es etwas ganz anderes, was du dort aus der Dunkelheit – aus den vielen, noch unbekannten Geräuschen der Nacht – vernahmst? Oder war es nur Einbildung? Das ist dir egal, denn jetzt möchtest du in aller Ruhe schlafen, und das wird einfach wunderbar.

ZWEITER TEIL

Der Weg zum guten Schlaf: die Ruhe, die Sicherheit, der Genuss!

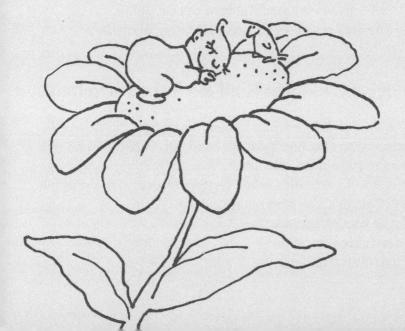

Falls und wenn du dich dazu entscheidest, die DurchschlafKur durchzuführen, gibt es drei Teilziele, auf die du hinarbeiten wirst.

> Das **erste** ist, deinem kleinen Kind **Ruhe** zu vermitteln.
> Das **zweite** ist, deinem kleinen Kind **Sicherheit** zu vermitteln.
> Das **dritte** und letzte ist, deinem kleinen Kind den **Genuss**, den der **gute und gesunde Schlaf** mit sich bringt, zu vermitteln – ein Genuss, der das Kind hoffentlich ein Leben lang begleiten wird.

Das erste Teilziel, die Ruhe, wirst du innerhalb von vier Tagen nach Anfang der Kur erreichen.

Das zweite Teilziel, die Sicherheit, wirst du während der Folgewoche erreichen.

Und wenn es dir gelungen ist, deinem Kind sowohl die Ruhe als auch die Sicherheit zu vermitteln, so dass keiner von euch beiden jemals wieder das eine oder das andere in Frage stellen würde, wird der Genuss in der nächsten oder übernächsten Woche von allein kommen – wie ein Brief mit der Post. Dann hast du die DurchschlafKur durchgeführt. Und damit bekommt die ganze Familie ein ganz neues Leben. Dann, wenn nicht schon eher, wirst du verstehen – und mir von ganzem Herzen zustimmen – wenn ich immer wieder sage:

> Das Leben mit kleinen **Kindern** soll ein **Genuss** sein,
> und sie sollen auch **selbst** das Leben **genießen**!

Wie du deinem kleinen Kind die Ruhe vermittelst

Das kleine Kind soll dort beruhigt werden, wo es liegt. Im dritten Teil dieses Buches, »Der Werkzeugkasten«, wird genau beschrieben, was man machen muss, um ein schreiendes Kind zu beruhigen. Worte genügen nicht, wie du sicherlich schon festgestellt hast. Gewisse Handgriffe sind erforderlich. Die Werkzeuge sind physischer Art. Sie wurden schon kurz erwähnt: das Fahren im Kinderwagen, das Knuffen, der

Wie du deinem kleinen Kind die Ruhe vermittelst

Fächer ... Sie haben alle dasselbe Ziel: a) das Schreien zu beenden, b) eine körperliche Entspannung beim Kind zu erreichen, so dass der kleine Körper ganz weich und schwer wird.

Es ist nicht einfach, einzuschlafen, wenn man schreit oder weint. Es ist fast unmöglich. Es ist auch nicht einfach, einzuschlafen, wenn der ganze Körper gespannt wie eine Feder ist. Die Ruhe, die innere wie auch die körperliche, ist *die Voraussetzung* dafür, dass jeder Mensch, groß wie klein, schön schlafen kann – und auch dafür, dass man wieder einschlafen kann, wenn man mal in der Nacht aufwacht, und das tun wir alle hin und wieder (auch wenn wir uns im Nachhinein nicht immer daran erinnern können).

Der Gegensatz zur Ruhe ist Unruhe. Der Grundzustand des kleinen Kindes ist sozusagen die Angst ums Überleben. Alle kleinen Kinder, die aus der Gebärmutter getrieben werden, weil sowohl die Nahrungs- wie auch die Sauerstoffzufuhr unterbrochen wurden, werden aus den Fängen des Todes geboren und kommen mit der Überlebensangst im Gepäck hier an.

Diese Überlebensangst muss sofort und wiederholt gelindert werden. Instinktiv weiß jeder Mensch, dass ein kleines Kind, das schreit, vor allem Nahrung braucht. Erst mit sattem Bauch wird das übrige Wohlbefinden überhaupt möglich. Was ja meistens auch bei uns Erwachsenen seine Gültigkeit hat.

> Man kann einem **Säugling**
> nie zu viel **Essen geben**.

Ein satter Bauch lindert die Überlebensangst in höchstem Maße, aber er löscht sie nicht aus. Egal wie satt der Bauch ist, bleibt der kleine Säugling hilflos und ungeschützt, außerstande, auf eigene Faust zu überleben. Sollte er zu Boden fallen, könnte er sich nicht einmal von der Stelle rühren. Und wenn man nicht verhungert – dem satten Bauch zum Trotz –, wird man wohl erfrieren, oder man wird von den wilden Tieren geholt.

Dies ist jedem kleinen Kind von allererster Stunde an vollkommen bewusst, und genau deshalb werden sie nervös, wenn man allzu vorsichtig mit ihnen umgeht. Auch wenn sie erwiesenermaßen nie gefallen sind, haben sie Todesangst vor dem Fallen – ganz buchstäblich gesehen vor dem Zu-Boden-Fallen, denn sie »glauben«, dass es ihr Ende wäre.

Die Werkzeuge der DurchschlafKur sind kraftvolle und handfeste Maßnahmen. Wenn du sie anwendest, wirst du das Kind nicht über den Kopf, den Bauch oder den Rücken streicheln, du wirst nicht die kleine Wange tröstend tätscheln, und du wirst das Kind auch nicht vorsichtig aus dem Bett nehmen, um es mehr oder weniger verzweifelt in deinen Armen voller Unruhe umherzutragen. Du wirst dagegen dein kleines Kind mit kraftvollen Griffen anfassen. Und so wirst du das Kind *beruhigen* können, anstatt es noch mehr zu beunruhigen, und du wirst darüber staunen, wie effektiv die Werkzeuge sind.

Jetzt verstehst du, warum.

Diese Ruhe muss aber *sofort* vermittelt werden. Deshalb musst du damit rechnen, dass du in den ersten zwei Nächten der DurchschlafKur selbst keinen Schlaf bekommst. Du musst unentwegt dazu bereit sein, sofort einzugreifen.

In der dritten und vierten Nacht wirst du hin und wieder ein bisschen schlafen können – vielleicht sogar mehrere Stunden am Stück –, du musst aber immer noch bei voller Bereitschaft sein und immer die Ohren offen haben.

Wie du im Kapitel »Der Werkzeugkasten« sehen wirst und wie du schon aus den vorangegangenen Elternberichten erkannt hast, hat die so genannte Leier eine große, fast magische Bedeutung. Sie besteht aus einer rhythmischen Gute-Nacht-Leier, die vier Mal hintereinander aufgesagt wird, fast wie ein (etwas verfeinertes) vierfaltiges »Lebe hoch«. Mit dieser Leier wirst du während der Kur jeden körperlichen Eingriff beenden und damit einen Schlusspunkt setzen.

In der zweiten Nacht wird die Leier mehr und mehr übernehmen, d. h. irgendwann wirst du, wenn das Kind wach wird, erst vier Mal die Leier aufsagen und nicht mehr sofort zum Kind hineinstürzen. Du gibst deinem kleinen Kind – sobald du spürst, dass es dazu in der Lage sein könnte – die Chance, von selbst wieder einzuschlafen, ohne dass du körperlich eingreifen musst.

Wahrscheinlich wirst du schon gegen Ende der zweiten Nacht erleben, wie das Kind auf deine Leier »antwortet« und keine weiteren Maßnahmen erforderlich sind. Dann hast du einen Kontakt zum Kind aufge-

Die eigene Ruhe zählt

baut, den du vorher vielleicht so noch nie erlebt hast. Eine Kommunikation findet statt – ein echter Dialog! Und du wirst von einem wahrhaftig euphorischen Gefühl erfüllt, und es wird deinem zerfledderten Elternherzen guttun.

Den Schnuller, wenn es einen gab, hast du schon vor der ersten Kurnacht weggeschmissen, damit die gegenseitige Kommunikation reibungslos stattfinden kann. Das Kind wird den Schnuller nach der ersten Nacht schon vergessen haben.

Einem Kind Ruhe zu vermitteln ist keine schwierige Sache. Die Werkzeuge der DurchschlafKur sind so effektiv, dass du erstaunt sein wirst, wie einfach es geht (außer beim allerersten Mal, wo das Kind sich natürlich noch wundern wird, was um Himmels willen hier bloß los ist und ob Mama wirklich weiß, was sie da tut?! Es kann zwischen 20 und 45 Minuten dauern, bis es dir gelingt, deine Antwort auf ausreichend Geborgenheit bringende Weise zu geben – aber es wird nur dieses erste Mal so lange dauern).

Die eigene Ruhe zählt

Die Voraussetzung dafür, dass du einem kleinen Kind, das aus dem einen oder anderen Grund voller Unruhe ist, Ruhe vermitteln kannst, ist selbstverständlich, dass deine eigene Ruhe felsenfest ist. Und das war bisher wohl kaum der Fall, denn sonst würdest du jetzt nicht dastehen mit meinem Buch in der Hand.

Der Mensch ist mit einem starken Beschützerinstinkt ausgestattet. Dieser umfasst nicht nur die eigenen Nachkommen. Das Schreien eines Säuglings ist das Geräusch, das jeden Menschen am meisten berührt. Nicht einmal ein kinderloser Karrieremensch, der in seinem Nadelstreifenanzug mit dem Aktenordner unter dem Arm bei höchster Geschwindigkeit auf dem Weg zu einer überaus wichtigen Sitzung ist, wird darum herumkommen, auf das Weinen eines Säuglings zu reagieren. Und er wird in der Tat mit Unruhe reagieren. Er wird vielleicht nicht stehen bleiben, denn dafür hat er keine Zeit, aber er wirft unruhige Blicke um sich. »Wo ist *die Mama? Warum tut denn keiner etwas? Ist das Kind alleingelassen worden?«*

Das Schreien eines Säuglings ruft also unverzüglich unseren Beschützerinstinkt hervor. Wir alle wissen wie das neugeborene Kind, dass kleine Menschenkinder nicht überleben, wenn sie zu Boden fallen – bildlich oder buchstäblich gesehen. Der böse Wolf wird sie holen. Die Neugeborenen schreien aus Überlebensangst, und der Überlebenstrieb ist unser stärkster Trieb. Ohne ihn wäre die Menschheit schon längst ausgestorben. Stattdessen haben wir uns der Erde bemächtigt, und das haben wir nicht geschafft, indem wir uns gegenseitig uns selbst überlassen haben – und schon gar nicht die kleinen Kinder, denn sie sollen doch das Menschengeschlecht weiterführen.

Die Angst ums Überleben tragen wir alle in uns, mehr oder weniger latent. Mit einem kleinen Kind geht die elterliche Verantwortung für das Wohlergehen des Kindes Hand in Hand mit dem Beschützerinstinkt, dessen Kraftstoff – natürlicherweise – die Unruhe ist. Deshalb ist es leichter gesagt als getan, das vorzuleben, was ich vorhin zu dir sagte:

> Die **Voraussetzung** dafür, dass du dein kleines Kind beruhigen kannst, ist, dass deine **eigene Ruhe** felsenfest ist.

Wirst du selbst manchmal von der Angst ergriffen, dass der archaische Wolf dich holen könnte, weißt du auch, was eventuell dagegen hilft: gesunder Verstand, d. h. das Wissen, das du dir in deinem Leben angeeignet hast, deine Selbsterkenntnis, deine Fähigkeiten, deine Erfahrungen und auch die Erfahrungen anderer usw.

Gespräche mit deiner Familie und deinen Freunden werden dir helfen, meinst du – aber nur, wenn sie deine Unruhe nicht noch mehr verstärken. »Nein, das wirst du niemals schaffen!«, ist nicht, was du jetzt hören möchtest. Oder: »Du kannst genauso gut gleich aufgeben, denn du wirst es sowieso nicht hinbekommen!«

Was du möchtest, sind ihre Aufmunterung und mitmenschlicher Respekt, auch wenn sie vielleicht nicht begreifen, was es mit deiner eigenen Überlebensangst auf sich hat. Du möchtest ihren beruhigenden Blick auf dies und jenes erfahren. Einfache Worte, getragen von ihrer

Die eigene Ruhe zählt

Überzeugung: »Das wird schon klappen, du wirst es schaffen, wir stehen hinter dir, alles wird gut werden, du KANNST es!« Das ist, was du hören willst. Solche Worte wirst du auch annehmen können, weil du dich verstanden fühlst; wirklich verstanden, anstatt mit vorschnellen Klischees überfahren oder mit Gleichgültigkeit abgewiesen zu werden.

Vielleicht hast du auch Freunde, an die du dich in deiner scheinbar unüberwindbaren Sorge kaum wenden würdest, weil diese Personen mit ihren eigenen Ängsten schon genug zu tun haben. Ein Blinder kann einen Blinden schlecht führen. Eher wirst du dich an jemanden wenden, dem du vertraust, an jemanden, der dir stark, klug, erfahren und kundig erscheint. Und dies gilt natürlich nicht »nur« für ganz persönliche Probleme. Auch beruflich wirst du genauestens auswählen, wer oder was dir eventuell helfen könnte. Und solltest du am Rande eines Konkurses stehen, wirst du nicht den Rat eines gescheiterten Unternehmers suchen.

Wenn du dieses bedenkst, wirst du verstehen, dass dein kleines Kind, dessen Überlebensangst du bisher nicht hast beseitigen können, deine eigene, felsenfeste Ruhe erfahren muss, um selbst Ruhe empfinden zu können. Und du wirst verstehen, warum kleine Kinder, die hysterisch schreien, sich von manchen Menschen beruhigen lassen, aber von anderen nicht (in der Regel sind es gerade die besorgten Eltern). Du wirst auch verstehen, wie ich persönlich über Jahre hinweg mit meiner Kur Hunderten und nochmals Hunderten von Kindern habe helfen können – ich, eine für sie wildfremde Person in einem wildfremden Haus in einem wildfremden Raum; und nicht selten befanden sich die Kleinen außerdem mitten in der so genannten Fremdelphase. Ich habe ihnen *Ruhe* vermitteln können.

Es war nicht Unruhe, die du brauchtest, als du Hilfe suchtest. Du wolltest nicht sehen, wie deine Freunde selbst in Tränen ausbrachen wegen deiner kläglichen Lage. Du wolltest keinen Trost. Du wolltest zwar ihr Mitgefühl, aber kein jämmerliches Mitleid. Du wolltest Verständnis und ein teilnahmsvolles Ohr, aber keine stumme Verzweiflung der Hoffnungslosigkeit. Du wolltest Hilfe!

Die Überlebensangst ist ein Morast aus der Furcht ums Überleben, der Angst um die Existenz, der Panik vor dem Untergehen – physisch oder auch psychisch oder beides. Soll das Leben gesichert, die Existenz unter Dach und Fach gebracht sein und Körper und Seele in einer einigermaßen effektiven Weise stabilisiert werden, muss man als Allererstes seine *Ruhe* wiedererlangen.

Der Säugling hat aber keine Ruhe, die er zurückgewinnen könnte. Die Überlebensangst hat ihn gepackt, schon bevor er auf die Welt kam. Das Kind musste aus dem wohlbekannten, ruhigen Gebärmutterdasein heraus in dem Wissen: »Dies werde ich niemals allein schaffen.« Mit der Durchtrennung der Nabelschnur wurde die totale Hilflosigkeit zur Tatsache.

In seiner Überlebensangst schreit das Kind. Und schreit. Und schreit. Bei den Eltern erwacht unmittelbar der Beschützerinstinkt. Es ist das Leben selbst, das beschützt werden muss, personifiziert durch dieses kleine Kind. Und nicht nur Unruhe erwacht. »*Warum tut denn keiner etwas?*«, fragte sich der Nadelstreifenanzug im Vorbeihuschen. Der Beschützerinstinkt verlangt nach Handlung. Das Kind muss essen; ohne Nahrung kann der Mensch nicht leben. Aber Nahrung reicht nicht aus. Eine Reihe von weiteren Maßnahmen muss ergriffen werden, damit das Leben des kleinen Kindes gesichert wird. Eine »Maßnahme«, die Gott und die Natur selbst rechtzeitig in Angriff genommen haben, ist die Bereitschaft der Eltern, dieses Kind, das mit einem Zauberstab der Liebe in der Hand geboren wird, zu lieben.

Was auch gesichert werden muss, ist die *Ruhe*; der Säugling kann keine Ruhe wiedererlangen. Sie muss *jetzt* etabliert werden.

Deine eigene Ruhe, die du hoffentlich durch gesunde Vernunft, Wissen und Erfahrung, Freundschaft, Weisheit, Perspektive u. a. zurückgewonnen hast, hat deine Unruhe nicht endgültig abgelöst. Es gibt sie immer noch. Aber du bist jetzt dazu imstande, mit ihr umzugehen. Das warst du vorher nicht.

Solange du mit Unruhe beladen, schlaflos, mit Bauch- und Kopfschmerzen vor Angst herumgelaufen bist, hattest du keine Chance. Du gerietst in einen Teufelskreis. Alles wurde immer schlimmer. Zum Schluss erkanntest du keinen einzigen Lichtpunkt mehr in deinem Leben. Es gab absolut nichts, über das du dich freuen konntest, solange die Unruhe, die Überlebensangst, dich quälte. Dasselbe gilt für dein kleines Kind.

Die eigene Ruhe zählt

Kleine Kinder sind aus genau demselben Stoff wie wir Erwachsene gemacht. **Schlaflose Nächte**, in denen man unruhig schlummert, aber nicht richtig gut und tief schläft, sind für kleine Menschen genauso **unangenehm** wie für große.

Du hast sicherlich einige Gegenargumente zu hören bekommen:

- *Kleine Kinder nehmen sich selbst den Schlaf, den sie brauchen.* Aber das tatest du selbst nicht, als du da lagst und dich im Bett drehtest und wendetest und keine Ruhe fandest, als dich tausend Sorgen plagten! Du konntest dir nicht den Schlaf nehmen, den du brauchtest. Du hättest nichts lieber getan, aber es ging nicht.
- *Kleine Kinder brauchen nicht so viel Schlaf.* Warum denn das nicht? Du brauchst ja auch deinen Schlaf. Du hast selbst das Gefühl, dass du tage- und nächtelang schlafen könntest! Du bist vollkommen fertig. Wie muss sich dein Kind dann erst fühlen? Schau dir die blasse Haut an und die dunklen Schatten unter den Augen, den müden Blick, der nicht klar und strahlend ist.
- *Alle Kinder werden in den ersten Lebensjahren jede Nacht wach.* Es hat diese und jene Gründe, hat man dir erzählt, und es sei vollkommen normal. Um nicht zu sagen unvermeidlich. *Durchschlafen – das kannst du vergessen!* Ständiges Aufwachen ist etwas, mit dem du in den ersten zwei bis drei Lebensjahren rechnen musst und was du aushalten musst. Aber wie kommt es dann, dass die kleinen Kinder – sogar schon im Alter von nur vier Monaten –, die mit der DurchschlafKur auf einfache Weise gelernt haben, nachts zwölf Stunden am Stück gut und zusammenhängend zu schlafen, nach der Kur nicht wieder nachts aufwachen?

Und das Gemeinste bei der Sache ist ja im Grunde genommen, dass du es ganz einfach nicht aushältst. Du willst dich nicht mehr dem Status quo fügen. Du fängst an, die Fakten, die dir von allen Seiten serviert werden, in Frage zu stellen. Wann wurde denn beschlossen, dass kleine Kinder nachts nicht schlafen sollen? Sollen sie das denn wirklich nicht? Hast du als Kind nicht auch nachts geschlafen? Du findest vielleicht, dass die ganzen Erklärungen etwas konstruiert klingen, jetzt, während du dir vor Verzweiflung die Haare raufst und deine Ehe vor sich hinbröckelt.

Jetzt stehst du da mit meinem Buch in deiner Hand und setzt deine letzte Hoffnung da hinein, denn ihr habt doch wirklich schon alles versucht. Und nun leidest du nicht mehr nur unter dem Schlafmangel, der schon alles zu unterminieren droht, deine Ehe, die Arbeit, die Liebe und die Lebensfreude. Du fühlst dich auch als Mutter oder Vater vollkommen unzureichend. Das Schlafproblem ist übermächtig geworden. Es hilft alles nichts, egal wie viele Male man dir erklärt, dass alles doch ganz normal sei: »So ist es eben, wenn man ein Kind bekommt!« Du hältst es nicht aus, auch nicht, wenn andere meinen, dass du es musst.

Dreht sich das Leben mit einem kleinen Kind wirklich nur ums *Aushalten*? Probleme sind da, um gelöst zu werden. Du kommst hier nicht weiter. Aber der Mensch möchte Probleme lösen und nicht ihretwegen untergehen.

Alle wissen – ja, auch du! –, dass kleine Kinder hilflos sind. Sie sind vollkommen abhängig von der Fürsorge der Erwachsenen. Am besten sollen sie nicht nur überleben, sondern auch *leben*, d. h. sie sollen Freude, Zufriedenheit und Vergnügtheit über ihr schönes Leben empfinden – und zeigen. Mit all eurer Liebe werdet ihr als Eltern es schon schaffen, diese Freude und Zufriedenheit zu vermitteln und zu festigen! Das erwarten alle von euch. Nicht zuletzt ihr selbst. Aber jedes anhaltende Schreien, das – so scheint es – nie enden will, wird eine Bestätigung des genauen Gegenteils: eures Misserfolgs als Eltern. »*Es hilft alles nichts, egal was ich tue. Ich fühle mich wie die schlechteste Mama der Welt.*«

Dies ist eine Tortur, die genauso gemein ist wie der Schlafmangel. Sich als Eltern schäbig zu fühlen bedeutet auch, dass man sich als Mensch schäbig fühlt. Schafft man es nicht, sich um sein kleines Kind zu kümmern, so dass es sich wohlfühlen kann, obwohl man die denkbar besten Voraussetzungen dafür hat in sowohl gefühlsmäßiger wie materieller Hinsicht, dann ist man nicht viel wert. Eltern zu sein, Kinder zu haben, ist oder sollte zumindest die natürlichste Sache der Welt sein! Die Menschen haben zu allen Zeiten Kinder gehabt und haben sich anscheinend um sie kümmern können, sonst würden wir heute nicht auf dieser Erde umherlaufen. Ein einziges kleines Baby hat früher nicht

Die eigene Ruhe zählt

die Welt auf den Kopf gestellt für seine Familie, die vielleicht schon elf Kinder und 18 Kühe, die gemolken werden wollten, umfasste. Und wie haben sie es hinbekommen? »*Warum schaffe ich es nicht?*«

Dein Selbstvertrauen bröckelt, und das ist schon schlimm genug. Aber auch dein Selbstwertgefühl zerrinnt. Es verschwindet zusammen mit den gemeinen Tränen in den Abgrund der Machtlosigkeit. Und das ist noch schlimmer. Jeder Mensch mit unterminiertem Selbstwertgefühl steht einem seelischen Zusammenbruch gefährlich nah.

Und da hilft es nichts, wie sehr du dieses kleine Kind auch lieben magst, wie sehr du es auch umherträgst und tröstest, wie viel du auch mit dem Kind zusammen schläfst und den Schnuller immer wieder in den kleinen Mund stopfst oder auch als stillende Mutter jede Nacht hindurch als Dauerschnuller funktionierst. Du bekommst das Gefühl, dass du bald durchdrehst. Du wünschst deinem Kind andere und bessere Eltern, und dass du selbst nie geboren worden wärest.

Es ist, wenn ich mir eine polemische Ausschweifung erlauben darf, nicht verwunderlich, dass die Geburtenrate in den reichen Ländern sinkt, obwohl sie sich eine Steigerung wünschen. Die Freude über die kleinen Kinder ist im Umgang mit ihnen ganz und gar verschwunden. Es ist so mörderisch schwierig geworden, Kinder zu haben. Es wird erwartet, dass man Tag und Nacht den nie endenden Bedarf des Kindes nach Nähe zufriedenstellt – allein das bewirkt, dass kaum Raum für ein weiteres Kind vorhanden ist. Weil man sobald wie nur möglich wieder außerhalb des Zuhauses arbeiten soll, als die unabhängige, sich selbst verwirklichende und selbst versorgende Frau (oder Mann), die man ja ist, muss man ewige Gewissensbisse mit sich umhertragen, da man plötzlich tagein, tagaus den kindlichen Bedarf nach Nähe verleugnen muss, und folglich versucht man, diese wiederholten Versäumnisse mit nächtlichem Zusammensein, später Abendunterhaltung und hysterisch ambitiöser Wochenendstimulation zu kompensieren. (Dazu kommt selbstverständlich noch Spielzeug ohne Ende – im heutigen Schweden besitzt jedes kleine Vorschulkind im Durchschnitt 536 Spielsachen, und hier wird ein Lego-Set mit Tausenden Teilen als *ein* Spielzeug gerechnet.) Dieselbe Gesellschaft, die ständig die Bedeutung der Familie betont und mit Worten die Nähe und die Gemeinschaft zwischen Eltern und Kindern bis in die Wolken erhebt, macht es genau diesen Eltern in der Praxis beinahe unmöglich, mit ihren Kindern in einer Familie, die auch wirklich diesen Namen verdient, zu leben und zu wirken. Dieselben Experten, die den drohenden Zeigefinger erheben und die *Trennungsangst* an die erste Stelle der Schreckensliste stellen, schließen sich den Profitinteressen der Gesellschaft an, indem sie ohne weiteres die Verbannung der Kinder in die Obhut anderer Menschen, weit weg von Mamas und Papas liebevollem Schoß, befürworten.

Solche unlogischen Purzelbäume gibt es en masse. Wir sind fantastische Eltern, alle zusammen, keiner kennt unsere Kinder so gut wie wir, wir sind die vordersten und im Grunde genommen einzigen Experten; und gleichzeitig ist es zu Hause, in der elterlichen Fürsorge, dass die grässlichsten Sachen passieren: Missbrauch, Drogenabhängigkeit und Gewalt der abscheulichsten Art. Geht es den Kindern schlecht, geht es ihnen meistens bei den Menschen, die sie am meisten lieben, schlecht. Die Eltern sind die besten und die schlechtesten, sie sind die Autoritäten und die Prügelnden, weiß wie Schnee und schwarz wie die Sünde, alles auf einmal. Stress und Unruhe sind zur Alltagskost geworden, wo doch selbst hergestellte Gemütlichkeit vorherrschen sollte. Mit Schlafmangel muss man leben *und* zusehen, dass man ausgeruht ist, allem zum Trotz. Als Mutter soll man frei, selbstständig, unabhängig und politisch korrekt sein, *und* man soll gleichzeitig in einer verlängerten Gebärmuttersymbiose mit dem Kind leben. Als Vater soll man die frisch erwachte väterliche Verantwortung tragen und die Verantwortung für den Haushalt, man soll putzen, abwaschen, kochen, Windeln wechseln, spielen, trösten, nachts umhertragen, die Mama entlasten, *und* man soll Vollzeit arbeiten. Scheidungen sind etwas Schreckliches, und die Auflösung des Zuhauses ist ein Trauma für das Kind; gleichzeitig ist es halb so wild, wenn sich die Eltern scheiden lassen (in Schweden trennen sich 40% der heutigen Eltern, bevor das Kind 1 Jahr ist, und 50%, bevor das Kind 2 Jahre alt ist), wenn nur das Kind wochenweise zwischen den Eltern hin- und herspringen darf und immer noch von beiden gleich viel geliebt wird, und darum sollten die Eltern auch darauf achten, dass sie eventuelle neue Kinder mit neuen Partnern nicht *zu* sehr lieben, denn sonst würde Kind Nummer 1, welches das Vorzugsrecht besitzt, sich ausgestoßen fühlen, obwohl es ja in der Tat schon ausgestoßen *ist*. Welch eine Brühe

Die eigene Ruhe zählt

aus Paradoxen! Ich könnte bis in alle Ewigkeit weitermachen, aber das war nicht das Ziel dieses Kapitels über *Ruhe*. (Oder vielleicht doch?)

Lass mich nur abschließend feststellen: Wenn Menschen damit aufhören, Kinder in der Gesellschaft, in der sie leben, in die Welt zu setzen, weil sie der Meinung sind, dass ihre Berufstätigkeit aus praktischen und finanziellen Gründen nicht mit einem Familienleben vereinbar sei, bedeutet dies, dass sie diese Gesellschaftsform verwerfen. Sie glauben nicht, dass sie eine Zukunft hat. Und damit ist die Gesellschaft zum Tode verurteilt, denn die Kinder sind die Zukunft.

Zurück zur Ruhe! Erinnerst du dich noch an die Safari? Wenn du die Allegorie in der Safari durchschaut hast und es dir gelungen ist, dir vorzustellen, dass du selbst diese Reise machst, kannst du dich vielleicht daran erinnern, dass nicht sehr viel erforderlich war, damit du auf deiner großen Abenteuerreise Ruhe erlangen konntest. Deine positiven Erwartungen standen an erster Stelle. Sofort hast du dein Vertrauen in deinen Reiseleiter gesetzt, als er mit seinen Helfern ankam, um die Safari zu leiten. Er war einfach fantastisch, fandest du. Er war in Sachen Safari superbegeistert, und er schien sehr kundig und sicher. Und genau diese Form der einfachen und positiven Ruhe wirst du – nun endlich! – deinem Kind vermitteln können.

Dein spontanes Vertrauen in den Reiseleiter kann mit dem Urvertrauen des Kindes in die Eltern, die da sind, gleichgesetzt werden. Das Urvertrauen ist angeboren und wird von positiven Erwartungen begleitet. Das Kind, das in deine Obhut gekommen ist, »rechnet damit«, dass du und dein(e) Helfer euch in bester Weise darum kümmern werdet, dass es ihm gut geht. Sonst wäre dieses neue Leben ja gar nicht viel wert! In dieser Weise rechneten du und deine Mitreisenden damit, dass der Reiseleiter und seine Helfer sich in bester Weise um euch kümmern würden. Sonst würde es ja gar keine schöne Safari werden.

Was hast du dort erfahren? Du fühltest dich *in Geborgenheit bringender Weise professionell und gut umsorgt*. Und damit hast du dein Gefühl der Ruhe erlangt. Wie sehr musste sich der Reiseleiter dafür anstrengen? Nicht sehr viel. Dein Vertrauen in ihn war schon da, genau wie das Urvertrauen des Kindes. Du warst ihm ausgeliefert und wärest ohne ihn nicht zurechtgekommen, und trotzdem hast du kein Misstrauen ihm gegenüber empfunden. Ganz im Gegenteil warst du dazu bereit, ihn zu bewundern und von ihm zu lernen. Er musste dein Vertrauen nicht erst *aufbauen*. Es hat vollkommen gereicht, dass er dazu ausgewählt worden war, dein Reiseleiter zu sein; du rechnetest damit, dass er alles im Griff hatte und wusste, was er tat.

Damit rechnet auch das Kind.

Dagegen hätte der Reiseleiter das Vertrauen, das du so bereitwillig in ihn gesetzt hattest, ganz leicht verwirken können. Du erinnerst dich, wie er plötzlich damit anfing, im Zelt Schwierigkeiten zu machen? Da saßest du mit klappernden Zähnen auf deiner Pritsche und hättest beinahe einen Herzanfall bekommen, weil ein ganzer Haufen Löwen außerhalb des Zeltes brüllte. Und er stellte sein Gewehr bei der Zeltöffnung ab, erstaunlicherweise, und kam zu dir hin, legte seinen Kopf leicht schräg und war *unruhig und besorgt*. Er hatte Mitleid mit dir, weil du so sehr Angst hattest. Er schlug vor, dass ihr euch umarmen könntet – und noch ein bisschen tanzen, und vielleicht »*ein wenig Happi-Happi?*«. Schließlich wurdest du richtig sauer auf ihn. Du wolltest *Ruhe* empfinden. Das konntest du nicht, wenn er im Zelt war und seine Unruhe dort verbreitete. Er solle draußen vor dem Zelt mit geladenem Gewehr Wache stehen und sich um seinen Job kümmern, warfst du ihm mit großen Buchstaben an den Kopf. Er solle die Löwen fernhalten! Erst dann würdest du ruhig schlafen und für die Vogelschau, die am frühen Morgen stattfinden sollte, Kräfte sammeln können.

Dein Vertrauen in ihn bröckelte, aber ganz verscherzt hat er es nicht. Einmal ist keinmal. Du entschiedest dich dafür, seine plötzliche Unsicherheit und spürbare Unruhe als Auswirkungen einer zufälligen Geistesverwirrung zu betrachten.

Der Beschützerinstinkt, der in uns allen wach wird, wenn kleine Kinder schreien, hat – oder sollte es haben – die vorrangigste Aufgabe, dem Kind *Ruhe* zu geben. Es ist nicht Sinn der Sache, dass wir den Kindern ihre Überlebensangst bestätigen, indem wir selbst unruhig werden und somit ihre Todesangst verstärken. Diese Ruhe sollte ganz oben auf der Liste der Maßnahmen, die bei der lebensnotwendigen Fürsorge für ein kleines Kind ergriffen werden müssen, stehen. Aber wenn du nach Erklärungen gesucht hast, warum dein kleines Kind ständig wach wird

Wie du deinem kleinen Kind Sicherheit gibst

und schreit, während du dich immer verzweifelter wunderst, was du denn tun kannst, wage ich zu behaupten, dass du nie zu hören bekommen hast, weder von jedwedem Experten, den du aufgesucht hast, noch aus deiner Umgebung, dass *das Kind Hilfe braucht, um zur Ruhe zu kommen.*

Stattdessen wurdest du dazu aufgefordert, auf Fehlersuche zu gehen. Irgendwo musste ja etwas nicht in Ordnung sein, da das Kind nicht schläft. Kolik? Blähungen? Bauchschmerzen? Krankheit muss zuallererst ausgeschlossen werden, also ab zum Doktor! Allergie vielleicht? Die Spekulationen sind endlos. Kommt der erste Zahn? Hat es Alpträume? Angst vorm Dunkeln? Etwas Genetisches? Ist das Kind zu warm, zu kalt, liegt es zu weich, ist es nass? Vielleicht leidet das Kind unter einem nicht gestillten Bedarf nach Nähe! Aber wie soll man ein kleines Kind mehr als 24 Stunden am Tag an die eigene Brust gedrückt halten? »*Wir haben doch alles versucht.*«

Es war nicht die Fehlersuche mit ständig neuen, immer ängstlicher tröstenden Maßnahmen, die dem Kind fehlte. Genauso wenig tat es dir gut dort draußen in der Wildnis, als der Reiseleiter oder die Wache Mitleid mit dir hatte und selbst unruhig wurde. Es war *Ruhe*, die das Kind brauchte.

Die **DurchschlafKur** gibt dir die wirksamen, beruhigenden Werkzeuge, die von deiner eigenen, felsenfesten Ruhe getragen werden. *Die Haltung der Selbstverständlichkeit* ist eines davon. Noch einmal: Du wirst erstaunt sein, wie leicht es ist, einem unruhigen Säugling Ruhe zu vermitteln – auch *deinem* kleinen Kind, das noch von der Überlebensangst geplagt wird. Und das liegt in aller Einfachheit daran, dass es Ruhe ist, die das Kind braucht und haben will.

Genau wie wir alle.

Wie du deinem kleinen Kind Sicherheit gibst

Zuerst muss das Kind also beruhigt werden, damit es ihr oder ihm möglich wird, sich zu entspannen, leise zu werden und dann einzuschlafen. Und du wirst erleben, falls und wenn du dich dafür entscheidest, die

DurchschlafKur durchzuführen, dass es nicht sonderlich schwer ist, ein hysterisches Kind zu beruhigen, wenn du nur weißt, wie du es machen musst. Wenn es dir gelingt, wird dein Selbstwertgefühl steigen! Und das könnte dich dazu verleiten, das Buch zuzuschlagen, denn nun hast du ja kapiert, worum es geht. Jetzt weißt du, was du machen musst: *nicht* das Kind hochnehmen, sondern es dort beruhigen, wo es liegt. Und schau! Es funktioniert prima! Du kannst es!

Ja, du kannst es! Aber du darfst hier nicht aufhören, sage ich, die Spaßverderberin. Du musst weitermachen. Du musst – zusätzlich zur Ruhe – noch *die Sicherheit* vermitteln. Das kleine Kind wird sich mit nichts Geringerem begnügen.

Und dies wirst du verstehen, wenn du dich an deinen ersten Abend auf der Safari erinnerst, als du ein wundervolles Abendessen und einen »Sundowner« als Betthupferl bekommen hattest und dich vergnügt und zufrieden im eigenen Zelt zum Schlafen legen wolltest. Du warst satt und ruhig und voller freudiger Erwartungen für den nächsten Tag. Aber dann hörtest du das Gebrüll eines Löwen, unangenehm nahe, und du musstest dich natürlich erkundigen, wie es mit der *Sicherheit* dort draußen in der Wildnis aussah.

Konntest du dich wirklich trauen, ruhig zu schlafen? Konntest du dir deines Lebens sicher sein, wo die Zeltöffnung doch nur von einem weichen und widerstandslosen Etwas verdeckt war, durch welches das erstbeste Raubtier ohne weiteres hätte durchspringen können?

Kommt der böse Wolf jetzt und holt mich?, fragt sich in genau derselben Weise das kleine Kind. Auch wenn der kleine Magen satt ist – und das muss er sein; ja, mehr als satt! –, muss das Kind in einem Gefühl der absoluten Sicherheit für sein Leib und Leben gewiegt werden. Die Ruhe des Augenblickes reicht nicht aus. Deshalb darfst du dich nicht mit dem an und für sich wunderbaren Durchbruch der ersten beiden Nächte begnügen, in denen es dir gelingen wird, deinem kleinen Kind mit Hilfe der Kur-Werkzeuge *Ruhe* zu vermitteln, so dass sie oder er schlafen kann. Hörst du dort auf und glaubst, dass die Sache erledigt ist, weil du ja jetzt das Kind durch Knuffen oder Kinderwagen-Fahren beruhigen kannst, wird schon die dritte oder vierte Nacht dich *unsicher* machen.

Das Kind wird sich sicherlich weiterhin beruhigen lassen, solange du

Wie du deinem kleinen Kind Sicherheit gibst

die Werkzeuge benutzt, aber es wird nicht immer seltener wach werden, wie es gedacht war, sondern immer öfter – wie vor dem Kuranfang. Dann knuffst du und fährst den Kinderwagen, benutzt den Fächer und leierst, was das Zeug hält ... Und ruckzuck stehst du die halbe (oder die ganze) Nacht beim Kind – wie vor dem Kuranfang. Das Kind hat überhaupt nichts gegen diese Behandlung, scheint es, aber es protestiert, sobald du versuchst aufzuhören. Das Kind schläft überhaupt noch nicht die ganze Nacht durch!

Aber warum funktioniert es nicht, fragst du dich, es hat doch so gut angefangen? *»Was mache ich falsch?«* Die Unsicherheit hat dich gepackt – wie vor dem Kuranfang. Deshalb funktioniert es nicht.

> Unsicherheit ist das Gegenteil von Sicherheit.
> Wenn du die fundamentale Bedeutung
> der **Sicherheit** verstanden und gelernt hast,
> diese absolute Sicherheit in einer Weise zu vermitteln,
> die das Kind überzeugt, dann wird dir
> die **DurchschlafKur** gelingen.

»Aber warum sollte mein Kind sich denn nicht *sicher* fühlen?«, rufst du vielleicht zweifelnd aus. Du und dein Partner ergreifen ja fortwährend alle denkbaren Maßnahmen, um dieses kleine Leben zu sichern, welches ihr unter eure Fürsorge und Verantwortung genommen habt! Ihr achtet darauf, dass das Kind keinen Gefahren ausgesetzt wird. Ihr lasst das Kind nie allein. Ihr fahrt mit dem Kind im Kinderwagen nicht über die Straße, bevor ihr euch umgeschaut habt. In materieller Hinsicht habt ihr ein ganzes Vermögen in *die Sicherheit* eures Kindes investiert. Ihr geht kein Risiko ein. Soweit es irgendwie menschlich möglich ist, sichert ihr euch ab – und vor allem euer kleines Kind – gegen den bösen Wolf in all seinen Erscheinungen, tagein, tagaus, zu Hause und überall, drinnen wie draußen.

Und es ist wahr. *Du* weißt, dass dein Kind bei euch sicher ist. Dein Partner weiß es auch.

Aber das Kind weiß es nicht.

Würde dein Kind sich *sicher* fühlen, stündest du jetzt nicht hier mit diesem Buch in deiner Hand. Dann würde das Kind nachts schlafen, denn *von Natur aus schläft der Mensch nachts*; es ist vollkommen natürlich, selbstverständlich und auch notwendig. Gott ließ die Welt nachts dunkel werden, und sowohl die Menschen wie auch die Tiere begaben sich zur Ruhe; so war es gedacht, und so ist die Praxis. Und kleine Kinder sind aus demselben Stoff gemacht wie wir Erwachsene.

Kleine Kinder, die sich in dieser Welt sicher fühlen, vor dem bösen Wolf in all seinen Erscheinungen geschützt, wachen nachts nicht immer wieder auf, egal ob sie auf dem Bauch oder auf dem Rücken schlafen, im eigenen Bett, im eigenen Zimmer oder zwischen den Eltern im Ehebett, auf Mamas Brust liegend oder auf dem Flur auf dem Kopf stehend ... Sie schlafen. Und sie schlafen gut. Und sie schlafen gerne ihre zwölf Stunden jede Nacht schon ab einem Alter von vier Monaten.

Kleine Kinder, die sich dagegen nicht sicher fühlen, die nicht davon überzeugt wurden, dass sie vor dem bösen Wolf in all seinen Facetten geschützt sind, werden immer wieder aufwachen. Wieder und wieder wachen sie auf nach Schlafphasen – sowohl tagsüber wie auch nachts –, die nicht nur viel zu kurz, sondern auch unruhig waren. Wieder und wieder werden sie von der Überlebensangst überwältigt. Wieder und wieder stellen sie dieselbe erschrockene, unruhige Frage: *Kommt der böse Wolf jetzt und holt mich?* Es wird deine Aufgabe sein – falls und wenn du dich dafür entscheidest, die DurchschlafKur durchzuführen – diese Frage *in einer für das Kind befriedigenden Weise* zu beantworten.

Der Mensch ist ein zerbrechliches Wesen. Draußen würden wir nicht eine einzige kalte Nacht überleben. Wir haben keine Klauen, keine Fangzähne, kein Fell am Körper. Wir können nicht besonders weit oder hoch springen, wenn es darum geht, einer Gefahr zu entkommen. Unsere Muskelkraft ist so gering, dass wir zu Waffen greifen müssen, um Feinde zu bekämpfen oder unser Überleben zu verteidigen. Wir sind empfindlich und leicht einnehmbar für alle möglichen »Wölfe«, wir werden leicht krank, vertragen keine sehr großen Belastungen und würden ganz auf uns gestellt nicht überleben. Diese zerbrechliche Komposition, auch Mensch genannt, ist das Wesen, das sich die ganze Welt erobert hat. Kein Wunder also, dass sie vorerst ihre physische und faktische *Sicherheit* geschützt wissen möchte, wenn doch der böse Wolf in all seinen Erscheinungen an jeder Ecke lauert und droht, sie ohne große Mühe zu vernichten!

Wie du deinem kleinen Kind Sicherheit gibst

Und hier hast du nun ein kleines Kind, das mit dem vererbten Wissen von Jahrmillionen in seinem tiefsten Inneren weiß, dass es keine Chance hat, auch nur einen einzigen Tag selbst für seine Nahrungsaufnahme zu sorgen. Der Wolf, der auch Überlebensangst genannt wird, fing schon an, nach dem Kind zu geifern, als dieses noch in der Gebärmutter war und die Nahrungs- und Sauerstoffzufuhr unterbrochen wurde. Er zwang das Kind nach draußen; das Kind musste heraus, um zu überleben – und um dort wieder mit demselben Wolf konfrontiert zu werden.

Du weißt, dass dein Haus sicher wie ein Tresorschrank ist. Du weißt, dass das Leben, das du deinem Kind bieten kannst, in Zeiten des Friedens, in einer Welt von noch fast unbegrenzten Möglichkeiten, ein gutes Leben ist, ein geborgenes und in der Tat sicheres Leben, wo im Grunde genommen kein Mensch vor irgendetwas Angst haben muss. Dennoch ergreifst du täglich und stündlich eine Menge *vorbeugender Maßnahmen*, die den Wolf in Schach halten sollen. Du schaust dich um, bevor du die Straße überquerst. Du behältst deine Rechnungen im Blick, damit dein Haus nicht vom Gerichtsvollzieher gepfändet wird. Du achtest auf gesunde Ernährung und umgehst Ansteckungsgefahren, um nicht krank zu werden oder gar zu sterben. Vor allem nachts, wenn du deine Aufmerksamkeit loslassen musst, um dich in den Schlaf zu verlieren, bist du wachsam. Du überprüfst, dass die Außentür abgeschlossen ist. Du kontrollierst die Fenster, damit keine Mörder oder Räuber hereinkommen können. Du aktivierst vielleicht ein Alarmgerät, das du installiert hast. Oder du hast sogar einen Hund, der dich vor unerwartetem Besuch warnen kann. Du machst alle Kerzen aus, überprüfst, dass der Herd und das Bügeleisen ausgeschaltet sind und schaust einmal zum Feuermelder, der ja beruhigend blinkt, wenn er funktioniert. Vermutlich machst du eine Runde durchs ganze Haus oder durch deine Wohnung, bevor du ins Bett gehst, um dich zu versichern, dass alles in bester Ordnung ist. Und zuallerletzt schaust du wahrscheinlich noch mal zum Kind hinein – wieder einmal.

Der Mensch hat sich Wohnhäuser gebaut, um sich vor wilden Tieren zu schützen. Je sicherer diese Häuser waren und sind, umso geborgener können sie oder er sich dem lebensnotwendigen Schlaf überlassen.

Fühlt der Mensch sich nicht sicher, dass er vor dem »Wolf« geschützt ist – in Kriegszeiten, auf hoher See, auf Safari in der Wildnis – muss er entweder selbst Wache halten oder sich darauf verlassen, dass andere es für ihn tun.

Heutzutage gibt es zwar überaus hoch entwickelte Überwachungsmethoden, die nicht mehr von der individuellen und persönlichen Verantwortung getragen werden, aber wir müssen nicht weit in der Zeit zurückgehen, um uns an den Soldaten im Felde, den Seemann hoch oben im Mast oder auch den Wachposten auf der Safari in der Wildnis, in der du in unserer Vorstellung übernachtetest, zu erinnern.

Der Soldat im Felde wurde abgestellt, um Wache zu halten, während die Kameraden schliefen. Hellwach und aufmerksam sollte er Richtung Feindesland spähen, in die Ferne, hinaus in die Nacht, bis er abgelöst wurde und sich selbst hinlegen konnte. Beim geringsten Verdacht, dass der Feind sich nähere, sollte er seinen Befehlshaber und die Kompanie davon unterrichten, so dass alle sich sofort kampfbereit machen konnten.

Es war nicht seine Aufgabe, zwischen den Kameraden umherzutapsen und nachzuschauen, ob sie auch gut schliefen, bequem lagen und trotz der Läuse ihre Ruhe finden konnten. Hätte er das getan, wären sie wahrscheinlich erschrocken aufgesprungen. Droht Gefahr? Kommt jetzt der böse Feind?

Der Seemann im Mast musste dort oben, hoch über der übrigen schlafenden Besatzung, sitzen und nach Eisbergen, feindlichen Schiffen und verirrten Schiffen, die sich auf gefährlich falschem Kurs befanden, Ausschau halten, eben nach allem, was eine Gefahr bedeuten könnte. Auch seine Aufgabe war es, den Kapitän und die Besatzung sofort zu unterrichten, wenn ihm etwas verdächtig erschien. Es war nicht seine Aufgabe, in der Kajüte des Kapitäns zu sitzen und ihn an der Hand zu halten, und hätte er seine Kameraden beim Schlafen gestört, wäre er Gefahr gelaufen, gelyncht zu werden.

Dein Reiseleiter bzw. Wachposten auf der Safari sicherte deinen Nachtschlaf, den du so dringend brauchtest, da du am nächsten Morgen früh rauswolltest, um Vögel zu beobachten. Er hielt Wache vor deinem Zelt. Er lief nicht drinnen bei dir herum mit einer eigenen, ängstlichen Unruhe oder Unsicherheit im Schlepptau. Er hat sich dir nicht aufgedrängt mit irgendeinem persönlichen Bedarf nach kuscheliger Nähe in der Nacht. (Außer natürlich, als er von momentaner Sinnesverwirrung ergriffen wurde – was du ihm nobel verziehen hattest, wenn er es nur nicht noch mal machte!) Er und seine Helfer wachten über euch alle, so dass ihr in euren Zelten in aller Ruhe schlafen konntet. Und auch wieder einschlafen konntet, obwohl ein Löwe draußen in der Nacht hin und wieder brüllte.

Die Wache respektierte deinen Bedarf nach Schlaf. *Sicherem* Schlaf. »Es gibt keine Löwen, die sich bis hierher wagen«, versicherte er, als du mit klopfendem Herzen ganz diskret nach ihm gerufen hattest, um zu erfahren, ob jemand da ist. »Und sollten sie doch auf die Idee kommen, werde ich mich schon darum kümmern. Darauf können Sie sich verlassen!« Genau diese Botschaft ist es, die du deinem kleinen Kind vermitteln musst. »Du kannst ruhig schlafen. Wir wachen über dich. Wir kennen die Gefahren und halten sie von dir fern. Dein Überleben ist gesichert.«

Ich wiederhole: Wenn du die fundamentale Bedeutung der Sicherheit verstanden hast und wenn du gelernt hast, diese absolute Sicherheit in einer *für das Kind* überzeugenden Weise zu vermitteln, dann wirst du ohne Zweifel mit der Schlafkur Erfolg haben!

Fehlersuche – was alles falsch laufen kann

Ganz brutal wollen wir hier erst einmal schauen, was man falsch gemacht hat, wenn die Kur misslingt. Ich möchte dich vor den Wölfen warnen, die im dichten Gestrüpp lauern, damit du sie meiden kannst.
- Du enthüllst deine eigene Unsicherheit dem Kind gegenüber.
- Du überlässt dem Kind die Führung, anstatt sie selber zu übernehmen.
- Du hältst eine konstante Krisenstimmung aufrecht.

1. *Du enthüllst deine eigene Unsicherheit dem Kind gegenüber.*
Das ist nicht schwer. Du *bist* ja unsicher. Es liegt in der Natur der ganzen Sache. Wärest du eine routinierte Kinderpflegerin alter Schule oder hättest du schon acht Kinder auf die Welt gebracht, würdest du nicht hier

stehen und dir vor Verzweiflung die Haare vom Kopf reißen. Und du würdest auch nicht haareraufend im Kinderzimmer herumlungern. Du würdest in deinem Innersten genau wissen, wie man mit diesem oder jenem, das sich verändert, umgeht. Denn es werden Veränderungen auf dich zukommen. Und du bist keine alte und routinierte Kinderpflegerin. Alles, was passiert – falls und wenn du dich jetzt dazu entscheidest, die DurchschlafKur durchzuführen –, ist neu, es ist das erste Mal, nicht nur für dich, sondern auch für das Kind.

Die DurchschlafKur ist ein Prozess. Er entwickelt sich immer weiter. Er fährt nicht in der schon angelegten Fahrspur weiter. Er ist keine statische Methode, bei der das schlichte Beruhigen, mit dem du anfängst, ausreichend sein wird für den Erfolg, den du letztendlich erreichen möchtest: *das Genießen.*

Die ersten zwei, drei Nächte der DurchschlafKur verlaufen in der Regel ganz ausgezeichnet, obwohl besonders die erste, in der das alte Muster gebrochen werden muss und das vollkommen verwirrte Kind deshalb mehr oder weniger heftig protestiert, seinen Tribut an intensiver und zielgerichteter Arbeit fordert.

Wenn die Ruhe auf der Bildfläche erscheint, und das tut sie während der zweiten Kurnacht, in der die so genannte Leier immer mehr übernimmt (um bald alles zu übernehmen), wird das Kind anfangen, neue und andere Fragen zu stellen. Und es fängt an, neue Reaktionen auf deine Maßnahmen zu zeigen. Zu diesem Zeitpunkt wirst du zu deiner Bestürzung etwas zu hören bekommen, das man nur als überaus wütendes Fluchen bezeichnen kann.

Du kannst auch eine Form des Weinens zu hören bekommen, die du noch nicht kennst. Was bedeutet das? Wie sollst du darauf reagieren? Deine Kleine ist ganz traurig! Dein Kleiner ist vollkommen unglücklich! *»Ich muss doch hineingehen und trösten!«* Und dann gehst du vielleicht hinein und beruhigst dein Kind, so wie du es ja nun gelernt hast und wie es ja auch schon so super funktioniert hat, obwohl eigentlich vorgesehen war, dass du ab jetzt mit deiner Gute-Nacht-Leier auskommen müsstest.

In dem Fall beruhigst du nicht, um das Kind mit deiner *Beruhigung* davon zu überzeugen, dass alles so ist, wie es sein soll. Du beruhigst es dagegen, *um es zu trösten.*

Fehlersuche – was alles falsch laufen kann

Man kann das tun; aber du wirst eine weitere Erfahrung machen, nämlich die, *dass das Trösten deinem Kind nicht helfen wird, wenn es nach Sicherheit fragt.*

Genauso wenig half dir dort draußen im Zelt das Trösten deines vorübergehend geistesgestörten Reiseleiters, als er sein Gewehr abstellte und sich voller Mitleid deiner Pritsche näherte: »Aber meine Liebe! Hast du so sehr Angst? Du tust mir ja so leid! Ich kann ja eine Weile neben dir liegen, wenn du möchtest. Ich kann daliegen und dich ein wenig streicheln!« *Dich streicheln? Vor Angst und Schrecken wusstest du weder ein noch aus. Das war ja lieb von ihm, aber ... die Löwen brüllten dort draußen! Drei an der Zahl! Du hörtest sie fast so ohrenbetäubend laut, als wären sie im Zelt. Wie konnte er denn glauben, dass sie verschwinden würden, wenn er sich zu dir legte und dich streichelte?* Du hattest Angst, als du dalagst und horchtest, wie die (wirklichen oder eingebildeten) Löwen brüllten. Was du brauchtest, war aber kein Trost. Du warst nicht traurig oder unglücklich. Es war vielleicht Mitleid erweckend, dass du so sehr Angst hattest, dass deine Zähne klapperten. Mitleid konnte hier aber keine Abhilfe schaffen. Das konnte nur das Gefühl der *Sicherheit.*

> Es ist die Haltung der **Selbstverständlichkeit** – eines der allerwichtigsten Werkzeuge der DurchschlafKur –, mit der du **besser** als mit jeglichen anderen Maßnahmen deinem kleinen Kind das Gefühl der **absoluten Sicherheit** vermitteln kannst.

2. *Du überlässt dem Kind die Führung, anstatt sie selber zu übernehmen.*
Auch dies passiert ganz leicht in der heutigen Zeit, in der Säuglingseltern von allen Seiten zu hören bekommen, dass man das Kind entscheiden lassen sollte. Kleine Kinder können aber keine Entscheidungen treffen. Sie haben keine Ahnung, welche Routinen in dieser Welt, in der sie vorher noch nie waren, Gültigkeit haben.

Auf deiner Safari erging es dir genauso. Wie funktionierte zum Beispiel die Essensversorgung? Es würde wohl kaum reihenweise Restaurants geben dort draußen in der Wildnis. Kochte man über offenem Feuer mitten im Busch oder was? Wann würde es warmes Essen geben? Und Frühstück und Abendbrot, wie würde es damit aussehen? Nicht dass du dir Sorgen machtest, aber du würdest gerne Bescheid wissen. Du und deine Mitreisenden fragtet euch, wie diese Safari wohl *organisiert* sei.

Und dann erschien der Reiseleiter mit seinen Helfern am Flughafen. Er informierte euch genauestens darüber, wie alles ablaufen würde. Vor allem beschrieb er, wie die Verpflegung aussehen würde. »Wir werden eine ganze Kochausrüstung mitnehmen, und hier ist unser Koch!« (Freudiger Applaus.) »Jeden Tag werden wir haltmachen, um uns mit Vorräten einzudecken, und da wird es auch Gelegenheit geben, persönliche Vorräte aufzustocken. Alle können ganz beruhigt sein!« (Fröhliches Lachen.)

Du hast sofort Vertrauen zum Reiseleiter gefasst. Es war deutlich, dass er dies schon mal gemacht hatte. Vom ersten Moment an fühltest du dich *geborgen und professionell umsorgt*.

Du hattest ja auch nicht gerade vorgehabt, auf dieser Safari selbst auf die Jagd zu gehen, um etwas zu essen zu bekommen! Und du wolltest auch nicht mit hämmerndem Herzen schlaflos in deinem Zelt liegen. Du wolltest dich mit hundertprozentigem Genuss in dieses fantastische Abenteuer, das nun auf dich wartete, hinausbegeben können.

Dasselbe gilt für kleine Kinder.

Stellen wir uns vor, der Reiseleiter tauchte mit seinen Helfern am Flughafen auf und hätte überhaupt nichts weiter organisiert. Weder auf eure Fragen nach der Verpflegung noch auf jede andere Frage hätte er eine Antwort. Er würde nur sagen: »Es tut mir leid, Freunde, aber ich habe von alldem in der Tat gar keine Ahnung! Wir werden schon sehen, wie es klappt. Ihr seid ja hierher gereist, und dann dürft ihr auch entscheiden, wie alles so sein soll. *Ich* weiß es nicht. Ich habe noch nie eine Safari geleitet.«

Wie hättest du reagiert? Du und deine Mitreisenden hättet euch wahrscheinlich verwirrt angeschaut und euch gewundert, was hier denn los wäre. Wusste der Reiseleiter denn gar nicht Bescheid? War er gar kein Leiter? Solltet *ihr* euch selbst um die Safari kümmern? Eure spontane Reaktion wäre Unsicherheit gewesen.

Unsicherheit ist das Gegenteil von Sicherheit.

Fehlersuche – was alles falsch laufen kann

Kleine Kinder sind Gewohnheitstiere. Es ist sehr einfach, bei kleinen Kindern eine feste Routine einzuführen. Und es kommt bei ihnen sehr gut an. Schon im Alter von zwei Monaten nehmen kleine Kinder sie dankbar an – und erwarten sie sogar, würde ich behaupten: *die sichere Leitung*, die sich hinter den festen Zeiten und der festen Routine verbirgt.

Vielleicht bist auch du ein Gewohnheitstier. Es würde mich nicht überraschen, denn die meisten Menschen sind es. Ich habe so eine Ahnung, dass du morgens nicht ohne deine zwei Tassen Kaffee auskommst, dass du spätestens um neun Uhr dein Frühstück brauchst und dein Mittagessen so etwa um 13 Uhr, vielleicht noch eine kleine Zwischenmahlzeit am Nachmittag und ein schönes Abendbrot zwischen 18 und 19 Uhr. Aber was kochst du dir zu Mittag, wenn ich mal fragen darf? Isst du wirklich nur das, was du zum Überleben brauchst? Oder gönnst du dir sowohl Vorspeise als auch Nachtisch zusätzlich zum Hauptgericht? Und der schöne Wein zum Essen, ist der notwendig? Aber nein, den brauchst du überhaupt nicht, verteidigst du dich. Du könntest sogar von nur 800 Kalorien am Tag überleben! Das könntest du ganz bestimmt. All diese schönen, kleinen Extras, die du zu dir nimmst und die für dein Überleben überhaupt nicht wichtig sind, gönnst du dir ganz allein im Namen deines *Wohlbefindens*. Du *genießt* das Essen und das Trinken. Du empfindest das Essen nicht als eine Belastung. Du wirst niemandem leidtun, nur weil du essen musst. In derselben Weise genießt du deinen guten Schlaf, den du hoffentlich bald wieder bekommen wirst. Du empfindest auch das Schlafen nicht als eine Belastung – und keiner wird sich um dich Sorgen machen, nur weil du schlafen musst. Dasselbe gilt für kleine Kinder. Die feste Routine bringt nicht nur Energie, sondern auch *Genuss*. Du bist nicht auf Safari gegangen, um selbst deinem Essen hinterherzujagen oder um zu versuchen, die fehlende Organisation selbst in die Hand zu nehmen. Auf deiner Safari wolltest du das auf dich wartende Abenteuer einfach nur genießen können. Das will das kleine Kind auch.

> **Das Leben mit kleinen Kindern soll ein Genuss sein, und sie sollen auch selbst das Leben genießen!**

Wenn du die Leitung übernimmst, anstatt sie dem Kind zu überlassen, vermittelst du deinem Kind dasselbe Gefühl der Sicherheit, das du selbst erfuhrst, als du am Flughafen standest und der Reiseleiter euch erzählte, wie alles funktionieren würde. Du begriffst sofort, dass er und seine Helfer die ganze Sache im Griff hatten. Auch wenn du nicht direkt Unruhe verspürt hattest, fühltest du dich danach erleichtert. Deine Interessen würden gewahrt werden, sogar wenn es um den morgendlichen Kaffee ging!

Du hast dich auf deiner Safari auf »unbekanntes Terrain« gewagt. Auch wenn du nur fotografieren wolltest (nehmen wir mal an) und nicht jagen, würdest du in der Wildnis auf wilde Tiere treffen. Du musstest in einem Zelt im Freien übernachten, einsam und unbewaffnet. Es bestand keine Chance, dass du auf eigene Faust deine Interessen wahren könntest, egal ob es um Frühstückskaffee oder um den Schutz vor blutdürstigen Löwen ging. Du und auch deine Mitreisenden musstet die Verantwortung für euer Wohlbefinden und eure Sicherheit in die Hände des Reiseleiters legen. Das müssen auch die kleinen Kinder.

Genauso wenig wie du und deine Mitreisenden können auch kleine Kinder nicht selbst ihre Interessen wahren auf *ihrer* ganz eigenen Safari, auf der ersten Reise ins Leben. Wenn es um das Wohlbefinden wie auch um die Sicherheit geht, erwarten sie, dass der Leiter – der Reiseleiter – zusammen mit seinen Helfern die Verantwortung trägt. Und das hat auch seine Berechtigung. Denn welche Wahl hätten sie sonst noch? Genau wie bei dir auf deiner Safari geht es ums Überleben und darum, die Überlebensangst zu überwinden – *und* ums Genießen. Das Letztere ist nicht möglich, bevor das Vorangegangene *gesichert* ist.

Falls und wenn du dich dafür entscheidest,
die **DurchschlafKur** durchzuführen,
sind die **festen Zeiten** und die **Routine**
das Allererste, was du planst.
Du stellst ein Schema auf, ausgehend von
den **Bedürfnissen** deines Kindes. Dieses Schema,
dem du gnadenlos genau folgst (mit einem Spielraum von
höchstens 15 Minuten), beinhaltet, dass du
kontinuierlich vorbeugende Maßnahmen ergreifst, um
den bösen Wolf in Schach zu halten, genauso wie du es
in deinem eigenen **geborgenen Dasein** tust.

Fehlersuche – was alles falsch laufen kann

Die ganze Zeit bist du einen Schritt voraus. Du hast die Bedürfnisse deines kleinen Kindes – ausgehend von deinen eigenen – verstanden, und nun kannst du sie vorbeugend befriedigen. Du hängst nicht hintendran am Schwanz des Wolfes, um zu versuchen, im Nachhinein alles hinzubekommen und das Kind zufriedenzustellen. Mit dem Schema übernimmst du die Führung. Du wirst die Leiterin/der Leiter des Kindes, wie das Kind es von dir erwartet.

Dass das Kind selbst darüber bestimmen sollte, könnte oder wollte, wie die Tage und Nächte auf dieser Safari – dieser ersten Reise ins Leben – aussehen sollen, wäre vollkommen unfair, wie du jetzt sicherlich verstehen wirst. Du hättest es auf deiner Safari auch als unfair empfunden. Die Aussicht, dass du und deine Mitreisenden selbst die Safari leiten solltet, weil der Reiseleiter und seine Helfer keine Ahnung von irgendetwas haben, würde euch einer totalen *Unsicherheit* ausliefern.

Mit den festen Zeiten und der festen Routine, bei denen du fortlaufend auf die Bedürfnisse deines Kindes eingehst und es vorbeugend tust, übernimmst du die Führung in einer Weise, die dem Kind die erhoffte *Sicherheit* bietet. Das Kind erfährt, was Gültigkeit hat, und kann darin ruhen, sein Leben genießen und muss sich nicht darum kümmern, wie es auf eigene Faust seine Interessen in dieser Welt wahren könnte. Welches ja per Definition unmöglich ist.

Nun seufzt du vielleicht. Das Schema hört sich so anstrengend an. Ist das wirklich notwendig? Ist man im Alltag nicht unheimlich gebunden? Kann man überhaupt noch rausgehen, wenn man sich viertelstündlich genau anpassen muss (ganz buchstäblich genommen)?

Es ist richtig: Während der Kur wird man nicht besonders weit kommen, da es in dieser Zeit gilt, die grundlegende *Ruhe* zu vermitteln, und auch während der Folgewoche wird man nicht sehr weit weg kommen, denn hier wird das Gefühl der *Sicherheit* etabliert. Ruhe und Sicherheit erfordern eben Ruhe und Sicherheit, und von diesen neuen Größen, die jetzt eingeführt werden, kannst du dein Kind am besten bei euch *zu Hause* überzeugen. Bedenke dabei, welche starken Größen du selbst mit deinem Zuhause verbindest, mit deinem festen Punkt im Leben!

Aber später? Nach einer sorgfältig durchgeführten **Durchschlafkur**, die sich während einer oder auch zwei Folgewochen festigen muss, hast du ein kleines Kind, das überall und von jedermann gefüttert werden kann, und das überall und von jedem schlafen gelegt werden kann. Und es wird dabei vergnügt und zufrieden sein.

Allerdings nur, wenn du die Zeiten einhältst.

Wie du erleben wirst, ist die Routine, die du eingeführt hast, weder an einen Ort noch an eine Person gebunden. Sie ist ausschließlich zeitgebunden. Dies bedeutet, dass du einige vorbeugende Maßnahmen ergreifen musst, wenn du auf die andere Seite der Welt reisen solltest ... dafür wirst du auf deiner Safari einen vergnügten kleinen Mitreisenden bei dir haben, das verspreche ich dir!

Wenn dein Kind sich sicher fühlt, ist es auch zum Genießen bereit. Dann hast du den gemütlichsten, fröhlichsten und zufriedensten kleinen Gesellschafter, den du dir auf deiner Reise wünschen kannst, wohin deine Schritte dich auch führen mögen!

3. Du hältst eine konstante Krisenstimmung aufrecht.

In einem Sommer, als ich acht Jahre alt war, lernte ich meine Tante Elinda kennen. Sie wohnte draußen auf dem Lande in einem einsamen, alten Holzhaus. Eines Nachmittags zog sich ein fürchterliches Unwetter zusammen. Der Donner grollte. Gegen Abend fingen die Blitze an, sich über dem Himmel zu kreuzen. Das Haus hatte keinen Blitzableiter, und Tante Elinda war wachsam.

»Bevor du zu Bett gehst, musst du deine Tasche packen«, sagte sie zu mir. »Und du musst deine Reisekleidung bereitlegen. Vergiss deine Jacke nicht! Und zieh keinen Schlafanzug an, schlaf lieber in deiner Unterwäsche!« Wir wären gezwungen, das Haus schnell zu verlassen, wenn der Blitz einschlagen sollte, erklärte sie. Ich ging mit einem sehr mulmigen Gefühl ins Bett.

Und ganz richtig: Mitten in der Nacht weckte mich Tante Elinda. »Mach dich bereit! Ich warte in der großen Stube auf dich. Beeil dich!« Ich stürzte aus dem Bett, sprang in meine Kleider, nahm meine Tasche und die Jacke und rannte schnell in die große Stube hinunter. Und dort saß Tante Elinda auf dem Fußboden, mit Hut und Umhang und starrte grimmig zu den hohen Fenstern. Sie horchte und rechnete: »Eins, zwei, drei, vier ... Nun ist es sehr nah! Jetzt kann der Blitz jeden Augenblick einschlagen!«

Fehlersuche – was alles falsch laufen kann

Da saßen wir mit unseren Taschen, bereit zur Flucht, und zählten die Sekunden zwischen Donner und Blitz. Je weniger Sekunden, umso näher war das Unwetter und umso größer die Gefahr.

Es herrschte *Krisenstimmung*!

Sollte der Blitz einschlagen und das alte Haus in Brand setzen, galt es, schnellstens hinauszurennen und unser Leben zu retten. Deshalb war auch die Außentür nicht abgeschlossen, der Picknickkorb war vollgepackt, um das unmittelbare Überleben zu sichern, und warme Schals und Strümpfe zum Wechseln lagen in einem Beutel bereit, zusammen mit unseren Regensachen. Nach allen Regeln der Kunst hatte Tante Elinda eine *Alarmbereitschaft* geschaffen.

Als sie nach langer Zeit endlich glaubte, dass die Gefahr vorübergezogen sei, durfte ich wieder in mein Bett zurück. »Aber packe noch nicht deine Sachen aus!«, fügte sie hinzu. »Man weiß ja nie, wann das Unwetter wieder über uns ist.«

Ganz durcheinander kroch ich wieder ins Bett. Ich war noch nie zuvor in dieser Weise mit den Mächten unseres Wetters konfrontiert worden. Hier gab es wirklich Grund, Angst zu haben! Das Haus konnte jederzeit abbrennen, das stand fest! Läge man dann im Bett und schliefe, würde man verbrennen. Man könnte es niemals schaffen, hinauszukommen. Man würde vielleicht aufwachen, weil man Feuer gefangen hatte, aber dann wäre es ja schon zu spät … Es war ein schrecklicher Gedanke, der mich kleines Mädchen vor Sorge meinen Verstand verlieren ließ. Alle Achtjährigen haben eine endlos große Fantasie. Ich sah vor mir, wie die Flammen nach meinen Händen und Füßen leckten und schnell an Armen und Beinen hochkletterten, um in meinen Haaren mit einem knisternden Geräusch regelrecht zu explodieren, während das ganze Bett, das ganze kleine Zimmer, ja, das ganze Haus in Flammen hochging … Und dann starb ich!

Aber so weit ist es nicht gekommen. Ich sollte nicht verbrennen. Tante Elinda wusste, wie man mit einer solchen *Krisenlage* umgeht. Wenn der böse Wolf mit Donner und Blitz einen Angriff startete und damit drohte, das Haus abzubrennen, sorgte Tante Elinda für die *Alarmbereitschaft* bei uns beiden. Sie leugnete die Gefahr nicht. Sie sagte nicht: »Vor Gewitter braucht man keine Angst zu haben!« Sie erkannte die Gefahr. Die war ganz offensichtlich. Der böse Wolf war da.

Und sie tröstete mich nicht, als ich Angst bekam. Sie sagte nicht: »Arme Kleine, so eine Angst hast du vor dem Gewitter, du tust mir ja so leid!«

Trost hilft nicht demjenigen,
der nach **Sicherheit** fragt.

Stattdessen traf sie, sachlich und vorbeugend, die Vorkehrungen, die sie als notwendig betrachtete, damit wir uns schnell in *Sicherheit* retten konnten. Als das Unwetter vorübergezogen war, schickte sie mich nach oben, wo ich wieder ins Bett ging. Sie kam nicht hinterher. Sie hielt mich nicht wach. Sie störte mich nicht. Sie beunruhigte mich nicht, solange keine *Krisenlage* vorherrschte.

Erinnerst du dich an die alte Geschichte mit dem Jungen, der die Dorfbewohner vor dem Wolf warnte? Er rief: »Der böse Wolf kommt! Der böse Wolf kommt!« Alle bereiteten sich sofort auf eine Krisensituation vor. Das ganze Dorf wurde in *Alarmbereitschaft* versetzt. Aber es kam kein Wolf. Der Junge rief wieder: »Der böse Wolf kommt! Der böse Wolf kommt!« Wieder bereiteten sich alle Dorfbewohner auf die sich nahende Krise vor. Mit geschärften Sinnen stellten sie sich vor ihre Häuser, um das Ungeheuer abzuwehren. Aber auch dieses Mal kam kein Wolf. Der Junge rief wiederholt: »Der böse Wolf kommt! Der böse Wolf kommt!« Nun fingen die Menschen an, seinen Warnungen zu misstrauen. Der Wolf kam ja doch nie. Er hat ihn sicherlich nur erfunden, meinten sie alle. Er fand es wohl lustig, das ganze Dorf auf die Beine zu rufen und sie alle in Alarmbereitschaft zu versetzen. Endlich geschah mal etwas, und der Junge konnte sich wichtig fühlen! Aber nein, jetzt wollten die Dorfbewohner sich nicht mehr veräppeln lassen. Sie wollten ihre gewohnten Alltagsbeschäftigungen gemütlich fortsetzen, und sie wollten weiterhin nachts ruhig schlafen können. Und da kam der böse Wolf letztendlich doch, ganz echt und lebendig, und er verursachte eine unheimliche Verwüstung, da die Warnrufe des Jungen, die die Menschen in eine permanente Alarmbereitschaft versetzt hatten, nicht mehr beachtet worden waren ... Aber das ist eine ganz andere Geschichte!

Fehlersuche – was alles falsch laufen kann

In den Städten zu Gullivers Zeiten, um nun an die Märchen zu erinnern, ging ein Mann mit einer Laterne nachts durch die kopfsteingepflasterten Straßen auf und ab und sang in regelmäßigen Abständen: »*All is well! All is well!*« Alles war o.k. in seiner Stadt. Die Einwohner konnten in aller Ruhe schlafen, lautete seine Botschaft. Und die Einwohner der Stadt wollten nichts lieber, die Dorfbewohner wollten nichts lieber, und du dort draußen in der Wildnis wolltest nichts lieber – so wie auch die kleinen Kinder nichts lieber wollen.

Gott ließ nachts die Dunkelheit über unsere Erde hereinbrechen, und Menschen wie auch Tiere begaben sich zur Ruhe; so war es gedacht, und so funktioniert es. *Nachts zu schlafen ist für den Menschen die natürlichste Sache der Welt.* Und Kinder sind aus demselben Stoff wie wir Erwachsene gemacht.

Aber warum schläft dein kleines Kind dann nicht? Warum stehst du jetzt da mit meinem Buch in der Hand und suchst verzweifelt nach der Hilfe, die du bisher nirgends bekommen hast? Oder die du vielleicht nicht annehmen wolltest?

Die 5-Minuten-Schrei-Methode spricht dich nicht an, nehmen wir mal an, und das hoffe ich sehr – dein kleines Kind soll sich nicht in einen erschöpften und hoffnungslosen Schlaf hineinschreien müssen, in einen Schlaf, der genauso unsicher ist wie das Kind selbst und der bei der ersten Belastung wieder zerfällt. Und du möchtest auch nicht, dass dein Kind dem gewaltsamen Übergriff einer Ruhigstellung durch Nervenmedizin ausgesetzt wird.

Wieder und wieder wacht dein Kind sowohl tagsüber wie auch nachts nach Schlafphasen auf, die viel zu kurz und auch viel zu unruhig waren. »*Wir haben alles versucht.*« Jetzt ist die Situation unhaltbar geworden. Sie wird bald untergehen, die ganze Familie.

Und du fragst dich misstrauisch: Ist es denn wirklich so natürlich für den Menschen – und selbst für sehr kleine Menschen – nachts zu schlafen, und wenn, warum schläft denn gerade dein Kind nicht? Die Antwort lautet: Weil du und dein Partner in fehlgerichtetem Wohlwollen das kleine Kind in eine dauerhafte *Alarmbereitschaft* versetzt habt. Ihr habt *eine permanente Krisenlage* aufrechterhalten.

Wie ist das passiert?

Das Kind hat signalisiert, dass es Hilfe braucht, wie es alle Säuglinge mit ihrem Schreien tun: *Hilfe! Gefahr droht!* Und ihr seid ihm sofort zu Hilfe geeilt. (Wie wir festgestellt haben, kann nicht einmal der gestressteste Nadelstreifenanzug seine Ohren vor dem Schreien eines Säuglings verschließen. *»Wo ist die Mama? Warum tut denn keiner was?«*) Euer Beschützerinstinkt wird augenblicklich zum Leben erweckt. Es ergeht uns allen so. Selbst ganz kleine Kinder zeigen ihn anderen, noch kleineren und hilfloseren Kindern gegenüber.

Dann habt ihr das Kind hochgenommen, als es in seiner Not laut schrie, und ihr habt das Projekt Fehlersuche eingeleitet. Ihr habt alle möglichen Maßnahmen ergriffen: gefüttert, gewickelt, gesungen, getragen und getröstet, Temperatur gemessen, nach Zähnen Ausschau gehalten, vielleicht Paracetamol gegeben, Auto gefahren, Treppen hoch- und runtergelaufen, gesprungen und getanzt, beruhigt und gestreichelt, gekrault, massiert und liebkost. Letztendlich ist es einem von euch gelungen, das Kind in seinen Armen zum Einschlafen zu bringen. Vorsichtig habt ihr das Kind wieder ins Bettchen gelegt. Und dort hat es dann für eine viel zu kurze Weile geschlafen – oder gar nicht geschlafen, sondern sofort wieder mit dem Schreien angefangen.

Das ist gar nicht merkwürdig. Denn es liegt ein böser Wolf im Bettchen!

Wenn du ein kleines, schreiendes Kind aus seinem Bett holst, anstatt es dort zu beruhigen, wo es liegt, *rettest* du es. Du sagst mit deiner Handlung: »Nein, hier kannst du auf keinen Fall liegen bleiben! Es ist lebensgefährlich! Der böse Wolf kann jederzeit kommen und dich holen! Wir müssen dich sofort in Sicherheit bringen!« Jedes Mal, wenn du das Kind *gerettet* hast, um sie oder ihn mit deinem Körper zu schützen, hast du die Gefahr bestätigt. Und es hat das Kind nicht beruhigt. Im Gegenteil. Es bekräftigte die Überlebensangst.

Für den Moment wirkte deine Rettung beruhigend, weil du deinen körperlichen Schutz anbotest, aber nur für den Moment. Du hast für den Augenblick einen physischen Schutzraum geschaffen: *Der Krieg kommt! Der böse Wolf kommt!* Mittlerweile ist der böse Wolf dann bis ins Bettchen hineingekrochen, aus welchem du das Kind gerettet hast. Dort

Fehlersuche – was alles falsch laufen kann

hat er sich zurechtgelegt und mit sabbernden Lefzen auf seine kleine, hilflose Beute gewartet.

Deshalb wacht das Kind sofort wieder auf, wenn du versuchst, es hinzulegen. Deshalb schreit das Kind immer wieder. Es ist die Überlebensangst, die zuschlägt – immer wieder.

Der Schrei des Kindes war ein Ruf voller Überlebensangst. *Kommt der böse Wolf jetzt und holt mich?* Deine Antwort lautete: *Ja, das tut er. Es kann jeden Moment das Aus für dich bedeuten. Wenn ich dich nicht mit meinem Körper beschütze, wirst du nicht überleben!*

Vielleicht hast du dich auch noch dazu verleiten lassen, zu glauben, dass der allgemein menschliche Bedarf deines Kindes nach emotionaler Nähe in der Nacht durch körperliche Nähe gedeckt werden müsse. Körperliche Nähe, meinst du, müsste doch alles andere als *Gefahr* vermitteln, oder?

Aber erstens: Körperliche Nähe ist nicht dasselbe wie emotionale Nähe. Das weiß jeder, der mit einem anderen Menschen körperlich aktiv geworden ist, ohne dabei Liebe zu verspüren. Die emotionale Nähe, die für uns alle lebenswichtig ist, ist *wach*. Sie ist gegenseitig, offensichtlich und warm; sie ist aktiv.

Und zweitens: Deine nächtliche körperliche Nähe bringt keine Garantie für die *Sicherheit* deines Kindes. Die Nachtwache auf deiner Safari hat dir auch keine Sicherheit gebracht, als sie ihr Gewehr wegstellte und zu dir kam und bei dir liegen wollte, um dich zu streicheln und dich zu trösten und Mitleid mit dir zu haben. Du hast den Menschen rausgeschmissen. Du wurdest stinksauer und schimpftest, dass er seine Arbeit machen solle. Und seine Aufgabe war es, für deine nächtliche *Sicherheit* zu sorgen.

Nachts stellst du einen physischen Schutzraum dar, falls und wenn du mit dem Kind bei dir, in deiner Nähe, in deinem Bett, schläfst. Dass du mit deiner körperlichen Nähe einen Schutzraum schaffst, wie in einem Krieg, vermittelt dem Kind keine Sicherheit. Es vermittelt eine *Krisensituation*.

Und deshalb erwarten kleine Kinder, die in das elterliche Bett schlafen gelegt werden, dass die Eltern auch dort liegen sollten. Die ganze Zeit. Sie dürfen sich nicht davonschleichen. Sie sollen lebende Schutzschilder gegen den bösen Wolf sein und bleiben.

Der Bedarf des Kindes nach physischer und emotionaler Nähe muss tagsüber gedeckt werden! Nachts ist es der sowohl lebensnotwendige wie auch allgemein menschliche **Bedarf des Kindes nach ruhigem und schönem, ungestörtem, friedlichem und sicherem Schlaf**, der zufriedengestellt werden muss.

Der Schlaf des Kindes gehört dem Kind. Er ist heilig und sollte hochheilig respektiert werden! Mit fehlgerichtetem Wohlwollen – im Versuch, deinem Kind nachts Ruhe und Geborgenheit zu vermitteln – hast du stattdessen *eine permanente Krisenlage* aufrechterhalten. »Der böse Wolf kommt! Der böse Wolf kommt!«, hast du gerufen und auch bestätigt, sobald das Kind seine zehrende Frage gestellt hat: *Kommt der böse Wolf jetzt und holt mich?* Mit deiner Unruhe und deiner Neigung zur Fehlersuche und mit eifriger Unterstützung aus deiner Umgebung, hast du sogar den bösen Wolf eingeladen: *Der böse Wolf kommt! Ganz bestimmt!*

Den Zustand, in dem du dich selbst jetzt befindest, während du verzweifelt nach einer Lösung des Schlafproblems suchst, weil es dir übermächtig geworden ist, kann man wahrhaftig als Krisensituation bezeichnen. Und wie lange wirst du sie noch aushalten können? Nicht mehr lange, denke ich. Der Krug geht so lange zum Wasser, bis er bricht.

Kleine Kinder halten auch nicht so lange durch. Kein Mensch erträgt es, sich in einer dauerhaften Krisenlage zu befinden.

Während des Zweiten Weltkrieges konnte man die nächtlichen Bombenangriffe voraussehen und ließ die Sirenen über der ganzen Stadt ertönen, so dass die Menschen sich in den Schutzräumen in Sicherheit bringen konnten. Dort mussten sie auf unbestimmte Zeit warten, bis das sehnsüchtig erwartete Signal ertönte, welches bekundete, dass die Gefahr vorüber war. Auch heute herrscht in vielen Ländern unserer Erde Krieg. Und auch, wenn mancherorts kein offener Krieg herrscht, befinden sich viele Länder im *Kriegszustand*. Und nicht allen ist es praktisch möglich, sich eine so sachliche und vorbeugende *Alarmbereitschaft* aufzubauen, wie meine Tante Elinda es tat, wenn ein Gewitter im Anmarsch war.

Fehlersuche – was alles falsch laufen kann

Wie viele Nächte hintereinander und wie viele Male pro Nacht schafft es ein Mensch, seinen Schlaf zu unterbrechen, um vor einem drohenden Bombenangriff Schutz zu suchen, bevor er kaputt geht? Wie lange hält er es seelisch durch? Wie lange körperlich?

Wie viele Nächte hintereinander und wie viele Male pro Nacht kann Tante Elinda ein kleines, achtjähriges Mädchen in Alarmbereitschaft versetzen, mit gepackter Tasche und freiem Fluchtweg, bevor das Kind anfängt, sich in irgendeiner Weise gegen die ständig neu mobilisierte seelische Anspannung zu wehren?

Und was wäre, wenn es draußen vor den Fenstern dann nicht einmal donnern und blitzen würde? Und wenn es in der Tat niemals zum Bombenangriff käme? Und wenn die Warnrufe des Jungen tatsächlich nur aus seinem eigenen Bedürfnis, sich wichtig vorzukommen, herrührten und es gar keinen Wolf gäbe? Dann würde ja die verordnete Alarmbereitschaft auf Lug und Betrug bauen! Es würde den Menschen auf keinen Fall glücklicher machen. Alarmbereitschaft kocht vor Adrenalin, und bei einem Kreislauf auf vollen Umdrehungen sind Menschen schon wegen viel weniger als einer gestörten Nachtruhe zum Mörder geworden.

Du hast vielleicht gehört, wie die Nachbarn sich beklagen: *Wir wollen nachts hier unsere Ruhe haben!* Und jetzt beklagt sich dein Kind ... Zu Recht, darf man sagen. Denn du hast nicht nur mit deinen ständigen Rettungsmaßnahmen eine Krisensituation aufrechterhalten – egal welche hübschen Namen du mit der Zeit gelernt hast dafür zu verwenden, wie z. B. Geborgenheit, Nähe, Trost –, du hast auch noch Unwahrheiten verbreitet.

Der böse Wolf *ist* nicht da.

Das Bett *ist* nicht gefährlich.

Der böse Wolf wird *nicht* kommen und sich das Kind holen!

Das ist die Wahrheit. Bis sie es vielleicht irgendwann nicht mehr ist, aber das ist eine andere Geschichte.

Die wahre Botschaft lautet: Du kannst in aller Ruhe schlafen. Wir wachen über dich. Wir kennen die Gefahr und halten sie von dir fern. Dein Überleben ist gesichert.

Falls und wenn du dich dafür entscheidest, die DurchschlafKur durchzuführen, ist es diese *wahre* und Geborgenheit bringende Botschaft, die du deinem Kind vermitteln musst – und dies in einer *für das Kind* überzeugenden Weise. Und dann schwöre ich dir: Das Einzige, das du bereuen wirst, wird sein, dass du nicht schon viel eher die DurchschlafKur durchgeführt hast! So offensichtlich ist das einzigartige, *sichere* Ergebnis.

Der Genuss kommt von ganz allein!

Das Leben mit kleinen Kindern soll ein Genuss sein, und sie sollen auch selbst das Leben genießen!

Die Eltern des kleinen Leonard schreiben:
> *Unser Leonard ist jetzt 18 Monate alt und der Sonnenstrahl unserer ganzen Familie. Natürlich vor allem seiner Eltern!*
> *Vor gut einem Jahr waren wir vom Verhalten unseres Sohnes nicht ganz so begeistert. Wir sind fast verrückt geworden. Keiner von uns hat geschlafen! Dreimal pro Stunde – mindestens – fütterten wir und trugen ihn umher und dachten, dass alles sich schon regeln würde.*
> *Schließlich hatte ich genug. Ich begriff, dass die Familie ihren Schlaf brauchte – die ganze Familie! Ich habe im Internet gesucht und fand dort die DurchschlafKur und las und las, und schon am nächsten Abend fingen wir mit der Kur an. Nach nur einer Woche lief alles wie am Schnürchen. Es war unsere Rettung! Wir hatten Leonard nicht verstanden. Ich hatte nicht gewusst, wie ich auf seine Reaktionen hören sollte. Anna Wahlgren gab mir den Schlüssel.*
> *Mein Mann wünscht sich jetzt noch ein weiteres Kind. Vor einem Jahr war der Gedanke nicht ganz so verlockend. Wir waren ausgebrannt.*
> *Im vergangenen Jahr habe ich, mit meiner etwas pessimistischen Grundeinstellung, auf eine Art von Rückfall gewartet, aber er ist nicht gekommen. Leonard ist wunderbar, schön, schlau und lustig, und wir sind EINE GLÜCKLICHE FAMILIE!*
> *Danke, Anna! Du hast uns geholfen, die Eltern zu werden, die unser Leonard verdient.*

Der Genuss kommt von ganz allein!

Falls und wenn du dich dazu entscheidest,
die **DurchschlafKur** durchzuführen – nachdem du
bemüht und fleißig das ganze Buch durchgelesen hast, bis dir
die Augen wehtun! – verstehst du, dass die Kur viel mehr
ist als eine Schlafmethode. Sie ist ein Stück **Lebensphilosophie**.

Es geht darum, das Leben zu genießen. Den guten Schlaf zu genießen. Das gute Essen zu genießen. Zu genießen, dass man im gemeinsamen Kampf um die Existenz zusammen lebt und wirkt. Die ersten Sonnenstrahlen am frühen Morgen und die Dunkelheit am späten Abend zu genießen. Die Freude, die Musik und das Lachen zu genießen. Ruhe und Frieden zu genießen. Gute Gedanken und Freundlichkeit zu genießen. Die Schönheit, die es auf unserer Erde gibt, in der Natur, unter den Menschen, den Pflanzen und den Tieren zu genießen. Zu genießen, dass man lebt, dass man lieben und geliebt werden darf. Den Genuss zu genießen!

Überlegst du jetzt, an wen ich mich wende? An dich oder an das Kind? An euch beide. Denn ihr seid beide Menschen. Ein großer, ein kleiner – aber gleichwohl Menschen, gemacht aus Fleisch und Blut und dem Atem Gottes. Kleine Kinder sind aus genau demselben Stoff wie wir Erwachsenen gemacht.

Du erkennst dich in deinem Kind wieder. Hat er nicht dieselbe Nase? Hat sie nicht deine Augen? Hat er nicht genau dein Lachen? Hat sie nicht genau dieselben Haarwirbel? Und wie ist es mit dem Körperbau? Und erahnst du nicht irgendein Talent, das nur von dir kommen kann? Siehst du nicht irgendeinen Persönlichkeitszug, der ganz klar nur von dir stammt?

Mit der **DurchschlafKur** erweiterst du dein Wiedererkennungsvermögen auf die Gemeinsamkeiten zwischen dir und deinem Kind als lebenden Schöpfungen des Menschengeschlechts. Die allgemein menschlichen Grundbedürfnisse nach Essen, Schlaf und Sicherheit teilt ihr miteinander und mit allen anderen. Du, die verzweifelt Hilfe sucht, um nachts wieder schlafen zu können, siehst dann, wie dein kleines Kind genau dasselbe tut. Du, die deinen rechten Arm dafür hergeben würde, wenn du nur wieder ruhig und ungestört schlafen könntest, etwas, das vor der Geburt deines Kindes für dich eine Selbstverständlichkeit war, wirst dann auch noch verstehen, dass das Kind, wenn es eine Wahl hätte, vermutlich nur zu gerne in die Gebärmutter zurückwandern würde, um dort den ungestörten Frieden, der vor der Geburt dort herrschte, zu genießen. Du, die jetzt aus eigener Erfahrung versteht, warum Schlafentzug ein so effektives Foltermittel ist, erkennst nun den Schlafmangel deines Kindes als den bösen Wolf, der er in der Tat ist.

Du bist lange Zeit mit sehr wenig, sehr unsicherem und oft unterbrochenem Schlaf ausgekommen. Das ist das Kind auch. Aber der Preis wird allmählich höher – zu hoch. Dein Familienleben, deine Arbeit und dein Liebesleben geraten langsam in Gefahr ... Du hältst es nicht aus. Du funktionierst nicht mehr. Deinem Kind ergeht es genauso.

Du hast bis hierher funktioniert, weil du funktionieren *musstest*. Du musstest dich um das absolut Notwendige kümmern. Du musstest *durchhalten*. Aber in deinem Inneren wehrst du dich. Das Leben sollte doch nicht nur aus *Durchhalten* bestehen. Du willst leben! Nicht nur überleben. Das will auch das Kind.

Ihr wollt beide, du und dein Kind, ganz einfach das Leben *genießen*.

Mit der DurchschlafKur wirst du in deinem müden Kopf nie mehr glauben, dass es eine anstrengende Belastung für dein Kind sei, schlafen zu müssen. Der Schlaf ist ein Geschenk Gottes, und es ist für uns alle – Große wie Kleine – die natürlichste Sache der Welt, nachts zu schlafen. Es ist eine Gnade, um die man im stillen Gebet bittet: gut und lange, zusammenhängend, ungestört und sicher schlafen zu dürfen!

Es ist ein *Genuss*.

Falls und wenn du die **DurchschlafKur** so durchführst, wie sie durchgeführt werden muss, d. h. mit der **Ruhe als Grundlage** und mit der **Sicherheit** als fest gemauertem Bollwerk, wird dein kleines Kind von ganz allein das Werk krönen mit seinem Genuss, der sich wie ein Dach der Freiheit gegen einen grenzenlosen **Sternenhimmel** erstreckt.

Wie du siehst, verfällt man leicht ins Lyrische, wenn der Genuss zur Sprache kommt. Und du gibst mir recht, oder? Und wie du deine Nächte genießen wirst, wenn du sie schon bald zurückbekommst! Wie du deine Mahlzeiten genießen wirst, wenn du nicht mehr müde und freudlos

Der Genuss kommt von ganz allein!

bist, sondern wieder mit gutem Appetit essen kannst! Wie du deinen geliebten Partner, das Zusammensein mit all den Menschen, die du in letzter Zeit vernachlässigt hast, deine Interessen und Hobbys, den Gesang und die Musik, die Freude und das Gelächter, deine Arbeit und das Leben genießen wirst!

Und genau das tun auch kleine Kinder, die endlich die Fähigkeit erlangen, gut schlafen zu können. Sie *genießen* sowohl den Schlaf wie auch alle anderen guten Seiten des Lebens.

Wie kommt dieser Genuss zum Ausdruck? Was geschieht, ganz konkret? Schon während der zweiten und dritten Kurnacht, wenn du mit der Ruhe die Basis der DurchschlafKur legst, wirst du die ersten positiven Zeichen erkennen:

- Das Kind fängt an, auf deine Gute-Nacht-Leier zu hören und deine Worte zu glauben.
- Das Kind fängt an, auf eigene Faust wieder einzuschlafen nach immer seltener werdenden Aufwachphasen und ohne dass du überhaupt geleiert hast.
- Das Kind fängt am dritten Tag an, mit deutlich gesteigertem Appetit zu essen.

Im nächsten Kapitel wirst du mehr über das Kind und die Kur erfahren.

Und du selbst? Wagst du es, einen Lichtstreifen am Horizont zu erkennen? Das tust du vielleicht, wenn du um 19 Uhr nach einem erfolgreichen Insbettbringen, das nur zwei Minuten dauerte, mit deinem Partner auf der Couch sitzt und ihr euch fragt: »Und was wollen wir jetzt, heute Abend machen?«

Während der Folgewoche, wenn du an der Sicherheit weiterbaust und es in einer Weise tust, die das Kind davon überzeugt, dass dein Bollwerk mindestens hundert Jahre halten wird, wird das Kind damit antworten, dass es zum ersten Mal in seinem kleinen Leben eine ganze Nacht durchschläft. Zwölf Stunden oder elf oder elfeinhalb, genau wie du es festgelegt hast.

Und du selbst? Du erkennst jetzt ganz deutlich, wie der Teufelskreis aus Schlafmangel, Appetitlosigkeit, schwerer und entkräftender Erschöpfung, der ermatteten Unlust allmählich durch ein neues, gutes Muster ersetzt wird. Ist es möglich, dass du nachts wieder schlafen darfst? Und auch noch die ganzen Abende zu deiner freien Verfügung haben? Ja, wenn es so ist, dann wird dir bestimmt das eine oder andere einfallen! Erst einmal ein ausgefallenes Abendessen zu zweit vielleicht? Wann habt ihr, du und dein Partner, das letzte Mal einen solchen *Genuss* erlebt?

Und später, wenn du sehr wohl damit rechnest, deinen Schlaf zu bekommen, weil ja nun das Kind auch nachts schläft, erreichst du das so genannte Zombiestadium. Es können eine Woche oder zehn Tage oder gar drei Wochen vergehen, in denen du umherwandelst wie eine lebendige Tote. Und deine Umgebung wundert sich: »Warum bist du denn so müde? Jetzt kannst du doch wieder schlafen!« Gerade deshalb, lautet die richtige Antwort.

Stell dir einen überarbeiteten, völlig gestressten Dreischichtenarbeiter vor, der seit einem Jahr kaum den Schatten seiner Familie gesehen hat und nun endlich zwei Wochen herrlichen Urlaub verbringen soll, in denen sie es sich alle zusammen richtig gut gehen lassen wollen und wirklich nur genießen wollen, dass sie endlich zusammen sein können. Und was macht der arme Mann? Er schläft wie ein Murmeltier! Er verschläft den ganzen Urlaub. Hat im Prinzip gar keine Kraft, überhaupt irgendetwas zu unternehmen. Er schafft es nicht einmal, bei seiner Mama vorbeizuschauen, die sehnsüchtig mit selbstgebackenem Kuchen auf ihn wartet. Er schafft es nicht, mit den Kindern etwas Schönes zu unternehmen. Er kann gar keinen Gedanken daran fassen, dass er sich begehrlich über seine Frau werfen könnte, um vielleicht einen ach so dringend nötigen Liebesfunken wieder zu entzünden. Er schafft nichts. Er muss einfach *schlafen*!

Die Zombiephase ist die halb bewusstlose Zeit des Aufholens. Es ist die große Schwäche vor dem Genuss. Unser erschöpfter Urlauber hätte sechs Wochen frei haben müssen anstatt nur zwei. Und das Kind? Das Kleine, das mit Hilfe der *Ruhe* entspannt einschlafen kann und wegen der *Sicherheit* auch die ganze Nacht durchschläft, wird krank! In neun von zehn Fällen schlägt ein fiebriger grippaler Infekt sofort zu, sobald das Kind – wie unser Urlauber – körperlich fitter wird und damit dies und jenes, was es vorher unterdrückt hat, zur »Bearbeitung« hervorholt.

Aber dann, nach der Zombie- bzw. Krankheitsphase, entsteht eine ganz neue und lebensstarke Energie. Dann hat sich ein neues, positives Muster etabliert. Dann gibt es *Genuss* pur in allen Lebenslagen und für alle Beteiligten.

Das Tor zum Genuss: das Gute-Nacht-Lachen

Eine wichtige Ingredienz der DurchschlafKur ist *das Gute-Nacht-Lachen*. Möglicherweise ist dir zu Ohren gekommen, dass das Zubettbringen von kleinen Kindern mit einem langsamen so genannten »Herunterfahren« am besten zu bewältigen sei. Man solle den Tag in aller Stille beenden, die Beleuchtung dämpfen, ganz leise kleine Märchen vorlesen, mit dem Kind, das schon in seinem Bettchen liegt, schmusen und am besten noch sich selbst mit dazulegen, um das kleine Kind zu streicheln, bis es einschläft.

Der Unterton lässt deutlich erkennen, dass einem die kleinen Kinder, die nachts schlafen müssen, leidtun sollten. Und auch die armen Eltern sind zu bemitleiden, weil sie nicht schlafen können. Das langsame Herunterfahren – welches nicht selten mehrere Stunden dauern kann – soll die Müdigkeit fördern; das Kind soll sich selbst den Schlaf holen *wollen*, was Kinder ja angeblich können. Und das gelingt doch sicherlich erst, wenn sie richtig müde sind. Oder eher der Ohnmacht nahe? Also sollten sie gründlich und lange richtig müde werden.

Die **DurchschlafKur** plädiert für eine ganz andere Linie:

> Kleine Kinder sollen **rechtzeitig** hingelegt werden, und sie sollen mit sichtbarer und aktiver **Freude ins Bett** gebracht werden!

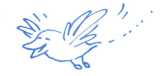

Kleine Kinder sollen vor dem Schlafen schön lachen. Am besten auf dem ganzen Weg bis ins Bettchen. Sie sollen Spaß haben, bevor es Zeit zum Schlafen ist – so viel Spaß wie noch nie in ihrem ganzen kleinen Leben. Sie sollen sich halb totlachen, wenn es irgendwie geht. Hilft sonst nichts, muss man sie durchkitzeln. Denn lachen sollen sie!

Und warum? Überleg, wie es dir selbst ergeht: Du hast einen tristen, nichtssagenden oder einfach vollkommen sinnlosen Tag hinter dir. Verkriechst du dich dann sofort ins Bett, ohne den ganzen Tag hindurch auch nur einen einzigen Lichtpunkt erlebt zu haben, wirst du dem kommenden, neuen Tag nicht gerade mit freudiger Erwartung entgegenblicken. Vermutlich zögerst du sogar noch das Insbettgehen hinaus, um wenigstens den Abend noch mit etwas Inhalt zu füllen, welcher seinen Namen wert ist. Wenn du abends noch Spaß hast, etwas Positives und Angenehmes, etwas Sinnvolles oder einfach nur Schönes erlebst, dann hat der Tag zumindest *etwas* Inhalt gehabt. Dann kannst du mit körperlichem Wohlbefinden und mit einer ganz anderen Zuversicht ins Bett gehen. Ja, dann kannst du dich sogar auf den nächsten Tag freuen!

So funktionieren auch die kleinen Kinder. Sie können auch Tage verbringen, an denen nichts richtig läuft. Nicht zuletzt die Übermüdung, die bei allen kleinen Kindern mit Schlafmangel bzw. Schlafproblemen über die Monate (oder gar Jahre) immer größer wird, trägt dazu bei. Auch hier brauchst du nur dich selbst zu betrachten, um dies zu verstehen. Für denjenigen, der ständig müde ist, verliert das Leben seine angenehmen und lustvollen Seiten.

Deshalb sollen kleine Kinder vor dem Schlafen richtig viel Spaß haben – ob sie es wollen oder nicht, möchte ich fast sagen. Sie sollen lachen, ja, sie sollen laut lachen. Alles, was mit Vorlesen und Schmusen und Streicheln und Zärtlichkeit und Nähe zu tun hat, soll auf früher verlegt werden – und nicht zum eigentlichen Abendritual gehören, denn das soll vom puren *Spaß* geprägt sein.

Nach dem Gute-Nacht-Lachen dauert das Insbettbringen an sich weniger als zwei Minuten.

Ein solches Insbettbringen zeigt ganz klar, dass das Schlafen für kleine Kinder überhaupt keine Belastung darstellt. Ganz im Gegenteil. Kleine Kinder müssen einem nicht leidtun, weil sie schlafen müssen – genauso wenig wie einem die Eltern leidtun, weil sie schlafen müssen. Nachts zu schlafen ist etwas vollkommen Natürliches, etwas ganz Selbstverständliches, und es ist notwendig für Kleine und für Große. Dazu kommt, dass es einfach herrlich, schön und wünschenswert ist!

Das Gute-Nacht-Lachen unterstreicht, dass es nicht nur ein Vorteil ist,

Das Tor zum Genuss: das Gute-Nacht-Lachen

wenn man nachts schlafen kann, sondern dass es wunderbar lustig und überaus angenehm ist, ins Bett zu gehen bzw. ins Bett gebracht zu werden. Wie ein Fest! Das Gute-Nacht-Lachen lässt die Tür zum *Genuss* sperrangelweit aufgehen. Wenn nicht eher, dann wirst du dies gegen Ende der Folgewoche oder in der Woche danach erleben, wenn du nach allen Regeln der Kunst das Ziel der DurchschlafKur erreicht hast.

Da wirst du erleben können, wie dein kleines Kind, das noch nicht laufen kann (nehmen wir mal an), zum Gitterbett hinkrabbelt, seine Arme dorthin ausstreckt und euch besorgte Eltern anschaut, während ihr eine riesige, lachende Show veranstaltet, um das Kind (und auch euch selbst) auf königliche Weise auf das Schlafen vorzubereiten, und mit flehendem Blick bittet: »Ihr seid ja ganz lustig beide, und es ist total nett mit euch, aber kann mich jetzt bitte jemand ins Bett hochheben, damit ich endlich *schlafen* kann?«

Und du wirst erleben, wie dein Kind nun jeden Abend nach der korrekt durchgeführten Kur vor Wohlbehagen förmlich seufzt, weil es in seinem Bett schlafen darf, im (nunmehr) vertrauten Dunkel, mit seinem kleinen Hasen oder was es sonst bei sich hat, unter seiner schönen Zudecke, ungestört, *sicher* und friedlich. Und verweilst du noch etwas länger im unantastbaren Schlafzimmer, läufst du Gefahr, auf nachdrückliche Weise vor die Tür gesetzt zu werden.

Ja, o.k., es ist kein verlockender Gedanke: vom eigenen kleinen Kind als störend empfunden zu werden. Es ist ja auch nicht angenehm für eine gute Mutter, einsehen zu müssen, dass sie nicht immer ein Segen Gottes für das eigene Kind ist: »*Jetzt kommt Mama, jetzt wird alles gut!*« Wenn Mama kommt und den heiligen Schlaf stört, dann ist wirklich nicht alles gut. Dann wird das Kind sie in irgendeiner Weise von sich weisen. Wir Erwachsenen wissen ja, was es heißt, wenn jemand zu uns sagt: »Geh!« Und Mama muss ihren Stolz hinunterschlucken und sollte daran denken, dass sie nachts auch selbst gerne ihr Schlafzimmer zum nicht zu betretenden Schutzgebiet erklärt.

Und dann wirst du noch das vielleicht Erfreulichste erleben: wie das kleine, ausgeschlafene Kind den neuen Tag mit einem Lied begrüßt – und dich, wenn du ins Zimmer kommst, mit einem Lächeln, das die Sonne in den Schatten stellen könnte, empfängt.

Dann ist nicht mehr nur von Wohlbefinden die Rede. Dann reden wir vom *Genuss*. Und der soll dein Ziel sein, falls und wenn du dich dafür entscheidest, die DurchschlafKur durchzuführen. Mit den Voraussetzungen, die du deinem Kind gibst, soll es ihm ermöglicht werden, dieses Ziel auch zu erreichen. Mit weniger solltest du dich nicht zufriedengeben. *Und auch das kleine Kind soll sich nicht mit weniger zufriedengeben müssen!*

Ich nannte das Wort Freiheit. Ich beschrieb den Genuss des Kindes, der durch den guten, sicheren, ungestörten Schlaf entsteht, als ein *weites Dach der Freiheit*, das sich über das Bollwerk – die Lebensphilosophie – erstreckt, welches mit der DurchschlafKur aufgebaut wird. Lass mich erklären: Wenn du dich an der Grenze zum Verhungern befinden würdest, würden all deine Gedanken, dein ganzes Bewusstsein um die Frage kreisen, wie du an Nahrung herankommen könntest. Der Überlebenstrieb ist der stärkste, den wir haben. Wenn du Hunger hast und deine Speisekammer leer ist und die Regale im Lebensmittelgeschäft alle leer und staubig sind und du kein Geld hast und keine Ahnung, wo du etwas zum Essen herbekommen sollst – dann bist du nur im ganz geringen Grad an Liebe, Trost, sauberer Kleidung und Zärtlichkeit interessiert. Dann geht es um reine Sachverhalte, um den größten von allen: ums Überleben. Du kannst an nichts anderes mehr denken.

Und hast du dann Nahrung gefunden, so dass du weißt, dass du *diesen* Tag überleben wirst, fangen deine Gedanken sofort an, um das Problem zu kreisen, wie du morgen an etwas Essbares herankommen kannst. Solange du nicht *weißt*, ob du weiter überleben wirst, kannst du dich nicht ruhig fühlen. Du wirst nicht imstande sein, dich für etwas anderes zu interessieren.

Dies würde bedeuten, dass du ein ziemlich unfreier Mensch wärest. Ohne die Garantie, dass dein physisches, faktisches Überleben gesichert ist, wärst du kaum dazu imstande, dich auf die Schulbank des Lebens zu begeben, dich zu bilden, dich weiterzuentwickeln, zu wachsen und dich selbst zu realisieren nach der Devise des amerikanischen Psychologen A. H. Maslow: »*What a man can be, he must be*« – Werde, was du sein kannst! Lebtest du an der Grenze des Verhungerns, wärest du auf der Jagd nach Nahrung und nichts anderes.

In derselben Weise fesselt dich der Schlafmangel und macht dich un-

Das Tor zum Genuss: das Gute-Nacht-Lachen

frei. Du spürst selbst, wie er dich entkräftet und dich in die Knie zwingt. Alles, was vorher wichtig, lustig, stimulierend, entfaltend und bereichernd war, ist zu einer nichtigen Illusion verblasst. Du kannst dich kaum noch daran erinnern, wie es sich überhaupt angefühlt hat, etwas zu *wollen*. Das Einzige, was du willst, ist, nachts schlafen zu können, und diese Tatsache überschattet alles.

Der Schlafmangel nimmt von dir Besitz. Und du weißt sehr wohl, dass dein Bedarf nach Schlaf, ungestörtem Schlaf, ausreichendem und zuverlässigem Schlaf – einem Schlaf, mit dem du *rechnen* kannst – nicht nur eine physische Belastung darstellt. Er ist mindestens genauso sehr ein seelisches Problem. Sonst würdest du dich jetzt nicht an der Grenze eines Zusammenbruchs befinden, und sonst wäre der Schlafentzug nicht ein so effektives Foltermittel, wie er es zweifelsohne ist.

Wenn ein Mensch seine grundlegenden Bedürfnisse nicht zufriedengestellt bekommt – den Bedarf nach *Nahrung, Schlaf und Sicherheit* – wird er in seiner Überlebensangst gefesselt und kommt nicht weiter. Er kann in keiner Hinsicht den Blick nach vorne richten.

Wenn die Basisbedürfnisse nur in geringem Maße, nur hin und wieder und wenn überhaupt, in nicht zufriedenstellender Weise gedeckt werden, wird der Mensch zwar überleben. Ist er stark, wird er gut zurechtkommen und kann sich zumindest hin und wieder ein wenig über das Gesetz des Dschungels erheben, das vom reinen Überlebenstrieb gesteuert wird. Er ist aber immer noch unfrei. Er ist immer noch gefesselt – wenn nicht an Händen und Füßen, dann auf jeden Fall an *einem* Fuß. Er kann sich nie ganz von der Unruhe, der Unsicherheit und dem verheerenden Gefühl der Ausgesetztheit befreien, egal wie sehr es ihm gelingen mag, das Gefühl der reinen Überlebensangst zu überwinden. Seine Flügel tragen ihn nur mit sehr viel Mühe. Er muss viel Zeit und Kraft investieren, um durchzuhalten.

Bekommt er aber seine grundlegenden Bedürfnisse gedeckt, und das im Übermaß und nicht erst im Nachhinein, wenn der Mangel akut wird oder überhaupt entsteht, sondern *vorbeugend*, kontinuierlich und in reichem Maße, dann ist er frei und kann sich gegen einen endlosen Sternenhimmel erheben. Dann ist er frei, um sein ganzes menschliches Potential entwickeln zu können. Dann ist er frei, im Gegensatz zu gefesselt, gebunden und unfrei.

Hierfür wird dein kleines Kind ein lebendiges Beispiel werden, falls und wenn du dich dafür entscheidest, die DurchschlafKur bis zum Ziel, bis zum puren *Genuss*, durchzuführen. Das Leben genießen zu können bedeutet eine Befreiung, bei der die Fesseln wie von einem Freiheitslied getragen zerspringen. Die Entwicklung des kleinen Kindes explodiert förmlich unter diesen neuen Bedingungen. Und seine Fortschritte müssen gar nicht »hervor*trainiert*« oder »*stimuliert*« werden. *What a man can be, he must be!*

»Leonard ist wunderbar, schön, schlau und lustig, und wir sind EINE GLÜCKLICHE FAMILIE!« Diese Worte wirst auch du unterschreiben können, welch hübschen Namen dein kleines Kind auch immer haben mag. Das Leben mit kleinen Kindern soll ein Genuss sein, und sie sollen auch selbst das Leben genießen!

Das Kind und die Kur. Vier Monate bis zwölf Jahre

Kleine Kinder *müssen* keine Schlafprobleme bekommen. Oder richtiger ausgedrückt, ihre Eltern müssen nicht in fehlgerichtetem Wohlwollen Schlafprobleme verursachen.

Aber es passiert leicht. Du hast zu diesem Zeitpunkt sicherlich festgestellt, dass es noch andere Eltern gibt, die wie du nachts nicht schlafen können. Die Schlafprobleme der kleinen Kinder sind heutzutage von allen die größte Sorge, mit denen die Säuglings- und Kleinkindeltern zu kämpfen haben. Was unter dem Begriff »Schlafprobleme« zu verstehen ist, ist sicherlich eine Definitionsfrage, aber dass weit mehr als die Hälfte aller Kinder ab sechs Monaten bis zum Ende der Grundschulzeit *nicht* ihre zwölf Stunden pro Nacht schläft, sondern sehr viel weniger, und dies zusätzlich noch von zwei oder drei Aufwachphasen unterbrochen, lässt sich mit statistischen Angaben leicht untermauern.

Möglicherweise hast du den Eindruck bekommen, dass die kleinen Kinder aller anderen Eltern besser schlafen als deines. Dies beruht darauf, dass Eltern nicht gerne zugeben, wie schlimm die Probleme in der Tat sind. Und dies beruht wieder darauf, dass alle Eltern in ihrem Innersten wissen, dass kleine Kinder nachts schlafen sollten. Sie klagen sich selbst an – genau wie du, kann ich mir denken –, weil sie erstens den Nachtschlaf nicht hinbekommen und sich somit als schlechte Eltern ansehen und weil sie zweitens ihren eigenen, leidigen Schlafmangel nicht ertragen können, was sie zu noch schlechteren Eltern macht. Sie sollten ja eigentlich Heilige sein! Und Heilige brauchen keinen Schlaf. Sie verschönern also die Wahrheit ein wenig. »*Er schläft so toll. Er wird zwar hin und wieder wach, aber wir haben damit kein Problem.*«

Falls und wenn du die DurchschlafKur nach allen Regeln der Kunst durchgeführt hast, mit der Ruhe als Grundlage, der Sicherheit als fest gemauertem Bollwerk und dem Genuss als Krönung, für alle deutlich sichtbar, sogar für diejenigen, die sonst nicht so genau hinschauen, tritt die nackte Wahrheit zutage: Die Menschen in deiner Umgebung beschönigen plötzlich nicht mehr die katastrophalen Nächte, sondern sagen, wie es wirklich ist: »*Wir brechen bald zusammen. Wir schaffen keine einzige Nacht mehr! Wie habt ihr es hinbekommen?*«

Eine Studie aus den USA zeigt, dass drei von vier Eltern die Schlafgewohnheiten ihres Kindes gerne verbessern würden. Gleichzeitig behaupten 90% aller Eltern, dass sie *glauben*, dass ihr Kind ausreichend viel Schlaf bekommt. Es hat sich aber gezeigt, dass weder Säuglinge, Kleinkinder, Schulkinder noch Jugendliche genug schlafen. Kinder in allen Altersklassen schlafen durchschnittlich eine Stunde weniger pro Tag als noch vor 30 Jahren. (Es sind 45 Jahre vergangen, seit ich mein erstes Kind bekam, und verglichen mit der damaligen Zeit denke ich, dass wir sogar noch eine Stunde abziehen können: Damals schliefen die Kinder durchschnittlich zwei Stunden mehr pro Tag als heute.)

Diese Stunde oder die Stunden verursachen einen chronischen Schlafmangel bei Kindern und Jugendlichen, der eine große Belastung für das arme Gehirn darstellt, denn das Gehirn befindet sich in einer empfindlichen, funktionellen Entwicklung bis ins Alter von etwa 21 Jahren. Etliche unserer heutigen Forscher sehen einen katastrophalen Zusammenhang zwischen Schlafmangel und Lernfähigkeit, Konzentration, Erinnerungsvermögen und emotionaler Stabilität. Chronischer Schlafmangel während der empfindlichen Kinder- und Jugendjahre kann der Gehirnstruktur dauerhaft schaden. Es sind Schäden, die man nicht – wie einen dicken Kater – einfach durch viel Schlafen kurieren kann. Diese Schäden können die Erklärung für Stress, Depressionen, Essattacken,

Übergewicht bei Kindern, ADHS und Selbstmord sein. Deshalb bin ich der Überzeugung, dass die Eltern der westlichen Welt schon sehr bald einsehen werden, dass die »Wahrheiten«, mit denen sie gefüttert werden – dass Kinder nicht so viel Schlaf bräuchten; dass Kinder sich selbst den Schlaf nähmen, den sie brauchen; dass unterbrochene Nächte mit viel zu wenig Schlaf für alle Beteiligten nur für die Eltern so belastend seien und nicht für das Kind, usw. usw. – reine Lügen und Erfindungen sind. Spät werden die Sünder erwachen. Aber schon jetzt ist es so weit, zu handeln: Kinder müssen nachts schlafen. Sie brauchen zwölf Stunden Schlaf pro Nacht bis weit ins Schulalter hinein. Punkt, aus!

Es waren nicht meine eigenen Kinder, die mich dazu gebracht haben, die DurchschlafKur zu entwickeln. Es sind die Kinder anderer. Alles, was ich über kleine (und nicht ganz so kleine) Kinder weiß, haben mir die Kinder beigebracht. Die Kinder waren mein Universität. Mein ganzes Erwachsenenleben lang habe ich mit Kindern gelebt und gearbeitet. Ich habe nie außerhalb unseres Zuhauses gearbeitet.

Ich hatte keine Ahnung von Kindern, als ich mit 19 Jahren selbst eins bekam. Ich hatte von nichts eine Ahnung. Ich war nicht einmal in einer Familie aufgewachsen. Ich hatte somit keine große Wahl: Ich musste versuchen, *vom Kind* zu lernen. Der Ausgangspunkt musste sein, dass das Kind wohl aus demselben Stoff wie ich selbst gemacht war!

Und das war sie. Sie war ein Mensch aus Fleisch und Blut, so wie ich auch, mit denselben allgemein menschlichen Bedürfnissen wie ich. Was ich von ihr lernte, war das *menschlich Universelle*. Ihre acht Geschwister, von denen die Jüngste nun 30 Jahre alt ist, sorgten für meine Fortbildung zum Thema.

Gott hat mir das Geschenk gegeben, kleine Kinder *verstehen* zu können – genauso wie es Leute gibt, die besonders gut mit Pferden umgehen können (was ich überhaupt nicht kann) oder einen grünen Daumen haben (den ich überhaupt nicht habe). Deshalb wurde mein erstes Kind kein Versuchskaninchen. Ich beobachtete sie neugierig, lernbereit und mit einem Einfühlungsvermögen, für das ich nur unserem Schöpfer danken kann. Und ich handelte in Übereinstimmung mit ihren Fragen und Reaktionen und bin nicht danach gegangen, was die Direktiven der Zeit mich lehren wollten.

Das Kind und die Kur. Vier Monate bis zwölf Jahre

Vor 45 Jahren hatte das Vier-Stunden-Prinzip noch Gültigkeit. Das Kind sollte alle vier Stunden gestillt werden. Nach abgeschlossener Mahlzeit – höchstens 20 Minuten – mussten beide Brüste noch vollkommen geleert werden. Milchpumpen gab es damals nicht auf der Neugeborenenstation, auf der man eine Woche verbringen musste und in den ersten drei Tagen das Bett nicht verlassen durfte. Also musste man per Hand die restliche Milch herausdrücken. Am dritten Tag schoss die Milch ein, und das Kind wurde alle vier Stunden zum Trinken zu Mama gebracht. Vorher nicht. Das so genannte Rooming-in war noch nicht erfunden.

Zu Hause sollte das Kind soundso viel Milch bei jeder Mahlzeit trinken. Es gab Listen darüber, wie viele Gramm das Kind in welchem Alter braucht. Die Portionen waren erbärmlich, stellte ich bald fest, aber die Trinkmengen wurden auf der Neugeborenenstation strengstens überwacht: Wenn das Kind in einer Woche 200 g zunahm, war alles in Ordnung. Um überprüfen zu können, ob das Kind auch zu Hause genug Milch bekam, rieten sie dazu, eine Waage zu mieten. So konnte man das Kind vor und nach jeder Mahlzeit wiegen. Ich erinnere mich, dass 110 g Milch die Standardration für ein vier Wochen altes Kind waren.

Und im Alter von einem Monat sollte die Nachtmahlzeit gestrichen werden (damals gab es nur eine). Eine Wiege brauchte man auch. Darüber hinaus konnte man das Kind im Kinderwagen beruhigen, indem man es über Fußschwellen und Teppichkanten hin- und herfuhr. Man konnte auch mit dem Auto durch die Gegend fahren, mit dem Kind in der Tragetasche liegend. Es war ein sehr moderner Tipp in einer Zeit, in der nicht jedermann ein Auto hatte. Kinderautositze und Sicherheitsgurte gab es noch nicht. Und sobald die Nabelschnur mit dazugehöriger schrecklicher Klammer abgefallen war, sollte das Kind für einen besseren Schlaf auf den Bauch gelegt werden. Bis dahin sollte man das Kind auf die Seite legen – in Fötenstellung mit einer zusammengerollten Decke als Stütze im Rücken. Und man musste sehr darauf achten, dass man die Seite nach jeder Mahlzeit wechselte.

Aus diesem vorgeschriebenen Schema kam ich mit meiner neugeborenen, eine Woche alten Tochter nach Hause und hielt mich weiter an die Vorschriften. Aber das Kind schrie. Und schrie. Und schrie.

Warum schrie sie? Sie bekam doch alles, was sie brauchte, genau nach Waage und Altersliste. Warum war sie trotzdem nicht zufrieden? Sie schrie Tag und Nacht. Du, die/der dies liest, weißt vermutlich, dass diese kleine Aussage so viel Blut, Schweiß und Tränen enthält, dass ein ganzer Ozean daraus entstehen könnte.

Ich hatte das unfassbare Glück, dass ich nach zwei Wochen zu Hause entdeckte, dass unsere gemietete Babywaage defekt war. Die Kleine hatte überhaupt nicht das zu essen bekommen, was sie brauchte. Sie hatte seit ihrer Geburt *abgenommen!* Daraufhin habe ich mich keinen Deut mehr um irgendwelche Listen und Waagen gekümmert, sondern habe ausschließlich das Wohlbefinden der Kleinen vor Augen gehabt und nichts anderes. Sie trank, bis die Milch beinahe durch die Ohren wieder herausgespritzt kam. Das Schreien hörte sofort auf. Und kam nie wieder.

In der darauf folgenden Woche machte sie nichts anderes als essen und schlafen, essen und schlafen. Danach wurden wir mit ihrem ersten, strahlenden Lächeln belohnt.

Wir hatten wirklich unfassbares Glück – denn so erreichten wir den Wendepunkt. Die Mütterberatungsstelle war ja nicht schuld, dass die Waage, die wir gemietet hatten, defekt war, aber erneutes Wiegen zeigte, dass die Kleine, wenn sie so viel zu trinken bekam, dass sie wirklich proppesatt wurde, fast das Doppelte der von der Beratungsstelle empfohlenen Menge hinunterschlang.

Und damit hat sie ihr ganzes erstes Lebensjahr weitergemacht. Wenn sie richtig satt wurde, reichlich satt, proppesatt bei jeder Mahlzeit – dann schrie sie nicht. Sie genoss.

Ich habe nicht verstanden, warum die empfohlenen Trinkmengen so knapp bemessen waren. Warum sollten kleine Kinder an der Grenze des Verhungerns gehalten werden? »Achte darauf, dass sie nicht zu viel trinkt«, bekam man zu hören, ständig und überall. Ich habe natürlich nicht die Wahrheit erzählt: dass sie nicht nur so viel zu essen bekam, wie sie innerhalb der vorgegebenen 20 Minuten schaffte, sondern dass ich sie bei jeder Mahlzeit mästete. Für mindestens noch mal 20 Minuten.

Und bald danach habe ich dann das erste Mal von Koliken gehört. Erschreckende Geschichten über kleine Kinder, die drei Monate lang Tag und Nacht schrien, machten die Runde.

Ich, die dank der fehlerhaften Waage gelernt hatte, selbst ein wenig nachzudenken, wusste ja, was mein kleines Nebelhorn zum Schweigen gebracht und sie still, zufrieden und gelassen gemacht hatte: essen, viel essen, mehr essen und noch mehr essen. Ich ging umher und brütete über meiner ganz eigenen Theorie zum Thema Kolik. Und diese Theorie sollte über die Jahre Hunderte Male bestätigt werden:

Kolik ist eine nicht gelinderte Überlebensangst. Kein Kind wird mit einer Kolik geboren. Es gibt keine vorprogrammierten Kolikkinder, genauso wenig wie es Kopfschmerzfrauen oder Magengeschwürmänner gibt.

Mit meinem Patentrezept – essen, viel essen, mehr essen und noch mehr essen – ließen sich dann auch sämtliche Kinder kurieren, deren Mütter jegliche Listen über Bord warfen und sie mit Nahrung so vollstopften, dass es an beiden Enden wieder herauskam.

Zum ersten Mal – aber nicht zum letzten – wunderte ich mich über die merkwürdige Verordnung, die mehr oder weniger offen vorschreibt, dass es den kleinen Kindern gar nicht so sehr gut gehen sollte. Nicht *zu* gut. Nur einigermaßen gut! Sie sollen das essen, was sie brauchen, und nicht mehr. Sie sollen so viel schlafen, wie sie brauchen, und nicht mehr. (Das durften sie wenigstens damals, im Gegensatz zu heute – aber meistens durften sie sich auch in den Schlaf schreien, genau wie heute.) Säuglinge sollen sich nicht in Wohlbefinden wälzen, scheint die Regel zu sein, damals wie jetzt. Sie sollen nicht *genießen*. Sie sollen schreien und Probleme haben. Und vor allem sollen sie ein Problem darstellen, nicht zuletzt für ihre armen Mütter.

Möglicherweise gab es damals einen Zusammenhang zwischen der Emanzipation der Frauen und dem Bedarf des Arbeitsmarktes – jedenfalls in Schweden, wo die Nachfrage nach Arbeitskräften enorm war. Und so wurde es schon Anfang der 60er-Jahre allgemein üblich, die kleinen Kinder als anstrengende Hindernisse in fast allen Zusammenhängen zu betrachten.

Misstrauisch, wie ich geworden war, witterte ich eine gesellschaftspolitische Konspiration. Die Kinder sollten ganz allgemein als anstrengend betrachtet werden! Denn so konnten sich die Mütter leichter von ihnen trennen. Und in den 70ern wurde die öffentliche Debatte davon geprägt, dass jedermann sich nicht nur über die Kinder, sondern über die Familie als Institution beklagte. Die Leute wurden am laufenden Band geschieden und forderten zornig, dass die Gesellschaft sich um die Pflege und das Wohlergehen der Kinder kümmern solle. Die Frauen durchlebten eine wahre Hölle mit ihren Kindern: Die Schwangerschaft sei anstrengend, die Geburt sei anstrengend, sie großzuziehen sei anstrengend, und es sei auch überaus schwierig, sie wieder loszuwerden. Es gab noch keine Ganztagsplätze für jedes Kind ...

Mein kleines Mädchen war glücklich. Es ging ihr so gut, wie es einem kleinen – oder gewiss auch einem großen – Menschen ergehen kann. Sie aß wie ein Pferd, schlief wie ein Murmeltier, arbeitete mit Leib und Seele, erkundete die Welt sowohl drinnen wie auch draußen, als die freimütige Entdeckungsreisende, die sie war (und blieb), mit einem Intellekt, der wie ein grenzenloser Sternenhimmel nur so glänzte.

War sie glücklich, weil ihre Mama zu Hause bei ihr war? Das will ich nicht behaupten. Ich habe meine persönliche Bedeutung als Fürsorgeperson nie überschätzt – meine Kleine nannte mich nicht einmal Mama, denn so nannte ich mich ja auch nie selbst. Ich war Anna. Mein Ziel war es, für sie zugänglich zu sein als ihre beste Freundin der Welt, als eine Verbündete, die ihre Interessen wahrte, was sie ja nicht selbst konnte. Mein Einsatz bestand darin, ihr die Voraussetzungen zu geben für ihre eigene, freie Entwicklung, die in ihrem Inneren festgelegt war wie ein Gesetz, das ganz eigene Gesetz der Evolution.

Es hat nicht viele Tage gedauert, bis ich begriffen hatte: Wenn ihre Entwicklung ihren freien Lauf nehmen sollte – »What a man can be, he must be« –, musste sie vor allem viel mehr essen, als für das reine Überleben notwendig war, und sie musste viel mehr Schlaf bekommen als die Menge, mit der sie an und für sich »ausgekommen« wäre. Ein kleiner Mensch – wie auch ein großer – wird, wie gesagt, erst frei sein und sich gegen einen grenzenlosen Sternenhimmel erheben können, wenn seine grundlegenden Bedürfnisse nicht nur im Nachhinein, wenn der Mangel akut geworden oder überhaupt erst entstanden ist, zufriedengestellt werden, sondern *vorbeugend*, kontinuierlich und in reichem Maße. Erst dann wird er frei sein und sein volles menschliches Potential entfalten können. Dann ist er *frei* – im Gegensatz zu gefesselt, gebunden und unfrei.

»*Du wirst ja keine einzige Minute für dich selbst haben!*«, bemitleideten die Leute mich hin und wieder, als die Kleine etwa ein Jahr alt geworden war. Ich verstand offen gestanden nicht, wovon sie redeten. Tat ich ihnen leid? Warum denn? Außerdem hatte ich ganz viele Minuten für mich selbst, wenn nicht Stunden. Das Kind schlief zwölf Stunden jede Nacht. Sie spielte morgens zwei Stunden in ihrem Bett, wo sie sich wertvolle Problemlösungen aneignete und manchmal noch eine Runde schlief; ihr Mittagsschlaf dauerte immer anderthalb Stunden, und abends wurde sie um 18 Uhr von Papa ins Bett gebracht. Warum sollte ich mich beklagen?

Ich verstand, dass ich klagen *sollte*. Hätte ich die Wahrheit gesagt – dass ich kaum erwarten konnte, in den Stunden, die ich *nicht* für mich selbst hatte, dieses fröhliche, schlaue, ununterbrochen interessante kleine Menschenkind zu *genießen* – wäre ich auf taube Ohren gestoßen.

Ich glaube, du verstehst, worauf ich hinauswill. Das Leben mit kleinen Kindern soll ein Genuss sein – und sie sollen auch selbst das Leben genießen! Etwas anderes wäre nicht zu verantworten, egal was die »Tagesordnung« auch bieten mag.

Aber heute, fast ein halbes Jahrhundert später, ist diese Ordnung, die ich – immer noch genauso, vermeintlich sogar ein bisschen krankhaft, misstrauisch wie damals – als konspirativ betrachte, vorherrschend: Kleine Kinder *sollen* geradezu als anstrengend empfunden werden, denn das schafft jede Menge Arbeitsplätze. Ja, es entsteht dadurch in der Tat eine ganze Industrie mit vielfachen Nebenzweigen, die allerlei Kommerz produziert.

Wie würde die Welt aussehen, wenn sie von harmonischen Kindern – denen es einfach super ginge, die das Leben genießen würden und deren Gehirne sich ungehindert und aktiv entwickeln könnten – bevölkert würde? Wem würde es dann gelingen, die Macht über sie zu gewinnen?

Heutzutage ist es *auch* der Schlafmangel, der die kleinen – und nicht ganz so kleinen – Kinder an eine sowohl körperliche, seelische wie auch intellektuelle *Unfreiheit* fesselt. Die Schlafprobleme der Kleinen sind nicht vom Himmel gefallen. Sie sind in unserer Kultur *herangezüchtet* worden. Kinder werden nicht mit Schlafmangel geboren, genauso wenig wie sie mit einer Kolik auf die Welt kommen. Meiner Konspirationstheorie zufolge haben die Eltern der westlichen Welt es nicht nur trotz besseren Wissens und in fehlgerichtetem Wohlwollen versäumt, die allgemein menschlichen Grundbedürfnisse der kleinen Kinder zu wahren, in einer *für das Kind* zufriedenstellenden Weise – sondern: Sie sind auch seit Jahrzehnten regelrecht dazu aufgefordert worden. Deshalb wird die DurchschlafKur mancherorts noch als kontrovers angesehen (doch nicht von den Kindern).

Die DurchschlafKur begnügt sich nicht damit, den kleinen Kindern dazu zu verhelfen, dass sie ein wenig Schlaf bekommen, so hier und da mal ein Stündchen und bloß nicht zu viel, so dass die Eltern auch ein wenig Schlaf bekommen, so hier und da ein Stündchen und bloß nicht zu viel. Sie hat ein viel größeres Ziel: Freiheit – Freiheit für Klein und Groß!

Verstehst du nicht, worüber ich fasele, wirst du es sehr wohl verstehen, falls und wenn du die DurchschlafKur bis zu ihrem vollen und wunderbaren Erfolg durchgeführt hast. Dann wird es dein kleines Kind sein, das dir mit aller Deutlichkeit zeigt, was ich meine.

Die Freiheit der Gedanken setzt körperliches Wohlbefinden voraus. Als allerersten Schritt!

Auf seinem bis zum Überfluss gesättigten Magen schlief mein kleines Kind im Alter von drei Wochen nachts sechs oder sieben Stunden am Stück ohne andere Hilfe als Ruhe und Frieden. Ab einem Alter von einem Monat ist dies eher die Regel als die Ausnahme bei Säuglingen, die tagsüber in regelmäßigen Abständen so viel zu essen bekommen, wie sie nur hinunterbekommen können, und noch ein bisschen mehr.

In Verbindung mit der eigentlichen Geburt, gegen Ende der zweiten Lebenswoche oder Anfang der dritten, wird dieses »ein bisschen mehr« sehr wichtig. Noch größere Portionen werden gegen Ende des zweiten Lebensmonats erforderlich.

Wird der kleine Magen dann immer noch (mehr als) ausreichend satt, können die Nächte des Zweimonatskindes problemlos auf acht Stunden verlängert werden. Ein wenig Ruhe bringende Hilfe kann am Anfang vonnöten sein, aber nicht viel. Das Zweimonatskind zeigt – unter den gegebenen Voraussetzungen – dass sie oder er ein dankbares Gewohnheitstier ist. Im Alter von drei Monaten wird es dann auch nicht schwierig sein, die Nacht auf zehn Stunden und mit vier Monaten auf 12 Stunden zu verlängern.

Und dann braucht man gar keine Schlafkur! Du wirst also schon vor der Geburt deines nächsten Kindes das DurchschlafBuch an jemanden, der das Buch dringender braucht, weitergeben können. Toll, nicht!?

1. Das vier Monate alte Kind

Es gibt mehrere Gründe, warum ich die DurchschlafKur ausgerechnet für kleine Kinder im Alter von vier Monaten empfehle (nach oben hin gibt es keine Altersgrenze, wie wir bald erfahren werden):

- Die Gute-Nacht-Leier funktioniert besser bei den Viermonatskindern als bei den ganz kleinen, die vielleicht das Gesicht zur Stimme suchen würden.
- Gesunde und normalgewichtige Viermonatskinder sind vollauf dazu imstande, zwölf Stunden am Stück ohne Essen gut zu schlafen. Das Saugbedürfnis ist markant zurückgegangen. Das Viermonatskind braucht keinen Schnuller oder Schnullerersatz.
- Das Viermonatskind kann sich umdrehen, nicht nur vom Bauch auf den Rücken, sondern auch vom Rücken auf den Bauch, was ihm die Bewegungsfreiheit gibt, seine bevorzugte Schlafposition selbst zu wählen.
- Schließlich, aber nicht zuletzt: Es dauert ein wenig, bevor man ein solches Chaos aus Schlafmangel und Verzweiflung – verzeihe mir die Wortwahl – aufgebaut hat, dass die Eltern es nicht mehr ertragen. Das Viermonatskind, das seit seiner Geburt in der Überlebensangst gefesselt geblieben ist, hält es auch nicht mehr aus. *Bis hierher, aber dann nicht weiter*, gilt in der Regel für alle Beteiligten. Jetzt sind es nicht mehr nur die Eltern, die Hilfe suchen. Das Kind mitten im Chaos tut es auch.
- Wenn jemand geglaubt hat, dass das kleine Viermonatskind von ganz allein, mit der Zeit, schon bald, morgen Nacht, oder übermorgen Nacht, es vielleicht schaffen wird, besser zu schlafen, wird das Kind

jetzt umso rechthaberischer das Gegenteil beweisen. Du, die/der die Kapitel über *die Ruhe, die Sicherheit* und *den Genuss* gelesen hat, verstehst, warum.

Lotta, die sich »superglückliche Mama« nennt, schreibt:
> *Ich muss euch einfach nur erzählen, was für einen tollen Erfolg ich mit der DurchschlafKur bei meinem viereinhalb Monate alten Baby hatte. Ich führte die Kur mit dem Kind in Rückenlage durch, und es hat super funktioniert. Ich bin sooo glücklich! Danke!*
> *PS: Wir sind gerade aus einem fünftägigen Urlaub zurückgekommen, und ich kann berichten, dass sogar die Folgewoche auch reibungslos verlief, der neuen Umgebung, einem neuen Kinderwagen und neuem Schlafzimmer zum Trotz.*

Kleine Kinder tun das, was wir ihnen beibringen. Man kann fast sagen, dass das kleine Menschenkind sich in seiner ersten Zeit hier auf Erden so verhält, wie du oder ich oder wer auch immer es an einem neuen Arbeitsplatz tun würde. In der ersten Zeit versucht man sich zurechtzufinden. Man macht sich mit den neuen Aufgaben bekannt. Zur Hilfe hat man die Anleitung des Chefs und der Arbeitskollegen, zusätzlich zur eigenen Ausbildung und Erfahrung. Vieles lernt man, indem man schaut, wie es die anderen machen.

Das Menschenkind hat keine Erfahrung. Es lernt, indem es beobachtet, was andere tun, und durch Anleitung. Das Menschenkind wird geboren, um seine Wirklichkeit zu erforschen, zu beherrschen und allmählich die Bedingungen, die Welt zu verändern. Damit ein Kind die Wirklichkeit erforschen und später beherrschen kann, ist es erforderlich, dass es eine Wirklichkeit erlebt, die auch ohne das Kind Gültigkeit besitzt.

So kann ein neuer Mitarbeiter ja auch nur lernen, seine Arbeit zu beherrschen und auszuführen, wenn es den Betrieb wirklich *gibt*, in dem die Tätigkeit ausgeübt und gelebt wird. Wenige Menschen fangen gänzlich ohne Vorkenntnisse eine neue Arbeit an. Aber nicht einmal die Qualifiziertesten würden auf den Gedanken kommen, sofort damit anzufangen, den Arbeitsplatz zu verändern und alle eingearbeiteten Abläufe über den Haufen zu werfen.

Ein Säugling, der durch seine bloße Existenz den »Arbeitsplatz« verändert und die alte Routine gestört oder nicht existent vorfindet, reagiert mit Unruhe, Verwirrung und Unzufriedenheit.

> Kleine **Kinder** tun das, was wir ihnen **beibringen**:
> Dein Kind folgt dir und **lernt** von dir, ob du es willst oder nicht.

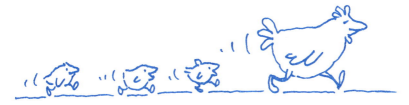

Folgst du stattdessen deinem Kind, wird es schon sehr bald protestieren – genauso wie du und ich als neu Eingestellte lauthals protestieren würden, wenn der Chef ankommen und uns gleich am ersten Tag die ganze Verantwortung für den Betriebsablauf übertragen würde.

Und dort befindet sich nun der kleine *Adam*, vier Monate, unser erdachtes Kurkind. Adam weist die Verantwortung für den Betrieb von sich. Damit hat er schon im Alter von etwa zwei Monaten angefangen, als er ein durch eine feste Routine gefestigtes Rückgrat in seinem Leben suchte, aber nicht fand. Jetzt macht er es umso rechthaberischer. Er fordert, dass seine Leiter die *Leitung* übernehmen.

Adam kommt nicht voller Sehnsucht nach seiner Mama, die er nun endlich »im echten Leben« kennen lernen darf, auf die Welt. Er war auch nicht von Geburt an neugierig auf seinen Papa, der ihn stolz und erwartungsvoll in Empfang nahm. Seine glücklichen Eltern mögen vielleicht gerne glauben, dass Adam sich genau so sehr auf sie gefreut hat wie sie sich auf ihn – das würden sicherlich die meisten Eltern in diesen das Individuelle und Emotionale betonenden Zeiten –, aber der kleine Adam war, genau wie alle andere kleine Babys, der geborene Pragmatiker. In seinem Leben gab es nur zwei Fragen:
- Wer wahrt meine Interessen in dieser Welt, so dass ich mit Sicherheit überlebe?
- Was muss ich in dieser Welt lernen, damit ich eines Tages so gut wie möglich auf eigene Faust zurechtkommen werde?

In deiner oder meiner Sprache des Neuangestellten würden sich diese Lebensfragen etwa so anhören:
- Wer wahrt meine Interessen hier am Arbeitsplatz, so dass ich mit Sicherheit meinen neuen Job behalten kann?
- Was muss ich hier am Arbeitsplatz lernen, damit ich eines Tages weiterkommen und mein eigener Chef werden kann?

Im Alter von vier Monaten hat der mit Schlafproblemen belastete Adam noch keine genaue Antwort auf seine erste große Lebensfrage erhalten. Für ihn wird es höchste Zeit, die Überlebensangst zu überwinden, damit er voll und ganz in die zweite Lebensfrage mit allem, was dazugehört, eintauchen kann.

Der kleine Adam sucht seine Zukunft! Er ist nicht hier, um für den Moment zu überleben, getröstet und für eine kleine Weile gerettet. Er ist hier um zu *leben*. Das erfordert mehr als ein gerettetes Jetzt. Es erfordert ein sicheres Morgen. Und danach noch unendlich viele sichere neue Tage, und die dazugehörigen wolfsfreien Nächte!

Die **DurchschlafKur** gibt ihm die überzeugenden, sicheren Antworten auf Lebensfrage eins. Und der kleine Adam ist alles andere als widerstrebend. Er möchte nichts lieber, als die Angst ums Überleben hinter sich lassen. Adam nimmt dankbar die festen Zeiten und die felsenfeste Routine, die ihm unter *sicherer Anleitung* vermittelt werden, an. Er hat kein Problem damit, dass alles plötzlich bis ins kleinste, durchdachte Detail verändert wurde, denn Adam ist ein schlaues Kerlchen: Er spürt sofort, dass dies etwas ist, das in *seinem* Interesse geschieht. Er bekommt endlich Antworten auf die Fragen, die er in letzter Zeit immer beharrlicher gestellt hat. Er bekommt nun die *für ihn* zufriedenstellenden Antworten.

Adams Schreie waren keine Missmutsäußerungen. Es waren Fragen. *Kommt der böse Wolf jetzt und holt mich?* Es fällt ihm nicht schwer, den wiederholt überzeugenden – und überzeugten – Bescheid anzunehmen, dass er sich vollkommen *sicher* fühlen kann. Der böse Wolf kommt nicht. Jetzt nicht, und auch nicht später, und diesmal auch nicht!

Der kleine Adam ist ein perfektes Kurkind, weil er genau vier Monate alt ist. Er ist für das *Erlernen* von Gewohnheiten – neue Gewohnheiten nenne ich es nicht, weil er bisher gar keine hatte – so wunderbar offen.

Das Kind und die Kur. Vier Monate bis zwölf Jahre

Er hat keine alten Gewohnheiten, mit denen er brechen oder die er überwinden müsste. Das hätte zwar auch gut geklappt, wenn es so gewesen wäre. Das Bemerkenswerte ist aber, dass das Viermonatskind in der Tat ein Gewohnheitstier ist. Es ist so deutlich, als hätte er ein Schild mit der entsprechenden Aufschrift um den Hals gehängt bekommen. Diese Tendenz ist schon bei Kindern im Alter von etwa zwei Monaten deutlich erkennbar, aber im Alter von vier Monaten ist das kleine Gewohnheitstier voll entwickelt. Das kann man nur dankbar entgegennehmen – genauso, wie Adam es auch tut. Er reagiert auf die DurchschlafKur mit dankbarer Erleichterung.

Aber wird er seinen Schnuller nicht vermissen – er war doch auch eine Art Gewohnheit? Nein. Es liegt nicht in Adams Interesse, mit einem Pfropfen im Mund getröstet zu werden, wenn er doch nach *Sicherheit* fragt (und auch fragen muss). Er wird den Schnuller schneller vergessen, als es seine Eltern tun.

Bisher hatte der kleine Adam jede Nacht mehrmals gegessen. Am Ende des eskalierenden Schlafproblems wachte er in der Regel jede Stunde auf und wurde gestillt. Nach der ersten Nacht der Durchschlaf-Kur, in der er elf Stunden lang nichts zu essen bekam, hatte er keinen großen Hunger, was seine Mama etwas überraschte. Er war einfach nur müde!

Mama und Papa stellten für Adam folgendes Schema auf. Sie wählten eine elfstündige Nacht, um abends noch Zeit für das Zusammensein von Papa und Sohn zu schaffen. Drei Schlafphasen am Tage von insgesamt viereinhalb Stunden bringen die Gesamtschlafmenge auf die erforderlichen rund 15,5 Stunden pro Tag. Und die Mahlzeiten sind mit einem Abstand von drei Stunden über den Tag verteilt:

7.00 Uhr	*Guten Morgen!*	*Stillen, beide Seiten, max. 1 Stunde*
8.30–10.00 Uhr	*Vormittagsschlaf*	*1,5 Stunden*
10.00 Uhr	*2. Mahlzeit*	*Obstpüree, Stillen, max. 1 Stunde*
11.30–13.00 Uhr	*Mittagsschlaf*	*1,5 Stunden*
13.00 Uhr	*3. Mahlzeit*	*Mus/Gemüse, Stillen, max. 1 Stunde*

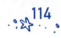

15.00–15.45 Uhr	*Nachmittagsschlaf*	45 Minuten Schlaf
16.00 Uhr	*4. Mahlzeit*	Obstpüree, Stillen, max. 1 Stunde.
18.00–18.45 Uhr	*Abendschläfchen*	45 Minuten Schlaf
19.00 Uhr	*5. Mahlzeit*	Stillen, Baden, Lachen
20.00 Uhr	*Gute Nacht!*	

2. Fünf bis sieben Monate

Die Mutter des kleinen Sebastian berichtet über ihr Leben vor und nach der Kur:

> *Bis vor sechs Wochen hatte ich tagsüber einen ach so süßen Sohn. Er schlief gut, aß gut und alles war Friede, Freude, Eierkuchen. Aber dann kamen die Nächte. Versuchte ich, ihn in seinem eigenen Bett schlafen zu lassen, ging es nur, wenn ich so lange bei ihm saß, ihn wiegte und streichelte, bis er einschlief, was bis zu 40 Minuten dauern konnte. Dann wurde er nach 45 Minuten wieder wach, und ich konnte von vorne anfangen. Natürlich habe ich das nicht lange ausgehalten, und er durfte bei mir im Bett schlafen, was wir von Anfang an in der letzten Nachthälfte praktiziert haben (nun ist es aber immer länger geworden). Zuerst fand ich es ganz gemütlich. Aber bald schon war es gar nicht mehr gemütlich. Sebastian schlief nur noch, wenn er mich als Schnuller benutzen durfte. Weil er aber etwas heftig saugte, zog und kratzte, lief dann auch die Milch, was ihn wütend machte. Denn er hatte ja keinen Hunger. Er biss und trat mich. Kurz gesagt: Ich war ein Wrack. Heimlich war ich, milde ausgedrückt, eifersüchtig auf alle, deren Kinder nachts brav schliefen. Ich war nicht direkt neidisch, hätte aber auch gerne die Kraft gehabt, um die schwierigen Nächte irgendwie in den Griff zu bekommen.*
> *Schließlich hatte ich genug und fing an, über die DurchschlafKur zu lesen. Allmählich verstand ich, was sie alles beinhaltet und wie wenig im Grunde genommen von mir gefordert werden würde. Als ich mich dann entschlossen hatte, die Kur durchzuführen, wollte ich keinen Tag mehr warten. Wir führten die Kur über Weihnachten und Silvester durch!*
> *Es ist vorwärts und rückwärts gegangen, herauf und herunter, aber ganz klar mehr vorwärts. Nach drei Wochen waren alle Groschen gefal-*

> len. Jetzt habe ich einen Sohn, der von 19.45 Uhr bis 07.45 Uhr problemlos schläft, und auch die Schlafphasen am Tag verlaufen ohne Schwierigkeiten. Es wurde nicht so gut, wie ich es mir vorgestellt hatte – es wurde BESSER!
> Endlich habe ich wieder ein eigenes Leben bekommen. Ich muss nicht mehr überlegen, wann ich die Zeit und die Kraft finden werde, um dieses oder jenes zu erledigen (vorher wusste ich ja nicht, wann und wie lange Sebastian schlafen würde). Jetzt kann ich sogar versprechen, dass ich dies oder das bis dann und dann fertig machen werde, denn nun weiß ich, dass ich Zeit habe, wenn er schläft, und ich weiß, dass ich genug Kraft habe. Ich bin ausgeruht! Vor der Kur dachte ich, dass ich von den festen Schlafzeiten am Tag abhängig sein werde, ich wollte auf keinen Fall mein Leben nach seinen Schlafzeiten einrichten müssen. Und das muss ich auch gar nicht. Ich nehme ihn einfach mit, und er schläft dann im Wagen, wenn es Zeit zum Schlafen ist, egal wo wir uns gerade befinden. Welch eine Freiheit!

Auch wenn man als erschöpfte Eltern vier Monate mit zerrissenen Nächten durchhält, schafft man selten mehr als fünf. Der Schlafmangel wird zu belastend. Man sieht ein, dass man in dieser Weise nicht weiterleben kann, wenn man sich seinen Verstand bewahren will. Und man hat die Hoffnung aufgegeben. Man glaubt nicht mehr daran, dass ein Wunder geschehen wird und dass das kleine Kind plötzlich von ganz allein anfangen wird durchzuschlafen. Jetzt wird man Hilfe suchen, wenn man es nicht schon eher getan hat.

Die kleinen fünf bis sechs Monate alten Babys bilden die zweitgrößte Gruppe der Kinder, die ich über die Jahre persönlich durch die **DurchschlafKur** begleitet habe. Die größte Gruppe der von Schlafstörungen geplagten Kinder waren die acht- bis neunmonatigen. Ihre Eltern, die mit Hilfe verschiedener Entlastungen und allen möglichen Notmaßnahmen bis hierher durchgehalten haben, erkennen erschrocken, wie schlecht es dem kleinen Kind geht. Sie leiden mit ihrem Kind, das sich wegen des Mangels an lebenswichtigem Tiefschlaf am Rande des Zusammenbruchs befindet. Verzweifelt suchen sie jetzt Hilfe um des Kindes willen – während die Eltern der noch jüngeren Halbjahreskinder sich eher um ihr eigenes Wohlergehen Sorgen machen.

Gerade im Alter von fünf Monaten blüht die Persönlichkeit des kleinen Menschenkindes auf wie eine sich öffnende Blütenknospe. Jetzt ist das Kind nicht mehr »nur« ein Baby – und überhaupt kein Neugeborenes mehr –, um welches man versucht, sich, so gut es nur irgendwie geht, zu kümmern. Ab jetzt steht man einem Individuum gegenüber. Es ist jetzt ein voll entwickelter kleiner Mensch mit deutlichen Persönlichkeitszügen. Eine wahre Metamorphose vollzieht sich!

Im Zusammenhang mit dem vier Monate alten Kind haben wir einen Vergleich gezogen, den wir jetzt ein wenig weiterführen können. Du oder ich oder warum nicht das kleine fünf Monate alte Kind, Fräulein X, fängt einen neuen, qualifizierten Job in einem Betrieb an. Die erste Zeit vergeht damit, sich mit allem Neuen bekannt zu machen. Fräulein X findet allein noch nicht einmal den Weg zu ihrer Arbeitsstelle, und sie weiß nicht, wie die Kollegen alle heißen. Sie hat noch keine klare Vorstellung davon, was sie machen muss – und wie sie dies dann in den Griff bekommt. Die erste Zeit ist anstrengend, und viel Beobachtung wird erforderlich.

Schließlich findet Fräulein X den Weg durch die Korridore und kümmert sich um ihre Aufgaben. Sie hat sich die Namen der Kollegen nun gemerkt und weiß, wer wo arbeitet – und was sie alle machen. Allmählich bildet sich eine feste Arbeitsroutine. Fräulein X bekommt schnell den Ruf, eine sehr tüchtige Mitarbeiterin zu sein. Sie erfüllt die Erwartungen, die an sie gestellt werden.

Genau hier befindet sich das vier Monate alte Kind, das Gewohnheitstier. Aber jetzt tut sich allerhand!

Fräulein X, die der Meinung ist, dass sie schon weiß, was man über die Routine am Arbeitsplatz wissen sollte, verspürt den Bedarf, sich weiterzuentwickeln. Jetzt möchte sie mehr über den Betriebsablauf an sich erfahren. Sie fängt an, dies und jenes in einem größeren Zusammenhang zu betrachten. Sie begeistert die Menschen mit ihrem Enthusiasmus und wird fast ein bisschen dreist. Fräulein X *geht über das Bekannte hinaus.*

Genau hier befindet sich das fünf Monate alte Kind.

Fräulein X tritt als eine Persönlichkeit, als ein Mensch mit Ideen und Visionen hervor, als eine Person, die etwas erreichen möchte und die nach vorne strebt. Ein anonymes Mitglied der grauen Masse ist sie nicht gerade! Fräulein X wird bemerkt.

In derselben Weise tritt das fünf Monate alte Kind aus der »Anonymität« hervor, mit Profil und Eigenart, deutlich in seiner Persönlichkeit und mit einer Seele, die sich dem Himmel entgegenstreckt. Aber damit Fräulein X oder du oder ich an unserem Arbeitsplatz, ihre Persönlichkeit entfalten, ihre Ambitionen aufrechterhalten und ihre Visionen ausleben kann – alles nach der Devise von Maslow: »What a man can be, he must be« –, sind *körperliche und seelische Bewegungsfreiheit unerlässlich*. Und diese beiden hängen unweigerlich zusammen, wie wir im vorausgegangenen Kapitel gesehen haben. Der gemeinsame Nenner ist die *Freiheit*:

- Wenn ein Mensch, groß oder klein, seine grundlegenden Bedürfnisse in reichlichem Maße zufriedengestellt bekommt, nicht nur im Nachhinein, wenn der Mangel schon akut geworden oder überhaupt entstanden ist, sondern *vorbeugend*, kontinuierlich und in reichem Maße, dann ist er frei und kann sich gegen einen grenzenlosen Sternenhimmel erheben.
- Dann ist er frei und kann sein volles menschliches Potential entwickeln.
- Dann ist er *frei* im Gegensatz zu gefesselt, gebunden und unfrei.

Einfach ausgedrückt: Es sind also nicht nur die armen Eltern, die ihren Nachtschlaf brauchen!

Und hier muss ich mal ein wenig lästern: Wenn Eltern von fünf bis sechs Monate alten Kindern hervorheben, dass der stärkste Persönlichkeitszug ihres Kindes die Willensstärke sei, dann weiß ich, dass es in der Familie Schlafprobleme gibt ...

Ohne seine angeborene und äußerst menschliche Willensstärke hätte das Menschengeschlecht kaum bis heute überlebt. Wir sollten also dankbar dafür sein, dass wir sie besitzen.

Es war jedoch nicht die Eigenschaft der Willensstärke, die den kleinen Sebastian im angeführten Beitrag dazu brachte, seinen Ersatzschnuller Mama zu zerren, beißen, kratzen und treten und sie in ein menschliches Wrack zu verwandeln, so klein, wie er war. Was er damit ausdrückte, war seine *Frustration*. Mama hatte am Ende genug davon, aber der kleine Sebastian, behaupte ich mal, hatte schon längst genug. Er benötigte seine körperliche und seelische Freiheit, um sich in Übereinstimmung mit den drei oben angeführten Punkten weiterentwickeln zu können. Er forderte sie – und Mama war klug genug und hörte auf das, was er ihr zu sagen versuchte. Mit Hilfe der DurchschlafKur gab sie ihm seine Freiheit. Ich ahne, dass er es ihr seitdem durch sein Verhalten gedankt hat!

Ein kleines Fräulein X namens *Emma*, knapp sechs Monate alt, kam mit ihrem Papa zu mir, um eine Kur zu machen. Emma war müde, als sie kam, aber trotz allem fröhlich, schien es. Sie schaffte es aber nicht, mehr als 20 Minuten am Stück fröhlich zu bleiben, wenn sie mal in Topform war. Darauf gab es dann unterhaltende und stimulierende Maßnahmen verschiedenster Art, die sie auf Dauer noch zusätzlich ermüden ließen. Damit sollte jetzt Schluss sein!

Hier das Schlafschema, das wir in Übereinstimmung mit Emmas Schlafbedarf aufstellten (15 Stunden 15 Minuten pro Tag):

20.00–07.00 Uhr	*Nacht*	*11 Stunden*
08.00–08.45 Uhr	*Schläfchen am Morgen*	*45 Minuten*
09.45–10.30 Uhr	*Vormittagsschlaf*	*45 Minuten*
13.00–15.00 Uhr	*Mittagsschlaf*	*2 Stunden*
17.00–17.45 Uhr	*Nachmittagsschlaf*	*45 Minuten*

Meine Aufzeichnungen der ersten drei Nächte (um die vierte musste sich der Papa zu Hause kümmern, sowie auch um die Folgewoche) sind ganz typisch für solch kleine Damen und Herren.

1. Nacht

20.00   Papa bringt sie ins Bett und geht. Ich knuffe und leiere abschließend. Emma schläft nach 12 Minuten.

22.12   Sie wacht auf, fragt. Ich knuffe, leiere im Hinausgehen. Sie ist erschöpft. Knuffen, Leier. Wieder hinein, knuffen, leiernd hinaus. Hinein: Fächer. Leier. Jetzt mag sie gerne geknufft werden.

22.32   Bestätigende Leier und Ruhe.

23.55   Sie wird richtig wach, fragt. 4 Mal Knuffen (am Ende leicht genervt). Leier. Ruhe.

1.10   Sie fragt wieder. Kurzes Knuffen und Leier.

Das Kind und die Kur. Vier Monate bis zwölf Jahre

3.15	Sie wird wieder laut. Knuffen und Leier. Schläft um 3.17.
3.45	8 Mal Leier. 6 Mal Knuffen und Leier. Ruhe um 3.48.
5.15	Neue Fragen. 4 Mal Knuffen. 4 Mal Leier. Ruhe um 5.18.
5.30	Unerhört kurzes Aufwachen (die Wolfsstunde). Schläft selbst wieder ein!
6.00	Sehr kurzes Aufwachen, Fragen. 6 Mal Knuffen und 4 Mal die Leier.
6.20	Emma ist verärgert. Hat sie da geflucht? Kurzes Knuffen, 8 Mal die Leier.
6.25	Knuffen. Leier und Bestätigung. Ruhe um 6.30.
6.55	Sauer, wütend, müde. Knuffen. 6 Mal Leier. Ruhe.
7.05	Papa weckt sie mit großem Tamtam.

2. Nacht

20.00	Papa bringt sie ins Bett, knufft Emma, bis sie sich entspannt, geht leiernd und schnell hinaus.
21.17	4 Mal Leier (vor der angelehnten Tür und im Weggehen). Ruhe um 21.18.
3.55	Sie meckert. 4 Mal Leier an der Tür. Ruhe um 3.56.
4.03	Sie meckert. 6 Mal Leier (inkl. Bestätigung), Pause, 8 Mal Leier (4 Mal leicht genervt und 4 Mal bestätigend). Ruhe um 4.18.
4.57	Gemeckere. 6 Mal Leier (inkl. Bestätigung), sie reagiert sauer und verwirrt, meckert weiter. 6 Mal Leier. Ruhe um 5.06
5.07	Meckert wieder, beruhigt sich von selbst. Meckert noch mal, beruhigt sich wieder von selbst. Ich warte ab. Meckert erneut – 4 Mal Leier. Sie wird von einer kleinen Lebenskrise überwältigt – empfindet Selbstmitleid. Die Krise regelt sie auf eigene Faust. Bestätigung, als sie um 5.12 still wird. Verfällt darauf in eine erneute Lebenskrise, wovon sie aber bald selbst genug hat. Bestätigung wird akzeptiert. Ruhe.
5.15	Bereut es doch und wird wieder laut. Kurzes Knuffen, kurzer Fächer, 6 Mal Leier im Hinausgehen (inkl. Bestätigung). Meckert wieder, sobald ich still bin! Ich bleibe aber still. Pause. 8 Mal Leier. Pause. 8 Mal Leier (etwas lauter!).
5.20	Knuffen – Fächer – denke: *RAUS HIER!* – Leier. Abwarten vor der Tür, 4 Mal Leier, Abwarten.

5.28   Kurzes Knuffen, kurzer Fächer, leiernd hinaus. Jetzt schreit sie lauthals und wütend. Und peng! RUHE um 5.31. Ich verzichte hier auf meine Bestätigung.

6.30   8 Mal Leier, sehr laut. Sie wird leise, meckert. Leiere ein letztes Mal: 6 Mal, inkl. Bestätigung. Ruhe um 6.34.

7.00   Papa weckt sie mit jubelnder Freude.

3. Nacht

20.00   Papa bringt Emma ins Bett, er muss nicht knuffen, denn es ist gar nicht notwendig, Emma bleibt zufrieden liegen. Papa leiert und geht.

20.45   Sie fragt – eher quengelig als unruhig. Ich leiere laut, sachlich und mit Bestimmtheit. Und warte ab. Noch 4 Mal Leier, sehr laut. Ruhe.

1.20   Sie wird etwas laut – und innerhalb einer halben Minute wieder leise. Bekommt eine bestätigende Leier, 4 Mal, mit ins Land der Träume.

5.40   Dasselbe wie 1.20.

5.43   Dasselbe wie 1.20.

5.47   Dasselbe wie 1.20.

5.50   Ich gehe hinein, beende die Sache mit ganz kurzen, ganz bestimmten Knuffen (nur 3 an der Zahl), dann einen kurzen Fächer und hinaus mit 4 Mal Leier. Sie wird während meiner Leier still.

7.00   Papa weckt ein verschlafenes Mädchen mit fröhlichen Zurufen und wirft sie in die Luft.

Einen Monat später bekam ich vom Papa folgenden Bericht:

> *Mit großem Stolz kann ich berichten, dass Emma, jetzt 7 Monate, jede Nacht wie eine Königin schläft, wirklich jede Nacht, ohne Ausnahme! Was sagst du dazu?! Wir haben ihr Schlafschema leicht verändert; dasselbe wie vorher, nur haben wir den Nachmittagsschlaf gestrichen. Sie bekommt stattdessen ein 5-Minuten-Nickerchen, wenn es nötig wird. Dann legen wir sie um 19 Uhr ins Bett anstelle von 20 Uhr. Jetzt hat sie die 12-Stunden-Nacht erreicht, und das schafft sie ohne Probleme. Tagsüber schläft sie mindestens ein Mal draußen, funktioniert super! Sie schafft so-*

> *gar ihren 2-stündigen Mittagsschlaf drinnen – gut zu wissen, bevor der Winter kommt (brrr!).*
> *Darüber hinaus kann ich erzählen, dass sie sechs Zähne bekommen hat – einen nach dem anderen. Und sie hat schon mehrmals »Mama« gesagt. Sie robbt vorwärts und versucht schon voller Eifer zu krabbeln, so richtig auf den Knien!*

Da ich nun schon eine ältere Dame bin, habe ich aufgehört, die Schlafkuren persönlich durchzuführen. Das Problem mit älteren Damen ist, dass sie es nicht mehr schaffen, versäumten Nachtschlaf tagsüber nachzuholen. Man schafft es nicht einmal, drei oder vier Nickerchen zu machen wie ein fünf Monate altes Kind. Welch ein Jammer! Ältere Damen *müssen* einfach nachts schlafen, ansonsten bekommen sie gar keinen Schlaf. Genau wie die allermeisten Säuglingseltern, würde ich mal sagen.

Deshalb stelle ich mit Erleichterung – und natürlich mit grenzenloser Freude – fest, dass die DurchschlafKur aus eigener Kraft weiterlebt. Andere übernehmen für mich. Begeisterte Seelenverwandte geben sie weiter, und die Kur verbreitet sich wie Ringe im Wasser. Die Mund-zu-Mund-Propaganda funktioniert unter den Eltern und den Kurleitern/innen. Ich muss keinen Finger mehr rühren. Nur dieses Buch schreiben.

Aber kann man bei einem kleinen Kind mit schweren Schlafstörungen wirklich eine Kur *nach einem Buch* durchführen?

Ja, das kann man.

Aber man kann doch wohl nicht bei Zwillingen eine Kur nach einem Buch durchführen?

Doch, das kann man auch!

Hier ein Brief einer norwegischen Zwillingsmama:

> *Hallo Anna! Zuerst möchte ich erzählen, dass wir mit unseren 6 Monate alten Zwillingsmädchen, den Prinzessinnen Ingrid und Astrid, nun bei der vierten Kurnacht angelangt sind.*
> *Sie kamen einen Monat zu früh auf die Welt und waren untergewichtig (1,9 und 2 kg), und den ganzen Sommer über habe ich Tag und Nacht gestillt. Schon bald wurden sie rund und proper, aber leider gewöhnten sie sich daran, dass sie entweder gewiegt, getragen oder gestillt wurden, bis sie*

schliefen. Als sie fünf Monate alt wurden, musste ich alle anderthalb Stunden stillen. Wenn ich mal nachts drei Stunden am Stück schlafen konnte, hatte ich richtig Glück.

Wie du verstehst, war dies eine unhaltbare Situation. Ich wusste nicht, woher ich die Kraft holen sollte, um eine Änderung unserer Lage herbeizuführen, und ich hatte auch gar keine Ahnung, wie ich es machen könnte. Ich weigerte mich, sie schreien zu lassen, bis sie vor Erschöpfung einschliefen (das ist selbstverständlich die meistempfohlene und meistverbreitete Methode in Norwegen). NIEMALS!

Meine Mama hat mich schließlich »gerettet«. Sie schaute zufälligerweise das Morgenprogramm im Fernsehen (was ganz selten der Fall ist) und sah einen Beitrag mit dir. Sie erzählte mir davon. Mir gefielen deine Ansichten, und ich bestellte das Buch im Internet. Ich las es und war überzeugt!

Ich legte ein Datum in drei Wochen fest, erarbeitete ein Schema und zwang meinen Mann, das Buch mehrmals zu lesen. Papa nahm sich einen Freitag frei, und am Donnerstagabend legten wir los. Wir nahmen je ein Mädchen, und sie bekamen beide ein eigenes Zimmer. Wir lagen auf Gästebetten auf dem Flur davor. Die erste Nacht war anstrengend für Astrid. (Sie war wirklich eine harte Nuss. Ich glaube, ich habe mindestens 100 Mal die Leier aufgesagt, während ich das Buch noch mal überflog, um vielleicht noch mehr Tipps zu entdecken!)

Wir haben das Schema auf den Punkt genau eingehalten, auch wenn es ein bisschen wehtut, sie zu wecken, wenn sie noch richtig schön schlafen – beispielsweise nach einem 45-Minuten-Nickerchen. Aber dann lachen wir und klatschen in die Hände, und HOPPLA lachen sie uns an mit schlafschweren Augen.

Alles in allem ist jegliche Erwartung übertroffen worden, und ich kann es kaum glauben. Ich erwarte in der nächsten Zeit noch ein wenig Ärger mit der Wolfsstunde, aber ich habe meine »Bibel«, an die ich mich halte. Tausend Dank, dass du diese Methode entwickelt hast!

Ich werde ganz bestimmt allen, die ich treffe, erzählen, wie gut und richtig die DurchschlafKur für kleine Kinder ist. Es ist fast so, wie meine Freundin heute sagte, als ich ihr erzählte, dass Ingrid die ganze Nacht von 19 bis 7 Uhr durchgeschlafen hat: »Du kannst ja nach Anna Wahlgren übernehmen, du bist ja noch jung und jetzt bekommst du jede Menge

überschüssige Energie.« »Ja«, habe ich geantwortet, »ich werde eine Abteilung in Norwegen starten.«
Ich bin heute – mitten am Tage (und nicht zuletzt an den Abenden, die ja jetzt richtig früh anfangen und nicht erst um 21.30 Uhr) – so begeistert, dass ich in aller Ruhe hier sitzen und eine Seite nach der anderen an dich schreiben kann, darüber, wie überzeugend, gut und logisch ich deine Methode finde. Danke! Tausend Dank!
Marit, Jan Erik und die schlafenden Prinzessinnen mit den roten Apfelbäckchen, Ingrid und Astrid.

P.S. (eine Woche später): Nun schlafen beide Prinzessinnen die ganze Nacht durch, und das Hinlegen dauert nur noch zwei Minuten, sowohl abends wie auch tagsüber. Ich wundere mich jedes Mal wieder, dass es so einfach ist!

3. Acht bis zehn Monate

Für die kleinen acht und neun Monate alten Kinder steht die ganze Welt plötzlich Kopf. Die Zeit des Fremdelns bricht über sie hinein.

Was ist das bloß für ein Tier? Ein »Wolf«, es ist ganz bestimmt ein »Wolf«! Das Kind kann beim bloßen Anblick einer Person, die es gestern andauernd angelächelt hat, in Tränen ausbrechen. Das Kind kann von Mamas Schoß plötzlich voller Verzweiflung die Arme nach Papa ausstrecken – worauf Mama sich verständlicherweise verletzt und beunruhigt fühlt. Hier stimmt auf einmal gar nichts mehr!

Körperliche Symptome sind eher die Regel als die Ausnahme: Zittern, unterschiedliche Hautausschläge, Fieberpickel, Erbrechen. Viele kleine Kinder erscheinen richtig erschreckend in ihren Versuchen, die Anspannung loszuwerden: Sie klopfen hart und heftig und immer wieder mit ihrem Kopf gegen die Gitterstäbe ihres Bettes oder gegen die Wand.

Auch Kinder, die bisher gut geschlafen haben und gar keine Kur gebraucht haben, fangen jetzt nicht selten an, Nacht für Nacht immer wieder aufzuwachen. Sie weinen herzzerreißend und zeigen deutliche Zeichen von Unruhe. Der Nachtschlaf wird immer häufiger unterbrochen und ist immer schwieriger herbeizuführen, und die Eltern stehen da, als seien sie aus allen Wolken gefallen.

Was ist bloß los?

Im Alter von acht bis neun Monaten wird das Kind zu einem Ich geboren. Nach neun Monaten in Mamas Bauch kommt das Kind auf die Welt, und nach ungefähr genauso viel Zeit außerhalb von Mamas Bauch wird das Kind zum *Ich* geboren.

Zum Ich geboren zu werden beinhaltet, dass man die eigene, abgetrennte Person erkennt. *Ich bin ein eigenständiger Mensch.* Ich bin jemand. Mama ist jemand anderes. Papa ist wieder jemand anderes. Ich bin kein Teil von ihnen. Ich bin ich, getrennt von ihnen. Meine Hände, die ich steuern kann, meine Arme und meine Beine, mein Mund und meine Knie, mein Körper und meine Wahrnehmungen, alle meine Werkzeuge und Mittel, die ich zum Leben einsetzen kann, all dies zusammen bildet jetzt ein Ich. Dieses Ich ist es, das denkt, spürt und ist.

Das Kind, das zu einem Ich geboren worden ist, muss seinen ganzen Plan neu schreiben: *Ich bin nicht mehr ein Teil der Welt, die mich umgibt. Ich bin in dieser Welt und ich gehöre dazu, aber ich befinde mich darin wie ein separates Ich, getrennt von ihr.* Das Kind sieht nun das Eigenständige, das nicht mehr Teilhaftige, das unwiderruflich Abgetrennte.

So wie die physische, faktische Geburt vor acht oder neun Monaten ein erschütterndes Erlebnis für das Kind war, ein fast traumatisches Ereignis, das alles veränderte, ist auch die Geburt des Ichs ein erschütterndes Ereignis von alles verändernder Natur. Etwas geschieht, das unwiderruflich ist. Die Welt wird nie wieder so, wie sie vorher war.

Und das Kind, das nicht mehr ein Teil des umgebenden »Raumes« ist, sondern sich nun als eigenständiges Ich in diesem Raum wiederfindet, reagiert mit Angst und Unsicherheit – so wie das Fremde und Unbekannte immer Angst und Unsicherheit hervorruft.

Um verstehen zu können, was diese erschütternde Veränderung für das Kind bedeutet, kann man eine Parallele zur frischgebackenen Mutter und zu ihrem Erleben der eigenen, veränderten Lebenssituation ziehen. Das Kind, das so lange in ihrer Gebärmutter lag, ist nun plötzlich da, außerhalb ihres Körpers, sichtbar, anfassbar, in die Welt hineingeboren. Das Kind ist nicht mehr ein Teil ihres »Raumes«. Auch wenn sie als werdende Mutter wusste, dass das Kind in ihrem Bauch ein eigenes

Leben führt, war das Kind doch vor seiner Geburt ein Teil von ihr selbst.

Nach der Entbindung war das Kind nicht mehr ein Teil von ihr, so wie es vorher der Fall war. Unwiderruflich getrennt von ihrem Körper lag es nun bei ihr mit durchtrennter Nabelschnur. Es blieb ein Teil von ihr – es war *ihr* Kind – aber es war nicht mehr ein Teil ihres Körpers, obwohl das Kind auch dort – in ihrem Bauch – natürlich schon ihr Kind war.

Ein liebenswürdiges, harmonisches, umgängliches sechs bis sieben Monate altes Kind, das nun im Alter von acht bis neun Monaten anfängt, in dieser und jener Weise problematisch zu werden, reagiert sozusagen auf eine Veränderung, die genauso erschütternd ist wie die Entbindung einer Frau. Die Labilität stellt sich genauso plötzlich ein wie bei einer Frau, die gerade ein Kind geboren hat.

Frischgebackene Mütter bezeugen übereinstimmend, dass es eine Weile dauert, bevor sie diese Veränderung voll und ganz annehmen können und wieder Ruhe und Zuversicht verspüren. Auch für das Kind im Fremdelalter dauert es eine Weile, bevor es die Veränderung, die sich vollzieht, wenn es zu einem Ich geboren wird, annehmen, akzeptieren und sich auf die »neue« Welt einstellen kann.

Und im Gegensatz zur Frau mangelt es dem kleinen Kind an der Vernunft des Intellekts. Das Kind kann sich nicht sagen: »Ich bin zu einem Ich geboren worden. Deshalb fühle ich mich so komisch. Es wird aber bald besser werden. Das sagen auch alle anderen kleinen Babys, die schon zu einem Ich geboren wurden.« Die Frau dagegen weiß: »Ich habe ein Kind bekommen. Das ist der Grund. Ich werde mich daran gewöhnen.«

In Ermangelung dieser Form von Vernunft und Erfahrung kann das Kind schnell Angstzustände bekommen. Die Veränderung, die das Kind nicht auf irgendetwas zurückführen kann, wirkt erschreckend. Und die Angst kann auf unterschiedlichste Weise zum Ausdruck gebracht werden. Angriffe gegen seine Umgebung sind nicht ungewöhnlich. Das Ich ist geboren, und somit hat sich die Umgebung verändert.

Die Geburt zum Ich bringt immer eine Reaktion mit sich, auch wenn sie nicht immer in aller Deutlichkeit hervortritt. So wie die frischgebackenen Mütter unterschiedlich reagieren, tun es auch die kleinen Kinder. Bei vielen Kindern kommt das Fremdeln nur in sehr milder Form zum Ausdruck. Gleichwohl ist die Phase des Fremdelns eine Zeit der Labilität – genau wie die frischgebackene Mutter labil *ist*, ob es denn spürbar ist oder nicht und egal ob sie darunter leidet oder nicht.

Und genau wie die frischgebackene Mutter kann das Kind, das zum Ich geboren wurde, sich am besten auf seine neue Lebenssituation einrichten, wenn der Alltag vertraut, einfach und konsequent verläuft – in einer Umgebung, die ihm Wärme, Ruhe und *Sicherheit* vermittelt.

Vor dem Hintergrund all dieser Tatsachen ist es nicht schwer zu verstehen, dass ein Kind, das zu einem Ich geboren wurde, nicht dadurch »geheilt« werden kann, dass Mama versucht, es durch Trösten in eine Art verlängerte oder erneute Gebärmuttersymbiose zurückzuholen. Genauso wenig würde man die unumstrittene körperliche und seelische Labilität der frischgebackenen Mutter überwinden können, indem man versucht, das Kind in die Gebärmutter zurückzustopfen. Die Trennungsangst, wie die Psychologen diese Phase gerne nennen, ist nicht an die Mutter geknüpft. Sie ist an das Alte, das Bekannte, das es nun nicht mehr gibt, geknüpft. Hier gibt es keinen Weg zurück – und es soll ihn auch nicht geben –, nicht für die Mutter, die nach der Entbindung nicht mehr werdend ist, und auch nicht für das Kind, das acht oder neun Monate später zum Ich geboren wird.

Vor diesem Hintergrund ist es auch nicht schwer zu verstehen, dass es sowohl empfehlenswert als auch notwendig ist, den kleinen Schlafmuffeln in ihren Fremdelphasen den guten, ruhigen und *sicheren* Schlaf, den sie so dringend brauchen, zu ermöglichen. Im Alter von acht bis neun Monaten sind auch die Kinder, die in ihrem ganzen kleinen Leben noch nie ausreichend Schlaf bekommen haben, so sehr am Ende, dass es äußerlich sichtbar wird.

Jetzt, wenn nicht schon eher, sehen die Eltern in der Regel ein, dass es ihrem Kind dabei nicht gut geht. War das alles überschattende Problem bisher der eigene Schlafmangel, dann werden sie den des Kindes nun umso deutlicher erkennen. Die blasse Haut ist weiß wie Kreide, gar nicht rosig. Dunkle Schatten liegen unter den Augen. Der Blick ist wässrig und müde, nicht klar und ausdrucksvoll. Der kleine Körper schafft es kaum noch, sich aufrecht zu halten, sondern fällt in sich zusammen wie ein Sitzsack. Die Mattheit hängt wie ein Nebel um die ganze kleine Gestalt. Und die Menschen um das Kind reagie-

Das Kind und die Kur. Vier Monate bis zwölf Jahre

ren. So soll es nicht sein! Alle, die Augen im Kopf haben, können es sehen.

Und gerade weil die Situation so unhaltbar geworden ist, fällt es einem leichter, Maßnahmen zur Linderung zu ergreifen. Vielleicht ist die DurchschlafKur in ihrem Ergebnis am allerschönsten, wenn sie bei kleinen Schlafmuffeln im Alter von acht bis neun Monaten durchgeführt wird. Hierfür gibt es mehrere Gründe:

- Die Kinder sind so erschöpft, dass sie mit Dankbarkeit die Hilfe, die sie nun endlich bekommen, annehmen, um so zur Ruhe finden zu können.
- Die oder der Erwachsene, die/der die Kur durchführt, tut es in felsenfester Überzeugung, dass vor allem das Kind Hilfe bekommen muss. Sie sehen den Schlaf nicht als eine anstrengende Belastung für das Kind, sondern als ein lebenswichtiges und genussvolles Geschenk.
- Jetzt gibt es keine Zeit mehr zu verlieren. Das Kind muss schlafen. Jegliche Alternative, wie das »Aufgeben«, wird verbannt.
- Deutlicher als je zuvor wird es klar, dass niemand, nicht Mama und auch sonst keine/r, für das Kind das Schlafen auf sich nehmen kann. Das Kind wurde zu einem Ich geboren. Der Schlaf gehört dem Kind selbst.
- Ruhe, Einfachheit und Vorausschaubarkeit, Sicherheit und echte Geborgenheit – das sind die Wünsche auf der Wunschliste des Kindes in der Fremdelphase. Die inneren unruhigen Veränderungen rufen nach äußerer, Geborgenheit bringender Beständigkeit. Und Ruhe, Einfachheit und Vorausschaubarkeit, Sicherheit und echte Geborgenheit sind genau das, was die DurchschlafKur dem Kind bringt. Hier treffen sich Angebot und Nachfrage in wunderbarer Weise.

Der kleine Hans, acht Monate
Der kleine Hans schlief praktisch gar nicht. Er bekam hier und da ein paar unterbrochene Stunden zusammen. In der Mütterberatungsstelle war man darauf aufmerksam geworden, dass er nicht nach Gegenständen griff und sie auch nicht in Händen hielt. Man wollte ihn zu einer neurologischen Untersuchung schicken. Gegen den fehlenden Nacht-

schlaf wollte man »Ruhe bringende« Medizin verschreiben – ein Neuroleptikum, das in der Tat genauso beruhigend wie eine Narkose ist.

Die Eltern wollten ihrem Sohn keine Nervenmedizin geben. Und sie wollten auch nicht daran glauben, dass mit dem kleinen Hans etwas Neurologisches nicht in Ordnung war.

Als seine Mutter mit einem sehr müden kleinen Jungen zu mir kam, hatte er zu Hause gerade einen Gehstuhl bekommen. Er war dort hineingesetzt worden, hatte fröhlich ausgesehen und war eine Weile in ihm hoch- und runtergehüpft. Er hatte auch angefangen, sich an verschiedenen Möbelstücken hochzuziehen – und war hintenüber auf den Fußboden gefallen. Die Mütterberatungsstelle hatte einen Helm »für drinnen« empfohlen(!).

Nach abgeschlossener Kur trug der Papa des kleinen Hans seine Geschichte in mein Gästebuch auf meiner Homepage ein:

> *Hans war acht Monate alt geworden und hatte seit seinem ersten Tag wenig und schlecht geschlafen. Den Schlaf, den er nachts nicht bekam, holte er sich auch tagsüber nicht. Manchmal hatten wir den Eindruck, dass Hans gar nicht schlief.*
>
> *Wenn wir die Mütterberatungsstelle aufsuchten, bekamen wir immer dieselbe Antwort auf die Frage, warum Hans nicht schlief: »Er ist ein sozialer kleiner Junge, der keinen Schlaf braucht. Das ist ganz normal.« Wie normal ist es denn, nicht zu schlafen?*
>
> *Da Hans »immer« wach war, war die ganze kleine Familie wegen Schlafmangels schließlich total am Ende. Die wenigen Stunden in der Nacht, in denen Hans schlief, lagen wir unruhig da und warteten darauf, dass er wieder wach wurde. Wir konnten uns nie richtig entspannen.*
>
> *Bei einem meiner Besuche in der Mütterberatungsstelle, Hans war jetzt acht Monate alt, war ich selbst so komplett fertig, dass ich direkt um Hilfe flehte. Auch wenn die Beratungsstelle bis dahin nicht sonderlich hilfreich gewesen war, schien es uns, dass sie unsere letzte Rettung sei. Wenn sie uns nicht helfen konnte, wer dann? Ich hatte nicht vor, die übliche Antwort, die wir immer wieder bekommen hatten, zu akzeptieren – die Antwort, er sei ein kleiner, sozialer Junge ...*
>
> *Die Hilfe und der Ratschlag, die ich nun bekam, war die Telefonnummer eines Kinderpsychologen/-psychiaters, bei dem wir uns einen Termin holen*

könnten und der dann eventuell Medizin für den kleinen Hans verschreiben könnte, damit er endlich schlafen könne. Bevor ich die Beratungsstelle verließ, sagte mir eine Kinderkrankenschwester im Vorbeigehen, dass sie gehört hätte, dass die Autorin Anna Wahlgren Eltern, deren Kinder nicht schlafen können, hilft. Die Krankenschwester war sich nicht ganz sicher, ob es überhaupt stimmte. Im Nachhinein ist es ja ein bisschen drollig, finde ich, dass es doch die Beratungsstelle war, die uns die Information über Anna gab!

Als ich von der Beratungsstelle nach Hause kam und meiner Frau vom Psychologen und von der Alternative, mit Anna Wahlgren Kontakt aufzunehmen, erzählte, fühlten wir uns sehr unsicher und wussten nicht, was wir tun sollten. Wer konnte uns denn wirklich helfen? Wie konnte man Anna erreichen? Und würde sie uns helfen wollen? Wie sollte es Anna gelingen, den Kleinen zum Schlafen zu bringen, wenn es uns acht Monate lang nicht gelungen war?

Ein paar Tage später versuchte ich Anna anzurufen, erreichte aber nur den Anrufbeantworter. Ich hatte ehrlich gesagt keine Hoffnung, dass jemand zurückrufen würde. Als ich später mit dem Auto von der Arbeit nach Hause fahre, ruft Anna an, sie stellt eine Menge Fragen und hat eine fröhliche und warme Stimme. Ich erzähle ihr von unserem kleinen Hans und davon, wie besorgt wir sind. Nach einer Weile sagt sie, dass sie selbstverständlich dazu bereit ist, Hans zu helfen, aber dass es schon eilt, denn sie ahnt, dass Hans so müde ist, dass es ihm nicht sonderlich gut geht.

Schon vier Tage später fahren Hans und seine Mama zu Anna nach Gastsjön im Jämtland, wo sie drei Nächte bleiben. Wir spürten, dass wir es hier mit einem kundigen Menschen zu tun hatten. Einer Frau, die uns wirklich helfen wollte.

Als Hans von seinem Jämtlandbesuch zurückkehrte, empfing ich einen kleinen Jungen, der in seiner ersten Nacht zu Hause um 18.30 Uhr einschlief und bis 6.00 Uhr am nächsten Morgen durchschlief. Ich konnte es einfach nicht glauben! 11,5 Stunden in einem Rutsch! Ich wusste nicht, ob ich lachen oder weinen sollte vor Freude. Ich konnte kaum glauben, dass es derselbe Junge war.

In der kommenden Woche wird Hans zwei Jahre alt, und er schläft immer noch gleich gut. Hans ist fit und munter den ganzen Tag lang, ist selten oder nie traurig. Er liebt Essen, und man sieht ihm richtig an, wie sehr er das Leben genießt. Dass es unserem Hans so gut geht, haben wir Anna *zu verdanken. Wie wäre es ihm ergangen, wenn Anna uns nicht geholfen hätte? Ich denke oft daran, wie es sein kann, dass es in unserem heutigen stressigen Alltag einen Menschen gibt, der es unermüdlich schafft, anderen zu helfen. Für uns ist Anna der Engel unserer aller Erdenkinder!*

Ein kleines P.S. vom Papa:
Die Zeit vergeht schnell, und jetzt ist Hans schon drei Jahre und neun Monate alt. Er schläft immer noch supergut. Wird um etwa 19.00 Uhr ins Bett gebracht und schläft am Wochenende bis 8.00 Uhr durch. In der Woche stehen wir zwar etwas früher auf, da wir zur Arbeit müssen. Er macht nicht täglich einen Mittagsschlaf, aber immer noch ziemlich, ziemlich oft. Und er ist ein kleiner Kerl mit einem riesigen Appetit.
Weil er so gut isst und schläft, sind wir bis auf weiteres von Krankheiten und Arztbesuchen verschont worden! Unglaublich.
Er hat viele gute Freunde im Kindergarten und unter den Nachbarn in der näheren Umgebung. Ja, bei uns ist immer was los!

Damals, als der kleine Hans acht Monate alt war, durfte er nach der vierten Kurnacht (in der er 11,5 Stunden am Stück durchschlief) zu Hause wieder in seinen Gehstuhl. Und da setzte er sich sofort in Bewegung, wie seine Mama mir am Telefon berichtete. Er war quer durchs große Wohnzimmer zur Musikanlage hingerollt, wo er voller Energie die Knöpfe testete. Mit Hilfe des Gehstuhls konnte er sich umherbewegen. Dank der Höhe konnte er die Anlage erreichen. Seine Absicht war vollkommen klar: Er wollte jetzt die interessanten Knöpfe drücken und drehen und Geräusche – und Musik – produzieren! D. h. vier Handlungsschritte in einem Gedankengang – und das von einem kleinen Jungen, der vorher nur geschafft hatte, in seinem Gehstuhl auf der Stelle ein wenig auf und ab zu hüpfen. Nun fiel er nicht mehr rücklings auf den Fußboden, wenn er sich irgendwo hochzog. Er brauchte keinen »Helm für drinnen«! Und er konnte ganz ausgezeichnet nach Gegenständen greifen und sie in den Händen halten, solange er nur wollte. Er brauchte wirklich keine neurologische Untersuchung!

Mit dem kleinen Hans war alles in Ordnung. Er war nur ganz schrecklich viel *zu müde* gewesen.

Als Mama und der kleine Hans nach ihrem Besuch bei mir wieder

Das Kind und die Kur. Vier Monate bis zwölf Jahre

nach Hause fuhren, schickte ich einen Brief mit für den Papa. Hier zitiere ich auszugsweise:

> *Danke, dass ich mir den kleinen Hans ausleihen durfte! Ein wunderbarer, netter und schlauer kleiner Kerl mit großem Interesse an allem, was in dieser Welt so vor sich geht! Er hat schnell kapiert, worum es ging, und, nach einer ersten (höchst verständlichen) Widerspenstigkeit, mit offensichtlicher Erleichterung reagiert. Schon in der zweiten Nacht schlief er neuneinhalb Stunden am Stück, um dann noch einmal weiterzuschlafen. Ich bin froh, dass er kam. Man kann wohl ohne Übertreibung sagen, dass es höchste Zeit war. Er hatte in seinem ganzen kleinen Leben einen so großen Schlafmangel akkumuliert, dass er auf Dauer nicht nur gesundheitsschädlich, sondern direkt gefährlich war. Das Land Schweden ist heutzutage nicht nur von ausgebrannten Erwachsenen überfüllt, sondern auch – schockierenderweise – von ausgebrannten Säuglingen.*
> *Kleine Kinder können ihre »Arbeit« nicht so nebenher machen und ihren Gedanken dabei freien Lauf lassen. Sie können sich keine mentale Atempause gönnen und den Kopf mal ruhen lassen. Sie haben noch keinen Bezugsrahmen; alles ist immer wieder neu und unbekannt, fremd und anstrengend. Ihre Konzentration ist total – und sie muss es auch sein. Die Anstrengungen, um zu begreifen, zu lernen und zu verstehen, sind unverdrossen und unaufhörlich. Nur der Schlaf kann – und sollte! – Ruhe, Erholung und Kraft geben.*
> *Als du und seine Mama versuchtet, ihm zu helfen, ihn zu trösten und ihn glücklich zu machen, habt ihr ihn stattdessen noch mehr gestresst. Ihr habt ihn sehr gestört und beunruhigt. Dies ist die paradoxe und bittere Wahrheit. Jedes Mal, wenn ihr ihn in der Nacht hochgenommen habt, habt ihr ihm einen Bärendienst erwiesen. Ihr habt in eurer Handlung bestätigt, dass die Welt genau so unsicher und gefährlich ist, wie er es in seiner schlimmsten Überlebensangst befürchtet hat. Ihr habt ihn in den Schutz eurer Körper gerettet und ihm damit beigebracht, dass es lebensgefährlich sei, ohne diesen Schutz zu schlafen. Die Logik ist einfach: Wären eure Anstrengungen, ihm Geborgenheit zu geben, die richtigen gewesen, hätte er seelenruhig schlafen müssen.*
> *Dass es mir in einer einzigen Nacht – in der Tat nur einer – gelungen ist, diesen Teufelskreis zu unterbrechen, zeigt herzzerreißend deutlich, dass*

es dies ist, worum er gebeten und worauf er gewartet hatte und das er so auch mit Erleichterung annehmen konnte: den in der wahren Bedeutung des Wortes Geborgenheit bringenden Bescheid, dass er ruhig schlafen kann. *Der böse Wolf kommt nicht!*

Wenn die neue Routine sich gefestigt hat und er tief in seinem Inneren weiß, dass es andere – euch besorgte Eltern – gibt, die seine Interessen wahren, was er ja nicht allein bewältigen kann, wirst du den Unterschied sehen: Er wird ruhiger, stärker, noch fröhlicher und gleichmäßiger fröhlich sein, und er wird nicht mehr quengeln und auch nicht mehr schreien.

Mama wird dir nun das meiste erklären können, trotzdem hier meine Instruktionen für die Folgewoche:

1. Trainiere eine passende, rhythmische Gute-Nacht-Leier.
2. Lass Mama dich knuffen, und übe selbst das Knuffen an ihr.
3. Haltet euch peinlich genau an das Schema.

Allumfassend heißt das: ÜBERNEHMT DIE LEITUNG.

Hier kurz die Hintergründe meiner Arbeit:

- Das Schreien ist eine FRAGE, kein Klagelaut. Eine Frage braucht eine ANTWORT, keine Gegenfrage (in Form von Unsicherheit).

Jedes neugeborene Kind weiß ganz genau, dass es keine Chance hat, auf eigene Faust zu überleben. Es kann keine Nahrung besorgen, kann sich nicht selbst warm halten, sich nicht gegen den bösen Wolf schützen. Dem gegenüber steht der Überlebenstrieb. Das Ergebnis kann nur die Überlebensangst sein. Das Kind will und muss leben, aber es glaubt und fürchtet, dass es sterben wird.

Als guter Pfleger und Beschützer muss man alles Mögliche tun, um diese Überlebensangst so schnell und so effektiv wie nur möglich zu stillen. Es geht darum, das Kind durch Handlungen zu überzeugen, immer wieder und immerfort: »Du wirst überleben. Dafür werden wir sorgen. Wir wahren deine Interessen. Du kannst in aller Ruhe das Leben kennen lernen, du kannst wachsen und dich weiterentwickeln und dabei noch jede Menge Spaß haben! Dich wird der böse Wolf nicht holen! Nein, nein!« Es ist diese Einstellung, die man immer im Hinterkopf haben sollte, immerfort: Eine Haltung der totalen und fraglosen SELBSTVERSTÄNDLICHKEIT.

»Soll ich wirklich hier liegen?«, schreit das Kind. »Ist es hier nicht ge-

fährlich? Wird der böse Wolf nicht kommen und mich holen?« Der Säugling weiß nicht, dass sein Bett ein sicherer Ort ist, genauso wenig wie du und ich uns mitten in der Wildnis besonders ruhig fühlen würden – mit einem Haufen brüllender Löwen in allernächster Nähe. Die Antwort, in eurem Handeln, sieht in ihren drei Stufen so aus:

- *Der Bescheid*
Den Bescheid gibst du in aller Ruhe beim Zubettbringen: Das Kind wird auf den Bauch gelegt (die Schlafposition, die der kleine Hans bevorzugt), die Arme nach oben ausgestreckt, die Beine lang gestreckt, der Kopf nach rechts gedreht (von dir weg), und jede dieser Stellungen bekommt je für sich in dieser Reihenfolge einen abschließenden, leichten Druck. Der Raum ist kühl und dunkel! Die Gute-Nacht-Leier wird 4 Mal wiederholt, während du dich wegdrehst, hinausgehst und dich schließlich von der angelehnten Tür entfernst.
Der Bescheid kann, da die Situation noch ziemlich neu ist (und DU bist in dieser Rolle neu!), eine so starke Reaktion hervorrufen, dass du aufs Knuffen zurückgreifen musst. Dann legst du ihn mit Bestimmtheit wieder zurecht, breitest deine linke Hand über seinen kleinen Rücken und übst hiermit bei jedem vierten Knuff einen leichten Druck aus, während du mit der rechten Hand, zur leichten Faust geformt, den kleinen Windelpopo knuffst, mit stetigen Knuffbewegungen von unten nach oben, so dass bei jedem Knuff ein leichter Stoß durch den ganzen kleinen Körper geht. In dieser Weise sollte man jedes noch so laut schreiende Kind schnell beruhigen können. Er soll innerhalb von weniger als zwei Minuten deutlich ruhiger werden. Wenn das nicht klappen sollte, musst du an deiner Technik arbeiten (an Mama und/oder an deinen eigenen Oberschenkeln). Sobald der Körper des kleinen Hans sich entspannt und er still liegt und ruhig atmet, schließt du mit einem letzten Druck in Form eines Fächers ab, als Schlusspunkt. Du entfernst dich, BEVOR DAS KIND EINSCHLÄFT, was ganz falsch erscheinen mag, aber von entscheidender Wichtigkeit ist. Es ist nicht Sinn der Sache, dass du den kleinen Hans in den Schlaf knuffst – er würde dann aufwachen und schreien, sobald du mit dem Knuffen aufhörst, und du müsstest also die ganze Nacht knuffend an seinem Bett stehen! Es ist dagegen deine Aufgabe, dem Kind die Ruhe zu vermitteln. Einschlafen soll

er selbst. Und somit wird er auch später wieder einschlafen können, auf eigene Faust. Der Schlaf gehört ihm ganz allein.

- *Die Erinnerung*
  Die Erinnerung bekommt der Kleine nach genauerem Hinhorchen und Abwarten seiner Reaktionen. Hier darfst du es nicht zu eilig haben. Wir wollen ihm das Reagieren nicht verbieten! Mit dem kleinen Hans geht ihr jetzt in die Folgewoche, und er braucht nur noch – wenn nötig! – eine Geborgenheit bringende Erinnerungsleier von draußen an der Türöffnung (die Tür ist angelehnt – aber so, dass er dich nicht sehen kann). Die Leier soll die Beruhigungsarbeit schon in der zweiten Kurnacht allmählich ganz übernehmen. Wären wir noch bei der ersten Nacht, müsste die Erinnerung noch etwas handgreiflicher ausfallen. Man horcht ganz genau, während das Schreien oder der Protest – seine Reaktion – entweder lauter oder leiser wird, was oft eine Wellenform annimmt. Kommt man zu dem Schluss, dass das Kind sich wirklich in seinen Protest hineinsteigert und sich »festschreit«, ohne dass es zwischendurch im »Wellental« ein Stückchen herunterdreht, muss man schnell und stumm hineingehen und die Prozedur des Hinlegens wiederholen, aber jetzt überaus kurz und wirklich effektiv – freundlich, aber bestimmt, als würde man ihm eine etwas säuerliche Antwort geben: »JA, du kannst ruhig schlafen. NEIN, der böse Wolf kommt nicht. Es gibt gar keinen Grund, sich über IRGENDETWAS aufzuregen! Jetzt ist es gut.« Man schließt mit einem leichten Druck ab und geht schnell leiernd hinaus und entfernt sich von der Tür, ohne zu zögern. Mit der Leier wird der Schlusspunkt gesetzt. Und ab da ist es die Leier, die für die immer seltener werdenden Erinnerungen steht.

- *Die Bestätigung*
  Die Bestätigung, das letzte Wort, gibst du als echte Bestätigung, dass alles vollkommen in Ordnung ist. Du gibst sie in Form einer Bestätigungsleier vor der Tür – vier Mal die Leier zu bekommen scheint dem Hans zu gefallen. Du spürst, »hörst«, dass er dafür empfänglich ist. Ist dies nicht sofort der Fall, und er dreht wieder auf, kannst du die Leier sechs Mal hintereinander sagen, hin und wieder vielleicht sogar acht Mal. Rhythmisch und deutlich muss sie sein, und schließe sie bei der

letzten »Strophe« mit einem deutlichen Punkt ab; wenn nötig wirst du etwas lauter (damit du ihn übertönst und ihn erreichst), freundlich, aber bestimmt; sie kann auch leiser und weicher sein, wenn er schon still ist, du aber noch spürst, dass er sich wundert, ob alles so seine Richtigkeit hat; und sie sollte halb sauer sein, wenn er »nörgelt«.

Schon in der zweiten Kurnacht bin ich dazu übergegangen, ausschließlich die Bestätigung anzuwenden – öfters habe ich meine Leier als Erinnerung angefangen, habe aber dann mit einer bestätigenden Runde die Sache abgeschlossen – und musste gar nicht wieder hineingehen. Das Knuffen ist ein dankbares und effektives Werkzeug, man sollte es aber nur anwenden, wenn es wirklich notwendig ist! Eine gute Faustregel, an die man sich in der Folgewoche unbedingt halten sollte, lautet: Wenn du das Gefühl hast, dass du jetzt hineingehen musst, um zu knuffen – dann wende deine Leier an! Und die Leier muss immer gleichbleibend sein, Wort für Wort. Deine zielgerichtete Leier wird schon bald beim Kind echte bedingte Reflexe auslösen: Und peng!, legt sich der kleine Hans hin und schläft.

Wie du siehst, unterscheidet sich die DurchschlafKur ganz wesentlich von der so genannten 5-Minuten-Schrei-Methode, die auch dir, zusammen mit einigen weniger erfolgreichen Ratschlägen, bei der Beratungsstelle empfohlen wurde. Kinder sollen sich NICHT in den Schlaf schreien, sie sollen nicht aufgeben müssen, erschöpft und verzweifelt oder gar hysterisch, weil sie keine Antworten auf ihre Fragen bekommen. Sie brauchen sofortige Antworten! Dagegen kann man keinem Menschen verbieten, auf die Antwort/den Bescheid zu reagieren. Dass das Kind eine kleine Weile schreit, NACHDEM es Bescheid bekommen hat, ist also nicht verboten – aber das Schreien muss in dem Fall eine saure oder wütende Reaktion sein, und das Kind muss sich innerhalb einer Minute oder zwei beruhigen, ohne Schniefen und ohne Aufgeben. Anderenfalls ist eine Erinnerung notwendig, direkt gefolgt von der Bestätigung, die das letzte Wort bekommt und die dem Kind ins Land der Träume folgt.

Der wunderbare Tag ist nah, an dem der kleine Hans weiß, dass er nie mehr irgendwelche Fragen schreiend hervorbringen muss – sie werden beantwortet sein, schon bevor er auf den Gedanken kommt, sie zu stellen. Dies geschieht dank des Schemas, das für ihn den Tag und auch die Nacht vorausschaubar macht, und dank seiner Eltern, denn ihr bürgt vorbeugend für die Geborgenheit bringende Erfüllung all seiner Bedürfnisse. Und er hört auf zu quengeln und zu schreien. Dann überlässt er es euch, seine Interessen zu wahren. Welch ein riesiger und herrlicher Vertrauensbeweis! Ein Vertrauen, das ihr natürlich nicht aufs Spiel setzen dürft, indem ihr erst handelt, wenn er schon nach Antworten schreit. Es gilt, die Führung zu übernehmen, immer einen Schritt voraus zu sein. Wenn ihr ihn aus dem Bett holt, sollte es deshalb in einem Moment geschehen (innerhalb des Spielraumes von einer Viertelstunde), wenn er noch schläft oder zumindest still und ruhig ist. Und wenn er ins Bett gebracht werden soll, darf er nicht vor Müdigkeit quaken, sondern soll so fröhlich wie möglich sein, gerne richtig ausgelassen lustig! Wenn er isst und nichts mehr haben will, bekommt er noch einen Löffel voll, und das »Danke fürs Essen!« bzw. der Abschluss der Mahlzeit geschieht in einem Moment, in dem er zufrieden ist. Usw.

Herrliche Zeiten liegen vor euch! Und ihr werdet alle erst einmal ganz, ganz müde sein. Aber dann nicht mehr. Und dann nie wieder.

4. Elf und zwölf Monate

Das Gute-Nacht-Lachen ist ein Segen. Glückliche Kleinkinder schlafen einfach gut. Und es erfordert so wenig, um ein Kleinkind zu vergnügen: ein Küsschen, ein wenig Kitzeln, ein paar drollige Grimassen, ein wenig Unsinn, indem die kichernden Eltern sich hinter einem Vorhang verstecken oder komisch gehen und dann über etwas stolpern oder etwas vom Fußboden aufheben und ausrufen: »O nein, hier liegt ja noch ein altes Brot! Igitt!« Ein gutes, gesundes Lachen jeden Tag hält den Arzt fern und befreit das Kind von den meisten Sorgen. Das Lachen ist nicht nur ein Vergnügen. Das Lachen ist notwendig.

Das Wichtigste für kleine Menschenkinder im Alter von etwa einem Jahr ist, dass ihre Freude nicht getrübt wird.

Das Kind und die Kur. Vier Monate bis zwölf Jahre

Und ein Freudenverderber von Rang ist natürlich der Schlafmangel. Das elf bis zwölf Monate alte Kind braucht 14 bzw. 13,5 Stunden Schlaf pro Tag. Und das schafft es mit der DurchschlafKur leicht, denn diese zeigt gerade in diesem Alter eine äußerst gute Wirkung! Sie setzt genau das frei, was für jedes ausgeschlafene Einjährige kennzeichnend ist: die Lebensfreude. Das einjährige Kind findet das Leben einfach wunderbar und richtig gemütlich!

Und wenn man sieht, wie ein Kind in diesem Alter dem Leben mit unverstellter Freude, Liebe und Neugier begegnet, begreift man, dass der Mensch als Spezies nicht nur aus Pflicht und Mühsal – und auch nicht, weil er so bemitleidenswert ist – überlebt hat. Das Leben soll keine Plage sein. Das Leben ist zum Freuen und Glücklichsein da. Kinder im Alter von elf bis zwölf Monaten sind vielleicht der beste Beweis dafür.

Deshalb – auch wenn es ein wenig neben dem Thema Schlaf liegt – erlaube ich mir, eine kleine Moralpredigt zu halten:
- Vergesst das Neinsagen noch eine ganze Weile lang! Lasst das Leben spielerisch sein!
- Begegnet dem Kind mit einem Lächeln! Erwidert und bestätigt es in seiner Lebensfreude, dieser ungetrübten Lebenslust!
- So rein und solide und fraglos, wie die Lebenslust des Kindes in diesem Alter ist, wird sie nie wieder sein. Habt Teil daran!

Kleine Kinder von etwa einem Jahr geben dem Freund der Ordnung tagtäglich die wunderbarsten Möglichkeiten, an der Freude teilzuhaben, anstatt diese Freude zu töten. Die Weise, in der eine Einjährige mit ihren vier oder sechs Zähnen einen Apfel isst, ist – sagen wir: Gute-Laune-förderlich!

Sie nimmt sich einen Apfel und knabbert kleine Stückchen von der Schale ab. Diese werden mit der Zeit wieder ausgespuckt. Dann wird der Apfel irgendwo hingelegt, meistens in eine Ecke im Wohnzimmer oder auf dem Flur oder auf ein Buch im Regal oder unter einen Heizkörper.

Zwei Tage später entdeckt sie den Apfel wieder, freut sich riesig und isst dort weiter, wo sie aufgehört hatte. Danach legt sie ihn in einen Schuh.

Wenn die Überbleibsel des Apfels richtig lange hier und dort gelegen haben, ein bisschen Dreck und Staub angesammelt haben und etwas

nachgedunkelt und sozusagen richtig reif geworden sind, bekommt sie die wunderbare Idee, Mama den Apfel zu schenken.
Und Mama freut sich riesig!
Die Welt ist fortwährend neu, toll, faszinierend, auch für einen Einjährigen, der doch schon eine ganze Menge Erfahrungen gesammelt hat. Ein Hund, der während des Spazierengehens auftaucht, ist eine riesige (und leicht erschreckende) Sehenswürdigkeit. Ein Busch mit kleinen Knospen. Ein Zweig, schwer mit Schnee bedeckt. Eine Treppe, rau, einladend. Der Rand des Gehweges. Eine Tante mit dicken Beinen. Ein Haufen Kies. Ein Kind im Buggy. Eine Tüte, auf die Wiese geworfen ... Auch für dich war dies alles einmal neu. Auch du hattest mal ganz neue Augen. Auch dein Lächeln war mal lebendig und natürlich wie der Sonnenaufgang eines neuen Tages. Auch dein Lachen hat mal nur dir gehört, entsprungen aus nichts anderem als purer Lebenslust.
Pflege und hüte das Lachen, lautet das Evangelium dieser Moralpredigt! Das Lachen bringt einen herrlichen Abschluss des Tages und einen guten Schlaf – für alle Beteiligten.

Die Mama des kleinen Theodor bekommt nun das Wort:
> *Lange ging ich umher und wollte wirklich die DurchschlafKur durchführen, aber ich glaubte nicht daran, dass wir es schaffen würden ... Heute bereue ich, dass wir so lange gewartet haben!*
> *Unser Junge war ein Jahr, als wir mit der Kur anfingen. Ich hatte wohl am meisten Angst davor, ihm den Schnuller wegzunehmen, denke ich. Aber es war so einfach! In der ersten Nacht dachte er sicherlich – und verständlicherweise –, dass wir verrückt geworden seien, aber seitdem hat er den Schnuller überhaupt nicht vermisst. Auf jeden Fall zogen wir die Kur durch, trotz vieler Wenn und Aber, und in der vierten Nacht schlief Theodor ZWÖLF Stunden! Wir konnten kaum glauben, dass es wahr war.*
> *Heute, gut einen Monat später, schläft er fortwährend wie ein kleiner Prinz. Er schläft abends ohne Probleme ein und schläft die ganze Nacht, auch wenn er immer noch eine »gemeine« Gewohnheit hat und oft noch ein bisschen zu früh wach wird (meistens, weil Papa aufstehen muss, um zur Arbeit zu gehen). Aber alles in allem macht er es einfach super! Er schläft, wir schlafen (juchhu!), die Routine sitzt.*
> *Wenn sich die Essenszeit nähert, steht Theodor und klopft energisch ge-*

> gen die Tür zur Speisekammer, bis er sein Essen bekommt. Und er sprudelt praktisch vor Freude!

Kleine elf bis zwölf Monate alte Kinder nehmen bereitwillig und dankbar den guten Schlaf der DurchschlafKur an, weil sie nichts anderes lieber wollen, als ihre wunderbare Lebensfreude – das Kennzeichen dieser Altersgruppe – in vollen Zügen zu genießen. Und wie wir alle wissen, ist der Schlafmangel der Feind Nummer eins der Lebensfreude.

Klein Theodors Mama versichert:
> Euch, die ihr Probleme mit dem Nachtschlaf habt und eine Kur in Erwägung zieht, kann ich nur sagen: Wartet nicht länger! Legt LOS! Wenn ihr euch nur dazu entschieden habt, wird es funktionieren! Und auch wenn es zwischendurch etwas anstrengend sein kann, werdet ihr den Erfolg sehen, und deshalb werdet ihr es auch schaffen, euch darüber zu freuen und konsequent zu bleiben. Also noch einmal: Legt LOS!!!

5. Ältere Kinder

Nach oben gibt es keine Altersgrenze für die DurchschlafKur. Möglicherweise können auch 35-Jährige mit Schlafproblemen, um nicht von Rentnern (wie mir) zu reden, von der Kur profitieren. Doch fehlt die empirische Grundlage für eine derartige These, ha!

Die These, dass alle Kinder – kranke wie auch gesunde, kleine wie große – nachts gut und schön und lange genug schlafen müssen und *wollen*, kann dagegen leicht untermauert werden. Die DurchschlafKur, durchgeführt, wie sie durchgeführt werden sollte, hat eine offensichtlich befreiende Wirkung auf Kinder aller Altersgruppen.

Wie die Werkzeuge und die Methode an ältere Kinder angepasst werden können, steht im dritten Teil dieses Buches beschrieben. Würde man sich zum Beispiel vornehmen, ein zweijähriges Kind zu knuffen, würde das Kind bestenfalls einen Schock und schlimmstenfalls einen Schlaganfall bekommen ... Und das wollen wir ja nun wirklich nicht!

Dreieinhalb Jahre alt: Eine Mutter berichtet:

> Ich habe gerade eine Kur mit meiner Dreieinhalbjährigen durchgeführt. Und wie du beschreibst, fand meine Tochter wohl, dass ich vollkommen verrückt geworden sei! Ein so »altes« Mädchen dachte, dass ihre Mama durchgedreht sei, als sie auf einmal nur sagte: »Schlaf schön, bis morgen früh!«, als Antwort auf jegliche Fragen, die sie stellte. Und mein Mann hielt zu ihr.
> Ich habe sie nicht geknufft. Stattdessen habe ich mit beiden Händen einen leichten, aber bestimmten Druck ausgeübt, nachdem sie sich hingelegt hatte, etwa zehn Sekunden lang, bevor ich mit meiner Gute-Nacht-Leier hinausging. Wenn sie lauthals losredete, leierte ich lauthals. Wenn sie leise wurde, sagte ich die Leier wieder so weich und lieb, wie ich nur konnte.
> Es wurden ungefähr 40 Gute-Nacht-Leiern an dem ersten Kurabend!
> Später versuchte sie drei bis vier Mal, in unser Bett zu kommen, aber ich führte sie zurück und leierte, nachdem ich sie hingelegt hatte, erst mit Bestimmtheit und dann weicher, wenn sie leiser wurde. Ich horchte und passte meine Leier ihrer Reaktion an, in irgendeiner Weise. Und ich sah zu, dass ich immer das letzte Wort bekam und dass es in weicher Form gesagt wurde.
> Es hat drei Abende gedauert. Dann fing sie schon an, ihrer Schmusepuppe zu sagen: »Schlaf schön, bis morgen früh!«, mit der allerdrolligsten Kinderstimme.
> Heute Abend habe ich sie nur hingelegt, die Leier ein Mal gesagt, und dann bin ich nach unten gegangen und habe Fernsehen geschaut.
> Es ist nur eine Woche her, dass ich mit der Kur anfing. Dabei solltest du wissen, dass wir, seit sie ganz klein war, arge Probleme mit dem Insbettbringen und mit zahllosen Nachtgeschichten gehabt haben! Ich kann kaum glauben, dass es wahr ist, und ich bin so erleichtert! Ich bin fast schockiert, dass es so einfach war, die hysterische Abend- und Nachtmisere in das totale Gegenteil umzukehren.
> Meine Tochter ist zufrieden, fühlt sich geborgen, ja, sie ist ein ganz anderes Mädchen geworden. Und das gilt nicht nur beim abendlichen Insbettbringen. Ich habe auch angefangen, sie an allem zu beteiligen, was ich so mache, wenn wir nachmittags wieder zu Hause sind. Sie hat Pastete gemacht, Zuckerkuchen gebacken, Salat klein geschnitten mit einem (halb)-

Das Kind und die Kur. Vier Monate bis zwölf Jahre

scharfen Messer, den Tisch nach dem Essen abgewischt und vieles mehr! Alles Sachen, bei denen ich gedacht habe, dafür sei sie noch zu klein ... Und dann beenden wir immer den Tag mit einem herrlichen Lachen. Vorher habe ich auch gedacht, dass es im Haus ruhig und still sein sollte, bevor das Kind ins Bett gebracht wird. Aber es scheint, dass sie sich viel besser entspannen kann, wenn wir genau vorher richtig schön albern waren, sogar noch auf dem Weg zum Bett! Irgendwie habe ich das Gefühl, dass sie dann daliegt und über die ganzen Albernheiten noch lächelt, anstatt daran zu denken, dass es »unheimlich« sei, allein zu schlafen ... Jetzt versucht sie schon selbst, Witze zu machen und mich zum Lachen zu bringen, wenn wir beim allabendlichen Gute-Nacht-Kuscheln auf der Couch sitzen!

Bevor ich die DurchschlafKur durchführte, war ich vollkommen verzweifelt. Ich hatte ALLES (außer Medizin) versucht, ohne Erfolg. Früher war die Kleine manchmal richtig hysterisch. Sie hat geschrien, bis sie sich übergeben musste, und es war vollkommen unmöglich, mit ihr zu reden. Sie hat geschimpft, geschlagen und ist endlos aufsässig gewesen. Ich habe mich also von ganzem Herzen für die Kur entschieden, da ich nichts zu verlieren hatte. Wir konnten nur noch gewinnen.

Zwölf Jahre alt: Eine Mutter schreibt

Dies muss ich dir erzählen: Ich habe gerade für meinen Zwölfjährigen geleiert! Er war das ganze Wochenende unterwegs und hat bei einem guten Freund übernachtet, was natürlich zur Folge hat, dass die feste Routine über Bord geworfen wurde. Aus Erfahrung weiß ich, dass sich der Abend, nachdem er woanders geschlafen hat, schwierig gestalten könnte, und so war es dann auch. Eigentlich bin ich immer einen Schritt voraus, aber heute Abend fiel ich in mich zusammen und grübelte darüber nach, was ich bloß tun könnte ...

Er weinte, weil ein Autogramm verschwunden war, er weinte über das Leben, er trank Wasser aus einer Flasche, bis seine Schwester nur noch schimpfte, er verfluchte seine verständnislose Mutter ... Ich spürte, wie der Wahnsinn langsam immer näher gekrochen kam.

Peng!, sagte es in meinem Kopf, und ich fing mit meiner alten Leier an: »Gute Nacht, schlaf schön, bis morgen früh!« – »Mama meine Haare jucken!« – »Gute Nacht, schlaf schön, bis morgen früh!« – »Ich hasse die

Schule!« – »Gute Nacht, schlaf schön, bis morgen früh!« – usw. usw. Und was geschieht? Es wird STILL! Es hat nur fünf Minuten gedauert!!!
Normalerweise würde er an einem solchen Abend ständig hin- und herlaufen, schimpfen und quatschen, diese und jene Einfälle bekommen, die dann unbedingt sofort diskutiert werden müssten, und er würde irgendwann völlig erschöpft – meistens erst nach 23 oder gar 24 Uhr – einschlafen. Obwohl wir uns ruhig und bestimmt verhielten.
Ich fühle mich richtig GLÜCKLICH! Es gibt doch noch Hoffnung! Aber am besten ist, dass mein Sohn ruhig ist, er spürt, dass der böse Wolf in Schach gehalten wird, und schläft jetzt ruhig und friedlich. (Seine Haare muss ich mir natürlich morgen näher anschauen.)
Was gibt es da noch zu sagen? Ich denke, ich werde mein nächstes Kind schon während der Schwangerschaft mit der Kur bekannt machen ...
Ihr Väter und Mütter, die daran zweifeln, ob die Gute-Nacht-Leier funktioniert: Zweifelt nicht! Wenn sie bei meinem Zwölfjährigen funktioniert, dann funktioniert sie auch beim Präsidenten der Vereinigten Staaten.

DRITTER TEIL

Der Werkzeugkasten: wann, wo, wie?

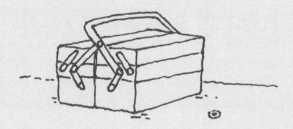

Wann beginnst du mit der Kur?

Jetzt wollen wir ans Werk gehen! Aber ich bitte dich – auch auf die Gefahr hin, nörgelig zu klingen – lies, lies und lies noch einmal, BEVOR du loslegst! Und da denke ich bei meiner Nörgelei vor allem an die Abschnitte *Wie du deinem kleinen Kind die Ruhe vermittelst, Wie du deinem kleinen Kind Sicherheit gibst, Der Genuss kommt von ganz allein.*

Es ist so wichtig, *dass du* – falls und wenn du dich dafür entscheidest, die DurchschlafKur durchzuführen – *genau weißt, was du tust und warum.* Es dürfen überhaupt keine Fragen mehr in deinem Kopf umherschwirren! Dein Kopf muss voller Antworten sein, denn das ist es, was dein Kind von dir erwarten wird. Das Kind hat hier das Alleinrecht, Fragen zu stellen! Wenn du all deine eigenen Fragezeichen ausradiert hast und bei dir weißt, dass du so gut Bescheid weißt, dass du deine ganze Verwandtschaft und die halbe Welt in den Thesen und Theorien der DurchschlafKur unterrichten könntest, dann bist du bereit, um wirklich ans Werk zu gehen. Aber erst dann! Und ich nörgele noch ein bisschen weiter, sicherheitshalber.

Den Führerschein, wie du weißt, möchte man ganz schnell haben, wenn man sich erst einmal dafür entschieden hat, das Autofahren zu erlernen. Am liebsten hätte man ihn schon gestern! Man kann kaum abwarten, bis man sich hinters Lenkrad setzen und losfahren darf, *frei ist.*

Aber, aber, aber. Es gibt eine Menge Sachen, die man zuerst lernen muss, damit man bei der Fahrprüfung nicht durchfällt und der Führerschein nicht vom Winde verweht wird. Egal was man vom Fahrlehrer, vom Theoriebuch und von den ganzen Verkehrsverordnungen und -gesetzen hält, muss man trotzdem alles lernen, wenn man den ersehnten Schein erhalten will. Es klappt nicht, wenn man es sich zu einfach macht und schummelt, wenn man die Theorie überspringt, die Verkehrsschilder außer Acht lässt und seine eigenen Verkehrsregeln erfindet! Das führt höchstens dazu, dass man ganz von vorn anfangen muss.

Ja, ich nörgele weiter. Es ist nervig ... Denn du weißt ja schon alles und noch ein bisschen mehr, oder nicht?

Also gut! Du bist wirklich bereit!

Wann beginnst du mit der Kur?

- Plane eine viertägige Kur mit anschließender Folgewoche. Eine Zeit, die von Ruhe, Ungestörtheit und Ereignislosigkeit geprägt sein sollte. Die DurchschlafKur ist ereignisreich genug für alle Beteiligten. Sie erfordert ein vorbehaltloses Engagement mit so wenigen Störungen von außerhalb wie nur möglich.
- Du brauchst einen Partner während der Kur. Man schafft es nicht, sowohl nachts wie auch tagsüber wach zu bleiben. Den ersten beiden Nächten, in denen du davon ausgehen kannst, dass du gar keinen Schlaf bekommen wirst (wenn du in der Zeit die Nachtwache übernimmst), folgen Tage, um die man sich ebenfalls peinlich genau kümmern muss, denn alles hängt voneinander ab. Dein Kurpartner sollte sich genauso auskennen wie du! Oder zumindest darauf eingestellt sein, deine Order zu befolgen ...
- Die ersten Tage der Kur sind genauso wichtig wie die ersten Nächte. Denn hier wird der alte Teufelskreis unterbrochen, und das neue Muster muss von Anfang an glockenrein sein – wenn wir es dem Kind so leicht wie möglich machen wollen, und das wollen wir. Stell dir vor, du würdest einem Kind die Uhr beibringen wollen (was du in der Tat wirst, wie man fast sagen kann!). Die Voraussetzungen wären, dass die Zeiger sich so bewegen, wie sie sollen, und dass die Zahlen dort bleiben, wo sie hingehören. Das Kind würde die Uhr nicht sonderlich schnell und auch nicht sonderlich effektiv erlernen, wenn die Zahlen hin und wieder vertauscht und die Zeiger in (un)regelmäßigen Abständen abfallen würden. Das Kind würde in diesem Fall eher vor lauter Verwirrung zusammenbrechen.
- Nicht selten geschieht zumindest eine von zwei Sachen, wenn man sich endlich fest dafür entschieden hat, die Kur durchzuführen: 1. Das kleine Kind schläft plötzlich wie ein Traum. 2. Das kleine Kind bekommt eine dicke Erkältung mit endlosem Schnupfen. In beiden Fällen kann man nur sagen: Es geht vorüber!
Während der DurchschlafKur (und vielleicht auch schon vorher) ist es das Kind, das die Fragen stellt, und du, als Kurleiter/in gibst die Antworten. Deshalb darfst du die Verantwortung für den Anfangszeitpunkt der Kur nicht auf das Kind übertragen, sondern musst an dem

festhalten, was du dir vorgenommen hast. Sollte die/der Kleine erkältet sein oder sogar Fieber bekommen, braucht sie oder er den guten Nachtschlaf noch mehr! Begrab deine eventuelle Verwirrung, indem du überlegst, was du selbst am liebsten erleben – oder nicht erleben – möchtest, wenn *du* krank bist.

Die (oder der) Konsequentere von euch beiden, die mit gegenseitiger Hilfe die Kur durchführen werden, sollte die ersten beiden Nächte übernehmen. Es kann eine kolossale Erleichterung sein, wenn der andere Kurpartner in diesen beiden Nächten einfach verschwindet und woanders übernachtet. Denn die ersten beiden Nächte erfordern ihren Mann – oder ihre Frau. Da kannst du dich nicht *auch noch* um einen unruhigen / skeptischen / fragenden / protestierenden / sabotierenden Erwachsenen kümmern.

- Wenn du deinen Entschluss gefasst hast, weichst du keinen Deut mehr davon ab! In deinem Kopf heißt es: *durchführen*, und nicht testen oder ausprobieren.

Lass nichts und niemanden dich daran hindern. Es geht hier um elf Tage, die euer Leben verändern werden. Wenn du aus deiner Umgebung bei diesem lebenswichtigen Projekt nicht die Unterstützung bekommst, die du dir wünschst, dann denk daran, dass das Kind hier der große Gewinner sein wird! Du hast beschlossen, dass du dem Kind das vielleicht größte Geschenk von allen machen wirst: einen guten, sicheren und genussvollen Schlaf. Schön schlafen zu können ist ein Geschenk fürs Leben! (Und wenn die Leute in deiner Umgebung später mitbekommen, wie wunderbar dein Kind schläft, wirst du zu hören bekommen, dass du »Glück« hattest, ein so »liebes« Kind zu bekommen ...)

Die Unterstützung, die du von deiner Umgebung vielleicht nicht bekommst, wird das kleine Kind dir geben, sobald die Groschen auf der ganzen Linie gefallen sind. Und eine bessere Belohnung kann man sich nicht wünschen.

Wo führst du die Kur durch?

Das kleine Kind, mit dem du eine Kur machen wirst, braucht ein eigenes Schlafzimmer. Und aus diesem Schlafzimmer sollen alle Sinneseindrücke ausgesperrt werden können. 90% aller Sinneseindrücke gehen bei kleinen Kindern über die Augen, und gibt es etwas zu sehen, schaltet das Gehirn sofort auf »Aufnahme«. In der Nacht, wenn das Kind zusammenhängend, gut und lange schlafen soll, wollen wir keine störenden Sinnenseindrücke haben. (Dass das Kind hören kann – durch welche Alltagsgeräusche auch immer –, dass alles o.k. ist, stört dagegen nicht – ganz im Gegenteil!)

Am besten eignet sich ein Gitterbett. Es stellt einen eigenen kleinen Raum dar und ist optimal für Kinder zwischen vier Monaten und drei Jahren oder sogar noch länger. Es soll gewürdigt und in Ehren gehalten werden, finde ich (und das findet sicherlich auch das Kind). Überleg dir, wo es am besten steht – und wo es dann auch stehen bleiben kann:

- Im eigenen Kinderzimmer? Dann brauchst du noch Verdunkelungsgardinen für das oder die Fenster, so dass nicht einmal der kleinste Lichtstreif hineinkommen kann. Und die Tür muss angelehnt sein können, ohne dass von außen Licht aufs Kind fällt, nicht einmal wenn du die Tür ganz aufmachen musst.
- In einer Ecke im elterlichen Schlafzimmer? Dann muss die Ecke ziemlich groß sein, damit du sie mit einem (luftdurchlässigen) verdunkelnden Vorhang von der Decke bis zum Fußboden abschirmen kannst. Eine passende Schiene lässt sich leicht an der Decke anbringen. Lass dabei reichlich Abstand zwischen Gitterbett und Vorhang, damit dein kleiner Liebling den Vorhang nicht selbst aufmachen und hinausschauen kann! Du und dein Partner müsst dann auch damit rechnen, dass ihr in den ersten vier Nächten dort nicht schlafen könnt, da garantiert werden muss, dass das Kind nicht von der Nähe anderer gestört wird. Es geht hier um Respekt. Und ja, ich weiß, dass ihr besorgten Eltern ungern glauben wollt, dass eure Nähe jemals euer innig geliebtes Kind stören könnte, aber trotzdem ... Das tut sie, nachts. (Siehe auch *Wie du deinem kleinen Kind Sicherheit gibst*, S. 69.)

Während der Folgewoche könnt ihr wieder hineinschleichen und in eurem Bett schlafen, aber bis die nächtliche Routine zuverlässig »sitzt«, müsst ihr darauf eingestellt sein, so zu tun, als wärt ihr gar nicht da. Und lautlos hinausschleichen, bevor ihr die Leier sagt, von draußen.

- Eine Ecke im Wohnzimmer? Auch sie könnte vielleicht zum »Zimmer« des Kleinen umgewandelt werden, wenn ihr nicht so viel Platz habt. Platz kann man immer schaffen, wenn man es sich gut überlegt. Im Wohnzimmer könnt ihr vielleicht sogar eine Fläche abgrenzen, damit sie zu einem richtigen kleinen Raum wird, mit Platz sowohl für eine Kommode als auch ein Regal und anderes mehr? Eine gewinkelte Schiene an der Zimmerdecke kann Wunder bewirken. Luftdurchlässige Verdunklungsgardinen gibt es als Meterware in allen möglichen Farben.

Dabei solltest du wissen, dass Leben und Bewegung im Wohnzimmer wie gewohnt stattfinden können, sobald ihr das letzte Teilziel erreicht und erfüllt habt – *den Genuss* – und das kleine Kind *ein sicherer Schläfer* geworden ist!

Ein kleiner Junge, bei dem ich die Kur durchführte, als er vier Monate alt war (die Eltern haben danach selbst übernommen), bekam mit acht Monaten ein abgetrenntes »Zimmer« im Wohnzimmer, in dem es manchmal so laut war, dass die Nachbarn sich beschwerten. Die Eltern waren sehr jung. Sie hatten jede Menge Freunde, die sie öfters abends in der Wohnung besuchten, die mit ihnen Fernsehen schauten, zu Discomusik tanzten, sich unterhielten, lachten, aßen und tranken und Karaoke sangen, und nicht selten alles auf einmal ... Und das Kind schlief!

Eines der Mädchen bekam schließlich Zweifel daran, dass dort hinter dem Vorhang wirklich ein Kind liegen sollte. Wie sollte ein kleines Kind denn bei dem Lärm und Trubel schlafen können? Sie musste einfach nachschauen. Und ließ einen Lichtstrahl hinein. Das Kind erwachte mit einem Ruck, setzte sich verwirrt im Bett auf und fing herzzerreißend an zu weinen. Der kleine Junge war noch lange Zeit untröstlich. Jemand war in seinen Raum eingedrungen! Sein ganzes sicheres Gefühl der Geborgenheit war aufs Spiel gesetzt worden! Man hatte ihn wahrhaftig *gestört*!

Wo führst du die Kur durch?

- Kühl soll es im Zimmer sein. Gerne kalt. Bekommst du das hin? Kinder, die in kühlen Räumen schlafen, strampeln sich nicht frei (außer am Anfang der Kur, wo sie noch nicht still liegen bleiben und die Decke sie stört). Vergiss die Ganzkörper-Schlafoveralls, Schlafsäcke und die dicken Schlafanzüge! Für kleine Kinder in allen Lagen ist *Bewegungsfreiheit* wichtig. Arme und Beine müssen nachts nicht in warmer Kleidung eingesperrt werden, wenn die Kleinen selbst entscheiden dürften. Ein kleiner Body oder ein lockeres T-Shirt, das über den kleinen Windelpopo reicht, sind am allerbesten.
- Bezieh das Bett glatt mit einem weichen Bettlaken, gerne mit einem Frotteehandtuch darunter. Ein kleines, vier Monate altes Kind kann ein paar fest zusammengerollte Kinderdecken an den beiden Seiten gut gebrauchen, damit es sich richtig gemütlich »einnisten« kann. Bauchschläfer kommen mit einem dreimal gefalteten Laken, am Kopfende seitlich um die Matratze gestopft, als Kopfkissen gut klar. Ein solches »Faltlaken« gibt eine leichte Erhöhung und bleibt fest am Platz, wenn das Kind nachts den Kopf hin und her dreht.
Rückenschläfer brauchen ein kleines Daunenkissen, das flach und weich sein muss. Mehr weich als flach – wir wollen den platten Hinterkopf vermeiden (der sich *nicht* nach sechs Monaten zurückbildet).
Die Decke oder das Federbett muss weich, sauber und pflegeleicht sein! *Ein* kleines Schmusetier ist erlaubt, aber nicht mehr. *Ein* Schnüffeltuch ist auch in Ordnung, aber denk daran, dass es für das Kind etwas mühsam werden kann, all diese Sachen in der Dunkelheit im Griff zu behalten ... sei also sparsam damit!
Der Schnuller, der wahre Friedensstörer, wird vor der ersten Kurnacht abgeschafft. Das Kind wird ihn schon in derselben Nacht vergessen haben. Das glaubst du vielleicht jetzt nicht, aber du wirst schon sehen!
- Besorge dir ein Atemüberwachungsgerät für das Bettchen! Solche Geräte sind heute für jedermann erhältlich, nicht nur für die Krankenhäuser. Und sie sind ein Segen. Man legt eine Sensorplatte unter die Matratze, was das Kind nicht im Geringsten stört, und man selber bekommt ruhige Nerven. Eine kleine Lampe blinkt beruhigend auf dem dazugehörigen Monitor, den man schön sichtbar irgendwo aufstellen kann, und man muss sich keine Sorgen mehr machen um die

Atmung, die von keinem Menschen alle drei Minuten überwacht werden kann. Die Alarmanlage dagegen kann diese Überwachung rund um die Uhr übernehmen – nach demselben Prinzip wie ein Feuermelder, den du hoffentlich im Haus hast. Der Feuermelder garantiert nicht, dass das Haus nicht doch anfängt zu brennen, genauso wenig, wie das Atemüberwachungsgerät garantiert, dass das Kind nicht aufhört zu atmen, aber du wirst rechtzeitig gewarnt und kannst die Katastrophe verhindern, die vielleicht sonst geschehen wäre. Hier gibt es nichts zu verlieren, sondern alles zu gewinnen! Denn die Atemtätigkeit läuft nicht vom ersten Atemzug an automatisch – Neugeborene machen mehrmals am Tag Atempausen, die gar bis zu 40 Sekunden andauern können, was nur wenige Erwachsene schaffen würden. Und die Atmung kann erst in einem Alter von zehn bis elf Monaten als garantiert zuverlässig betrachtet werden.

- Nichts hindert dich daran, die ersten Tage der 12-Stunden-Schlaf-Kur an einem anderen Ort als eurem Zuhause durchzuführen. Dort müsstest du dich nicht darum kümmern, was die Nachbarn denken, denn es wird etwas fragendes und protestierendes Geschrei geben, besonders in der ersten Nacht; das ist unvermeidbar, da wir dem Kind ja keinen Maulkorb verpassen sollten. Und das wollen wir auf keinen Fall. Wir wollen kommunizieren!

Wer führt die Kur durch?

Nichts hindert dich daran, eine andere Person oder den anderen Elternteil des Kindes mit der Kur zu betrauen – schau nur mich an, ich habe als wildfremder Mensch bei Hunderten von Kindern bei mir zu Hause die Kur durchgeführt, an einem für sie wildfremden Ort. Das Wichtigste ist, dass *ein und dieselbe Person* die ersten beiden Nächte übernimmt und dass diese Person denjenigen anleitet, der die folgenden zwei Nächte übernimmt.

Auch die beiden Tage, die auf die ersten beiden Kurnächte folgen (man fängt die Kur abends an), sollten von ein und derselben Person – aus den schon angeführten Gründen natürlich eine andere als die »Nachtwache« – übernommen werden. Hier wird das vorher festgelegte

Schema eingeführt. Es muss haargenau eingehalten werden, was gerade am Anfang nicht ganz leicht ist – denn für das Kind ist die Verwirrung total. Aber am dritten Tag sind etliche Groschen gefallen, und das Kind fängt an, wie sein eigenes, kleines Uhrwerk zu funktionieren.

Die Kurleiter sollten also fortwährend zu zweit sein, und durchgehend dieselben zwei, wo das Kind sich auch befinden mag. Und der Ort sollte derselbe sein, zumindest in den ersten drei der ersten vier Tage der gesamten Kur.

Wenn ihr später nach Hause zurückkehrt, sollte alles den oben angeführten Empfehlungen entsprechend vorbereitet sein, damit ihr in aller Ruhe die Kur fortsetzen könnt.

Hier erzählt Felix' Papa seine Geschichte:

> *Es kommt uns vor, als wäre es schon eine Ewigkeit her, dass wir bei unserem Felix die Kur durchführten. Dabei sind erst ein paar Monate vergangen ...*
> *Wir waren körperlich und seelisch dermaßen am Ende, dass ich nicht weiß, was aus uns geworden wäre, hätten wir Annas Forum nicht entdeckt. Wir glaubten, alles sei ganz normal, so wie es war, und wir warteten nur darauf, dass es irgendwie vorüberginge. Jeden Abend waren wir wieder ganz optimistisch, und dachten, dass jetzt in dieser kommenden Nacht alles besser werden würde ... Das erste Jahr haben wir ganz gut geschafft, aber das zweite hat uns einfach jegliche Kraftreserven geraubt.*
> *Es ist ja leider ganz normal, dass man daran glaubt, es sei in Ordnung, wenn das Kind in den ersten beiden Lebensjahren kaum schläft!!! Man erkennt es als eine Tatsache an. Und versucht nur durchzuhalten. Welch ein Schwachsinn! Ich ging ja auch in diese Falle, obwohl es mir schwerfiel, zu begreifen, warum es so sein sollte. Ich hörte auf die Menschen, die darüber Bescheid wussten und Erfahrung hatten (?!). Es läuft mir kalt den Rücken runter, wenn ich jetzt daran denke, gerade wenn es um kleine Kinder geht, die ganz heftig darunter leiden müssen. Dass die ersten beiden Jahre so sehr von Schlafmangel geprägt werden ... ganz unglaublich und unlogisch, oder? Gerade in der Zeit müsste man schlafen können, ohne sich überhaupt irgendwelche Sorgen machen zu müssen! Geborgen in dem Wissen, dass sich die Eltern um einen kümmern.*
> *Als ich es das erste Mal mit der Kur versuchte, war mein Wille nicht stark genug. Wenn ich bei meinem Sohn den Fächer anwandte, konnte ich es*

nicht ertragen, wenn er darauf mit weinenden Fragen reagierte. Es wurde ein halbherziger Versuch, der zum Scheitern verurteilt war. Aber ich las im Forum über die Versuche anderer Eltern, und meine Motivation nahm zu. Die Eltern, die Erfolg hatten, schrieben, dass es eigentlich total einfach sei, wenn man nur zielgerichtet an die Sache ranginge und nicht aufgäbe. Ich fing an, einen erneuten Versuch in Erwägung zu ziehen, nahm mir aber vor, diesmal besser vorbereitet zu sein.

Es dauerte noch ein paar Monate, aber dann hatte ich das Gefühl, dass ich so weit war. Ich schlief am Tag einige Stunden, damit ich die erste Nacht wach bleiben konnte. Ich fühlte mich sicher, aber auch ein bisschen nervös. Wir hatten abgemacht, dass die Mama in einem anderen Zimmer schlafen sollte, so dass sie sich nicht in meine Arbeit einmischen würde. Sie meinte, dass sie es nicht verkraften würde, alles mit anzuhören.

Es fühlte sich zwar etwas merkwürdig an, als ich den Kleinen dazu zwingen musste, sich hinzulegen, besonders da er ja schon ziemlich groß war. Aber mein Entschluss stand fest. Und es konnte ja nicht schlimmer sein, als ihn unter den unruhigen Nächten leiden oder ihn einfach schreien zu lassen. Während der Kur war man ja wenigstens ständig in seiner Nähe und hatte auch noch körperlichen Kontakt. Ich erinnere mich, dass ich im Forum einen Beitrag las, in dem die Eltern erklärten, dass sie aufgegeben hatten, weil sie beim Fächer das Gefühl bekamen, dass sie dem Kind Gewalt antaten ... Aber ist das denn gewalttätiger, als ein Kind jahrelang nachts schreien zu lassen?

Schon in der ersten Nacht klappte es mit dem Einschlafen besser. Ich erinnere mich, dass ich total überrascht war, als es mit dem Fächern exakt 45 Minuten dauerte, genau wie von Anna beschrieben. Ich weiß jetzt nicht mehr, wie oft er in den ersten Nächten noch aufgewacht ist, es hat aber nicht viele Nächte gedauert, bevor er schon seine zwölf Stunden am Stück schlief. Wir konnten es nicht glauben! Es schien so unfassbar, dass wir gar nicht wussten, wie wir reagieren sollten. Es war wie Magie ... Mit den Schlafphasen am Tage lief auch alles wie am Schnürchen. Wir brauchten ihn nur noch hinlegen, und peng!, schlief er. Einfach so, keine Merkwürdigkeiten überhaupt. Und er war auch selbst äußerst zufrieden, das sah man ihm richtig an. Und wir waren natürlich auch superzufrieden. Es war so herrlich, zu wissen, dass er die ganze Nacht durchschlafen würde, ohne dass wir uns um irgendetwas kümmern müssten. Endlich konnten auch

> wir schlafen ... Es dauerte ein paar Monate, bevor die Kräfte allmählich zurückkehrten. Aber sie kamen. Jetzt genießen wir unser Kind auf eine ganz andere Weise! Sowohl der Junge wie auch wir haben jetzt viel mehr Energie.
> Felix schläft nachts immer noch durch. Manchmal wacht er ein wenig zu früh auf, aber darum mache ich mir gar keine Sorgen, denn ich weiß nun, dass er in jedem Fall DIE GANZE NACHT DURCHSCHLÄFT, OHNE AUFZUWACHEN. Das Merkwürdige dabei ist, dass man es als besonderen Luxus empfindet, obwohl es doch eigentlich vollkommen natürlich ist! Dir, die/der dieses liest und immer noch zweifelt, kann ich nur sagen, dass die Tatsache, dass dein Kind nicht die ganze Nacht durchschläft, etwas ist, das sich ändern lässt. Die meisten Eltern glauben, dass gerade ihr Kind etwas so Besonderes ist, dass die Kur nicht funktionieren kann. Ich dachte auch, dass mein Kind zu alt sei, und dies und jenes noch dazu, ich hatte jede Menge Ausreden. Man kann auch etwas abgeschreckt werden von den vielen Hintergrundinformationen, die man sich zuerst aneignen muss. Aber letztendlich war es dann so einfach, dass man sich selbst fast verdammen konnte, weil man nicht schon eher gehandelt hatte. Wenn du hier im Forum bist und dies gelesen hast, hast du schon die halbe Arbeit geschafft. Jetzt musst du nur noch mehr lesen, dich vorbereiten und dich für diese eine Nacht entscheiden, die alles verändern wird ...

Wie gehst du vor?

Der Werkzeugkasten:
- Das Schema
- Das Gute-Nacht-Lachen
- Das Zurechtlegen
- Der Fächer
- Das Kinderwagen-Fahren
- Das Knuffen
- Die Gute-Nacht-Leier
- Die Bestätigungsleier
- Die Haltung der Selbstverständlichkeit

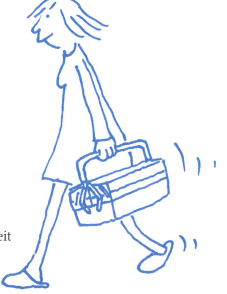

Das Schema

Bringe deine Gedanken zu Papier. Erst entscheidest du, wann die Nacht anfangen soll, wobei die Zeit ins Familienleben hineinpassen sollte. Und wie lang soll die Nacht sein? Zwölf Stunden, elf oder elfeinhalb?

Dann geht es mit den Mahlzeiten weiter: Dein Ziel sollten vier große Mahlzeiten am Tag sein, mit einem Abstand von drei oder dreieinhalb Stunden, dazu kommt noch der so genannte Gute-Nacht-Trunk kurz vor dem abendlichen Insbettbringen. Der Gute-Nacht-Trunk ist die Ausnahme, die die Regel bestätigt: Er kann schon eine Stunde nach dem großen Abendessen gegeben werden.

Dann machst du mit den Schlafphasen am Tage weiter. Im Abschnitt »Wie viel Schlaf braucht das Kind?« hast du gesehen, wie groß der Schlafbedarf im jeweiligen Alter ist. Hier musst du ein bisschen rechnen: Wählst du z. B. eine 11,5-Stunden-Nacht für deinen sieben oder acht Monate alten Liebling, bleiben noch drei Stunden des gesamten Schlafbedarfes von 14,5 Stunden, die auf beispielsweise drei Schlafphasen verteilt werden.

Die natürlichen Schlafrhythmen sind: 5 Minuten, 20 Minuten, 45 Minuten, 1,5 Stunden, 2 Stunden, 2,5 Stunden, 3 Stunden. Zu den genannten Zeiten taucht das Kind sozusagen an die Oberfläche und lässt sich leicht wecken.

Überleg es dir genau und bastle ein wenig an deinem Schema herum! Dein Schema muss so wohl überlegt sein, dass du nicht mal im Traum daran denken würdest, es zu ändern, bevor ihr mindestens die Folgewoche erreicht habt. Wenn du es festgelegt hast, darf nichts mehr in Frage gestellt werden!

Hier folgen einige Beispiele, wie ein Schema aussehen kann:

Björn, *vier Monate*. Schlafmenge insgesamt: 15,5 Stunden pro Tag

20.00–7.00 Uhr	*Nachtschlaf*
7.00 Uhr	*Essen*
8.30–10.00 Uhr	*Schlafen (1,5 Stunden)*
10.00 Uhr	*Essen*
11.30–13.00 Uhr	*Schlafen (1,5 Stunden)*

Wie gehst du vor?

13.00 Uhr	*Essen*
15.00–15.45 Uhr	*Schlafen (45 Minuten)*
16.00 Uhr	*Essen*
17.45–18.30 Uhr	*Schlafen (45 Minuten)*
19.30 Uhr	*Essen und Gute-Nacht-Trunk*
20.00 Uhr	*Gute Nacht*

Hier sind die Mahlzeiten – die jeweils höchstens eine Stunde dauern sollten (in einem Monat wird der kleine Björn sie schon in einer Dreiviertelstunde schaffen) – konsequent mit einem Abstand von drei Stunden festgelegt. Dies und die Tatsache, dass die Nacht auf elf und nicht auf zwölf Stunden festgelegt wurde, bewirken, dass der Abstand zur letzten Mahlzeit inklusive Gute-Nacht-Trunk etwas lang ist. Deshalb kann die Mahlzeit vielleicht durch entsprechende Zufütterung ergänzt werden müssen, wenn das Kind noch gestillt wird.

Und genau solche Überlegungen sollte man anstellen, bevor man das eigene Schema festschreibt!

Emma, *fünf Monate*. Schlafmenge insgesamt: 15 Stunden 15 Minuten

20.00–7.00 Uhr	*Nachtschlaf*
7.00 Uhr	*Essen*
8.00–8.45 Uhr	*Schlafen (45 Minuten)*
8.45 Uhr	*Essen*
9.45–10.30 Uhr	*Schlafen (45 Minuten)*
12.00 Uhr	*Essen*
13.00–15.00 Uhr	*Schlafen (2 Stunden)*
15.00 Uhr	*Essen*
17.00–17.45 Uhr	*Schlafen (45 Minuten)*
18.30 Uhr	*Essen und Gute-Nacht-Trunk*
20.00 Uhr	*Gute Nacht*

Zeit für weitere Überlegungen, wie du siehst. Hier fängt das erste Nickerchen schon eine Stunde nach dem Nachtschlaf an, und der Abstand zwischen erster und zweiter Mahlzeit wird viel kürzer als die vorgegebenen drei Stunden – hier sind nur eine Stunde und 45 Minuten dazwischen.

DRITTER TEIL – DER WERKZEUGKASTEN

Dies beruht darauf, dass die kleine Emma schon ihr ganzes kleines Leben lang morgens so müde war, dass ihr Papa und ich diese morgendliche Müdigkeit mit in Betracht gezogen haben, als wir ihr Schema zusammen aufstellten. Und die zweite Mahlzeit wurde somit zu einem zweiten Frühstück.

Einen Monat später, als Emma *sechs Monate* war, wurde das Schema angepasst, da das Kind nun größer geworden war. Da hat der Papa den Nachmittagsschlaf auf 20 Minuten reduziert.

Nach einem weiteren Monat, als klein Emma *sieben Monate* war, hat die Familie den Nachmittagsschlaf ganz gestrichen und dafür die Nacht um 19.00 Uhr anfangen lassen. Da bekam Emma dann ihre zwölf Stunden Nachtschlaf.

Den langen Mittagsschlaf mitten am Tage oder am frühen Nachmittag kann man mehrere Jahre beibehalten, deshalb sollte er von Anfang an mit eingeplant werden!

Im Verlauf des ersten Lebensjahres fällt in der Regel der Nachmittagsschlaf zuerst weg, dann der zweite Vormittagsschlaf (wenn es einen gab) und schließlich der erste.

Oliver, *sieben Monate*. Schlafmenge insgesamt: 14 Stunden 35 Minuten

20.30–8.30 Uhr	Nachtschlaf
8.30 Uhr	Essen
10.30–11.15 Uhr	Schlafen (45 Minuten)
12.00 Uhr	Essen
13.30–15.00 Uhr	Schlafen (1,5 Stunden)
15.00 Uhr	Essen
17.15–17.35 Uhr	Schlafen (20 Minuten)
19.00 Uhr	Essen
19.30–20.30 Uhr	Baden, Spaß und Gute-Nacht-Trunk
20.30 Uhr	Gute Nacht

Eine Stunde sollte man für die gemütliche Abendrunde einplanen, damit genügend Zeit für alle Annehmlichkeiten ist, die dem kurzen Insbettbringen vorausgehen! Das Baden bildet einen herrlichen Abschluss des Tages und wird schon bald mit dem guten Nachtschlaf assoziiert werden.

Wie gehst du vor?

Laura, **acht Monate**. Schlafmenge insgesamt: 14 Stunden 35 Minuten

19.30–7.30 Uhr	Nachtschlaf
7.30 Uhr	Essen
10.00–10.45 Uhr	Schlafen (45 Minuten)
11.00 Uhr	Essen
12.30–14.00 Uhr	Schlafen (1,5 Stunden)
14.00 Uhr	Essen
16.00–16.20 Uhr	Schlafen (20 Minuten)
16.45 Uhr	Essen
18.30–19.30 Uhr	Baden, Spaß und Gute-Nacht-Trunk
19.30 Uhr	Gute Nacht

Die kleine Laura wird bald **neun** Monate, und der Schlafbedarf wird dann eine halbe Stunde weniger betragen. Dies wird signalisiert, indem sie morgens plötzlich anfängt, viel zu früh aufzuwachen. Sie hätte auch eine Veränderung der Zeiten ankündigen können, indem sie den langen Mittagsschlaf von 1,5 Stunden in Frage gestellt hätte – d. h. sie würde nach 45 Minuten aufwachen und nicht weiterschlafen wollen. Kleine Kinder »sagen Bescheid«, wenn es Zeit für eine Anpassung des Schemas ist. Und da Lauras fürsorgliche Eltern wissen, dass alles zusammenhängt, lassen sie keine Kürzung des Nachtschlafes zu. Stattdessen verkürzen sie den Vormittagsschlaf, von 45 Minuten auf 20 Minuten, was bewirkt, dass Laura in den ersten Tagen häufiger richtig sauer wird – und *da* wird sie wahrhaftig nicht *einmal* zu früh wach! Aber am dritten oder vierten Tag gewöhnt sie sich an das neue Schema, und danach wacht sie morgens nicht mehr zu früh auf.

Torben, **neun Monate**. Schlafmenge insgesamt: 14 Stunden 15 Minuten

19.00–7.00 Uhr	Nachtschlaf
7.00 Uhr	Essen
8.15 Uhr	Essen (2. Frühstück)
9.15–10.00 Uhr	Schlafen (45 Minuten)
11.30 Uhr	Essen
12.30–14.00 Uhr	Schlafen (1,5 Stunden)
15.00 Uhr	Essen
17.30 Uhr	Essen (am Familientisch)

18.00–19.00 Uhr   Baden, Spaß und Gute-Nacht-Trunk
19.00 Uhr   Gute Nacht

Der kleine Torben hat sechs Mahlzeiten auf seinem Schema. Hier hat die Planung auch einen sozialen Aspekt. Er nimmt jeden Tag am »richtigen« Frühstück und am »richtigen« Mittagstisch der Familie teil. Seine eigenen Mahlzeiten stellen den Nahrungsbedarf für kleine Kinder in seinem Alter zufrieden. Und am Tisch mit den Eltern zusammen darf er dann noch untersuchen, was *sie* essen, und sich mit dem, was wir Esskultur nennen, bekannt machen.

Amanda, *zehn Monate*. Schlafmenge insgesamt: 14 Stunden 15 Minuten
19.00–7.00 Uhr   Nachtschlaf
7.00 Uhr   Essen
8.45–9.30 Uhr   Schlafen (45 Minuten)
10.30 Uhr   Essen
12.00–13.30 Uhr   Schlafen (1,5 Stunden)
14.00 Uhr   Essen
17.30 Uhr   Essen
18.00–19.00 Uhr   Baden, Spaß und Gute-Nacht-Trunk
19.00 Uhr   Gute Nacht

Die kleine Amanda isst bei jeder Mahlzeit eine halbe Stunde lang. Die Mahlzeiten sind konsequent auf einem Abstand von dreieinhalb Stunden gelegt. Der Gute-Nacht-Trunk bildet die Ausnahme. Bei einem Nachtschlaf von zwölf Stunden im Gepäck kommt Amanda super mit nur zwei Schlafphasen am Tage aus.

Ole, *ein Jahr*. Schlafmenge insgesamt: 13 Stunden 30 Minuten
20.00–7.30 Uhr   Nachtschlaf
8.00 Uhr   Essen (Haferbrei mit zerdrückter Banane, Milch
                   und ein Butterbrot)
                   Nach draußen und soziale Beteiligung
11.30 Uhr   Essen (»richtiges« Mittagessen)
12.30–14.30 Uhr   Mittagsschlaf (2 Stunden)
15.00 Uhr   Essen (Zwischenmahlzeit: Obst und

Wie gehst du vor?

	Joghurt oder Butterbrot und Milch)
	Nach draußen und soziale Beteiligung
18.30 Uhr	*Essen (Abendbrot mit den Eltern)*
19.00–20.00 Uhr	*Baden, Spaß und Gute-Nacht-Trunk*
20.00 Uhr	*Gute Nacht*

Und jetzt haben Klein Oles Eltern das Ziel erreicht, könnte man sagen. Oles Schema muss nicht mehr angepasst werden. Er kann mehrere Jahre lang beibehalten werden.

Das Schema, das du festlegst, sollte am besten während der ersten vier Tage der Kur auf die Minute genau eingehalten werden! Während der Folgewoche und danach hast du einen Spielraum von einer Viertelstunde in beide Richtungen. Und die Zeiten müssen gleich bleiben, Tag für Tag, Nacht für Nacht, alltags wie feiertags. Ich kann verstehen, wenn du meinst, dass es mühsam klingt, aber das ist es nicht! Vergleiche wieder mit dem Führerschein – du würdest kaum deine Karriere als Autofahrer/in beginnen, indem du die Verkehrsregeln in Frage stellen und auf die Straßenschilder, die dir nicht gefielen, pfeifen würdest.

Denk also vorher nach, und das ganz, ganz genau! Danach musst du für dein Schema geradestehen. Mach die Uhr zu deinem besten Freund.

Bevor das Kind sein eigenes kleines Uhrwerk wird, wirst du sie oder ihn hin und wieder auch wecken müssen, wenn du die Zeiten einhalten willst. Und dagegen sträubst du dich vielleicht – wenn sie oder er doch gerade so traumhaft schön schläft! Hab aber keine Angst davor, die Leitung zu übernehmen. Genau das erwartet dein Kind von dir (und es hat nun schon lange darauf gewartet). Ziehe deine Kraft daraus, dass du jetzt endlich ganz genau *weißt, was du tust und warum.*

Das Gute-Nacht-Lachen

Wann hast du selbst in letzter Zeit herzlich gelacht? Kann man überhaupt zu viel lachen in dieser Welt? Nein, das glaube ich nicht! Die Bedeutung des Lachens wird in unserer Kultur unterschätzt. Lachen hält gesund.

Kleine Kinder sollten mindestens einmal am Tag richtig herzlich lachen, und ganz besonders zum Abend hin. Am besten ist es, wenn dein Kind den ganzen Weg bis zum Bett lacht! Man kann das Kind beispielsweise dahinbefördern, indem man es wie ein brummendes Flugzeug durch die Luft trägt, oder man kann mit dem Kind ganz hoch oben auf dem eigenen Kopf dorthin tanzen … Du wirst schon bald die unschlagbare Variante herausfinden!

Ein übermüdetes Kind lässt sich nur schwer zum Lachen überreden, und deshalb musst du dir wirklich Mühe geben. Alle Mittel sind erlaubt, wenn du nur dein Kind dazu bringst, laut und herzlich zu lachen (wenn auch anfänglich ein wenig widerwillig). Scheue dich nicht, das Kind zu kitzeln, wenn es notwendig sein sollte! Hier muss gelacht werden!

Das Lachen muss sowohl hörbar als auch spürbar sein, im ganzen kleinen Körper des Kindes. Das Gute-Nacht-Lachen darf *nie* übersprungen werden!

Das Zurechtlegen

Das Zurechtlegen signalisiert dem kleinen Kinderhirn, dass jegliche Aktivität ein Ende hat. Statt das Kind vorsichtig hinzulegen und das Beste zu hoffen, während du es leise mit ängstlichen Fragen und Bitten bombardierst (»Mein Liebling, du kannst doch wohl jetzt ein bisschen schlafen, es wäre so schön für uns alle …«), übernimmst du die Führung mit festen Griffen, felsenfester Entschlossenheit und sanfter, sicherer Kraft.

Übe das Zurechtlegen an einem strampelnden Partner! Wenn du dich an das Kind heranmachst, musst du genau wissen, was du tust und warum. Da solltest du alles im Griff haben.

Bei *kleinen Kindern* – sowohl Bauchschläfern wie auch Rückenschläfern – gibt es drei klare Schritte:
- Arme nach oben
- Beine ausstrecken
- Kopf nach rechts (von dir weg)

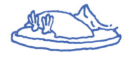

Wie gehst du vor?

Die kleinen Arme werden nach oben gelegt, seitlich am Kopf und mit einem leichten Druck an ihren Platz gebracht, dabei müssen deine Handgriffe für das Kind glaubhaft sein.

Die Beine werden nach hinten ausgestreckt, beide auf einmal, mit einem Griff um die kleinen Kniescheiben, und auch sie werden mit einem abschließenden Druck an ihren Platz gebracht.

Schließlich nimmst du den Kopf zwischen deine beiden Hände und drehst ihn von dir weg, legst ihn ab und übst seitlich einen letzten, leichten Druck aus. Am besten ist es, wenn das Kind überhaupt nichts sehen kann. Jetzt ist der Kontakt zwischen euch unterbrochen, und du überlässt dein Kind dem Schlaf, der ihm selbst gehört.

Dein kleiner Liebling wird natürlich sofort wieder die Arme nach unten ziehen und die Beine hoch, und das ist nicht verboten. Die Hauptsache ist, dass du das Kind mit echter Deutlichkeit »parkst«, so dass deine Botschaft verstanden wird: *Jegliche Aktivität hat jetzt ein Ende.* Sobald die erste Verwirrung sich gelegt hat – während des zweiten Tages der Kur –, wird das Kind anfangen, sich selbst ganz brav und hübsch zu parken, mit ein wenig Hilfe von dir: Du legst die Arme hoch, und hoppla!, streckt es schon die Beine aus. Die Botschaft ist angekommen!

Große Kinder, die über ein Jahr alt sind (und die weder im Kinderwagen gefahren noch geknufft werden), werden in ihrer Lieblingsschlafposition zurechtgelegt, in der Regel in Seitenlage. Auch hier zeigt das Zurechtlegen die Einschlafposition an – du drückst als Markierung nach jedem der drei Schritte: erst die Arme, dann die Beine und schließlich den Kopf. Ist der kleine Körper mit dazugehörigem Kopf dabei dir zugewandt, klappt das Zurechtlegen am besten im Dunkeln. Abschließend übst du mit dem Fächer über den ganzen, kleinen Körper einige Sekunden lang einen leichten Druck aus (siehe unten).

Der Fächer

Spreize deine Hände in der Luft, so weit du nur kannst, und halte sie aneinander, so dass sie einen doppelten Fächer bilden. Diesen legst du über das Kind, bedeckst damit so viel wie möglich von dem kleinen Körper des Kindes und übst einen sanften, aber stetigen und gleich bleibenden Druck aus. Mit den beiden äußersten Fingerspitzen hältst du den kleinen Kopf an seinem Platz.

Der Fächer wird direkt von oben ausgeführt. Er festigt das Zurechtlegen in einer körperlichen Bestätigung, dass es nun darum geht, still liegen zu bleiben – siehe *Wie du deinem kleinen Kind die Ruhe vermittelst*, S. 56! Man wendet ihn also als Markierung sowohl nach dem Zurechtlegen wie auch nach dem Knuffen an (siehe unten).

Bei kleinen Kindern: Am dankbarsten ist der Fächer natürlich, wenn das Kind auf dem Bauch liegt, wobei die »Schale« die Weichteile schützen soll (stell dir eine kleine Schildkröte vor!), aber auch, wenn das Kind auf der Seite liegt, funktioniert er wie ein seltsam beruhigender Informator. Wenn das Kind es aber ganz klar bevorzugt, auf dem Rücken zu liegen, musst du darauf achten, dass du mit deinem Fächer keinen Druck auf die Weichteile (Bauch, oberer Brustkorb, Hals) ausübst.

Bei großen Kindern: Beim allerersten Mal ist es nicht angenehm, ein mehr oder weniger schockiertes, widerwilliges Kind zu »fächern«, das in dir nur noch einen einzigen, großen Wolf sieht – du hast den Bericht von Felix' Papa gesehen (S. 151), der den Fächer 45 Minuten lang anwenden musste, bevor die Botschaft in einer für beide Parteien zufriedenstellenden Weise angekommen war. Hier wird der Fächer als einziges Werkzeug benutzt (außer der Leier danach, versteht sich), da das Kind zu groß ist, um geknufft zu werden. Man kann den Fächer bei jedem Kind bis ins Rentenalter ausüben, möchte ich fast sagen ...

Den Fächer als *Markierung* setzt du etwa fünf bis zehn Sekunden ein. Der Fächer als *(Krisen-)Werkzeug* dauert die erforderliche Zeit. Er muss dabei so kraftvoll sein, dass das Kind weder den Kopf noch den Körper wenden oder drehen kann. Und das kommt, wie du verstehen wirst, beim ersten Mal beim Kind nicht so gut an – kein Mensch, weder klein noch groß, mag festgehalten werden. Es dauert eine kleine Weile, bis man zugeben mag, dass man in der Tat ganz gut liegt und dass man in der Tat ganz schön müde ist – sehr müde.

Der kleine Kinderkörper soll richtig schwer und schläfrig werden, bevor du nachlässt und deinen Fächer wegnimmst (mit einem schnellen, abschließenden Extradruck), bleibe also lieber ein wenig zu lange als zu kurz dabei. In einer Krisenlage macht es auch nichts, wenn das Kind eingeschlafen sein sollte, bevor du den Fächer beendest. Die Leier (siehe unten) soll dich in jedem Fall aus dem Zimmer begleiten und das letzte Wort bekommen. Sie setzt sich bis ins »hinterste« Bewusstsein des Kindes fest.

Kommst du dir gewaltsam und sehr unangenehm vor, wenn du dein Kind an seinem Platz festhältst und einen felsenfesten Widerstand gegen seine frenetischen Ausbruchsversuche bietest, dann bedenk zwei Sachen:

- So lange, wie es beim ersten Anwenden des Fächers dauert, bevor die Geborgenheit bringende Botschaft durchsickert, wird es nie mehr dauern. (Vorausgesetzt, dass du ihn nicht unterbrichst, bevor du das schläfrig schwere Ziel erreicht hast!)
- Die Kraft, die du anwendest, die »Gewalt«, die du ausübst, ist nicht schlimmer als die Gewalt, die du anwenden müsstest, wenn dein Kind sich weigern würde, sich im Autositz anschnallen zu lassen. Gewisse Sachen kann man einfach nicht diskutieren. Sie müssen durchgesetzt werden. Punkt, aus.

Das Kinderwagen-Fahren

Vor allem brauchst du einen guten Kinderwagen, der ausreichend groß ist, einen flachen Boden (für Bauchschläfer) und eine gute Federung hat.

Kleine Kinder, die auf den Geschmack der Bauchlage gekommen sind, wollen meist auch tagsüber so schlafen, und deshalb kann die Investition in einen guten, betagten, zusätzlichen Kinderwagen von anno dazumal eine gute Idee sein. Man kann ihn auch noch fürs Schlafen im Haus benutzen.

Aber auch kleine Rückenschläfer lassen sich gerne im Kinderwagen beruhigen, und es gibt auch etliche kleine Kinder, die nachts im Bett auf dem Bauch und tagsüber im Kinderwagen in Rückenlage schlafen – wenn auch meistens dann nicht ganz so lange. Bauchschläfer haben den Vorteil, dass sie leichter die Stellung wechseln und sich bewegen können als die »festgenagelten« Rückenschläfer, die meist nach 20 oder 45 Minuten wieder aufwachen und selten den ganzen Mittagsschlaf von anderthalb oder zwei Stunden (oder gar drei, wenn man sich darauf festgelegt hat) durchschlafen.

Der Wagen muss so geräumig sein, dass ein kleiner Bauchschläfer die Arme seitlich nach unten holen kann, nachdem sie beim Zurechtlegen nach oben gelegt wurden. Die Beine müssen in ihrer ganzen Länge ausgestreckt werden können.

Wenn du den Nachtschlaf und die Schlafphasen am Tage festlegst, solltest du *konsequent* sein. Während der ersten vier Tage der DurchschlafKur und der anschließenden Folgewoche soll alles so gleichbleibend wie nur möglich sein. Das Kind kann tagsüber im Wagen und nachts im Bett schlafen, ein Nickerchen im Wagen drinnen und das nächste wieder draußen oder im Gitterbett sowohl nachts wie auch beim Mittagsschlaf, oder was dir am besten gefällt. Das solltest du dir vor der Kur gut überlegen – und dann sollte es Tag für Tag (und Nacht für Nacht) gleich bleiben.

Frische, am besten richtig kühle Luft fördert den guten Schlaf, und fühlt das Kind sich nur wohl, kann es sehr wohl alle Schlafphasen am Tage draußen verbringen (bei jedem Wetter, außer extremem Unwetter).

P.S.: Das Atemüberwachungsgerät könnte auf Bewegungen des Kinderwagens und sogar auf den Wind reagieren. Man muss eventuell den Wagen anhalten und dann einschalten und ablesen. Und danach darf man nicht vergessen, das Gerät einzuschalten, wenn man den Wagen noch für ein still stehendes Schläfchen parkt!

Effektives Kinderwagen-Fahren ist eine Kunst. Leg ein dem Kind entsprechendes Gewicht in den Wagen, und trainiere deine Talente rechtzeitig, bevor du mit der Kur anfängst!
- Sorge für ausreichend Platz zum Hin- und Herfahren. Schieb den Wagen von dir weg, so weit dein Arm reicht.
- Zieh ihn zurück, mit einem festen Ruck – als ob der Wagen gerade beinahe über einen Abgrund wegrollt und du ihn in letzter Sekunde zu fassen bekommst.

- Schieb ihn wieder von dir, jetzt auch mit einem festen Ruck (ich lasse den Wagen meist gegen meine Hüfte fahren und schiebe ihn damit wieder fort).
- Wiederhole den Vorgang immer wieder, arbeite rhythmisch: eins-und-zwei, eins-und-zwei, hui, wie er rollt! Die ganze Länge deines Armes soll bei jedem Zug ausgenutzt werden, und gerne noch ein Stückchen dazu. Wenn du es ausprobierst, wirst du verstehen, was ich meine!

Der Sinn des Kinderwagen-Fahrens ist, das Kind zu beruhigen, und nicht, es zu trösten oder in den Schlaf zu wiegen. Deshalb solltest du auch richtig zupacken. Du sollst damit eine Botschaft vermitteln, ohne den Schatten einer unsicheren Frage (oder Fragen überhaupt). Hier findet keine Kommunikation statt. Ganz brutal kannst du dir vielleicht vorstellen, dass das Kind zum Stillsein »schockiert« werden soll!

Verfällst du dann doch in ein angenehm wiegendes und einschläferndes Kinderwagen-Fahren, werden zwei Dinge passieren: 1. Das Kind wittert Gefahr, sobald der Wagen stehen bleibt, wird wach und schreit, 2. du bleibst in einer unendlichen Fahrerei hängen und musst die ganze Nacht bzw. die ganze Schlafphase lang am Wagen stehen bleiben.

Wenn du mit dem Üben anfängst, stellst du dir vor, dass dein laut schreiendes Kind, das (noch nicht) im Wagen liegt, innerhalb eines Bruchteils einer Sekunde zur Ruhe gebracht werden muss – ungefähr wie der Kinderwagen, der beinahe den Abgrund herunterrollt, sofort und schnell zurückgezogen werden muss, mit einem so sicheren Griff, dass du nicht Gefahr läufst, den Halt zu verlieren, denn du bekämst keine weitere Chance. *So* packst du die Sache an!

> **Effektives Kinderwagen-Fahren** muss selbst das am lautesten schreiende, absolut **hysterische Kind** innerhalb von zwei Minuten **beruhigen** können.

Übe in Intervallen von zwei Minuten Dauer. Schließe mit einer Serie von schnellen seitlichen Wippen ab, bei der du den Griff in der Hand behältst – etwa so lange, wie du dafür brauchst, bis fünf zu zählen. Dreh dich dann sofort vom Wagen weg, nimm die beunruhigenden »Wölfe«, die möglicherweise noch in den Wagen hineinschauen, mit dir und *geh*!

Nach mehr als zwei Minuten, also nach einem längeren Zeitraum als dem, den du fürs Fahren verwendetest, gehst du zurück, fährst das nächste Intervall und verfeinerst deine Technik. Mach so weiter, bis du die Sache im Griff hast (in jeglicher Hinsicht) und deinen Rhythmus und dein Tempo gefunden hast. Wenn du dich an das Fahren mit Kind heranmachst, musst du für dich nicht nur wissen, *wie*, sondern auch, *dass* es funktioniert!

Der Gegensatz von Sicherheit ist Unsicherheit, und sie muss vom Kinderwagen-Fahren verbannt werden, wie von allem, was mit Kinderpflege überhaupt zu tun hat. Die Unsicherheit verleitet dich dazu, beim Kinderwagen-Fahren hängen zu bleiben, und was noch schlimmer ist, sie vermittelt dem Kind keine *Sicherheit*. Deshalb ist es so wichtig, die Technik des Fahrens vorher zu üben.

Übe das Kinderwagen-Fahren mit einer Hand, so dass die andere Hand frei bleibt.

Wenn es mit dem Ruckgeben, dem Tempo und dem Rhythmus klappt, stellst du dir vor, dass das kleine Kind (das auf dem Bauch liegt) ständig den kleinen Kopf anhebt und somit Schwierigkeiten hat, zur Ruhe zu kommen. Oder sogar den ganzen Oberkörper anhebt! Streck dann deine freie Hand als halben Fächer hinein, jedes Mal, wenn du den Wagen zu dir hinziehst (oder gerade von dir wegschiebst, wie es dir am besten gelingt), so dass der kleine Kopf mitsamt dem dazugehörigen Oberkörper mit einem schnellen, aber deutlichen Druck auf seinen Platz gebracht wird. Dies kann man auch als Markierung machen, dass das Zurechtlegen seine Gültigkeit hat, egal ob das Kind nun versucht, »aufzustehen«, oder nicht.

Wie gesagt: Effektives Kinderwagen-Fahren ist eine Kunst ... Verzweifle aber nicht! Wenn ich es mir selbst beibringen konnte, kannst du es auch. Jeder kann es. Und wenn du die Kunst erlernt hast, mit großer Mühe, ist es schon bald so weit, dass du das Kinderwagen-Fahren wieder in den Werkzeugkasten zurückpacken kannst. Undankbares Unterfangen, nicht wahr?!

Genau wie beim Knuffen ist auch das Kinderwagen-Fahren ein Werkzeug, das ausschließlich als beruhigender Bescheid angewandt wird, nicht als Mittel zum Einschlafen oder zum Trösten. Den beruhigenden

Bescheid wirst du schon in wenigen Fahrrunden vermitteln können (siehe *Wie du deinem Kind die Ruhe vermittelst*, S. 56), wenn du es auf eine für das Kind überzeugende Weise machst. Und das wirst du, denn es geht hier um die innere *Ruhe* des Kindes!

Schon während des zweiten Tages der DurchschlafKur, wenn das Kind allmählich den Bescheid annimmt, dass keine bösen Wölfe in Sicht sind, so weit das Auge reicht (auch nicht im Dunkeln), gehst du dazu über, der Gute-Nacht-Leier immer mehr den Vortritt zu lassen. Und das kleine Kind, das dann schon das Kinderwagen-Fahren als sehr angenehm empfindet (obwohl es ihm am Anfang gar nicht gefiel) – wie auch die kleinen Kinder, die zur Ruhe geknufft werden, genauso schnell das Knuffen als sehr angenehm empfinden (obwohl es ihnen am Anfang auch nicht gefiel) –, wird schreien und lauthals dagegen protestieren – mit einem wahren Gemeckere! Dann gilt es, jegliches Kinderwagen-Fahren bzw. jegliches Knuffen zu vermeiden und stattdessen mit der Gute-Nacht-Leier zu antworten. Und dabei zuzusehen, dass die bestätigende Leier das letzte Wort bekommt.

In dieser Weise führst du *die Sicherheit* ein (siehe der Abschnitt *Wie du deinem kleinen Kind Sicherheit gibst*, S. 69). Die Sicherheit soll sich zu einer Geborgenheit entwickeln, die das Kind in sich trägt, genau wie der Schlaf dem Kind selbst gehört und nicht dir.

Der Übergang zur Leier kann in drei Schritten beschrieben werden.
- Zurechtlegen, Kinderwagen-Fahren, Wippen am Griff, Leier
- Zurechtlegen, Wippen am Griff, Leier
- Zurechtlegen, Leier

Das Knuffen

Das Knuffen kann mit dem Kinderwagen-Fahren verglichen werden. Es beruht auf demselben Prinzip: Der kleine Kinderkörper wird mit denselben längsgerichteten »Schubsern« zur Ruhe gebracht, die auch beim energischen Kinderwagen-Fahren erzeugt werden. Der Unterschied ist, dass mit deinen Knuffbewegungen du selbst, ohne Hilfe des Kinderwagens, das Kind effektiv beruhigst. Und man kann, wie du sehen wirst, sogar ganz kleine Kinder zur Ruhe knuffen.

Nach deiner Entscheidung, die DurchschlafKur bei einem kleinen Kind, das unter Schlafproblemen leidet, durchzuführen, wird sorgfältiges Training notwendig, bevor du mit dem Knuffen loslegen kannst. Fang mit einem Training an deinen eigenen Oberschenkeln an:

- Setz dich mit lockeren Beinen hin, Beine leicht auseinander, und stell dir vor, dass die Seite des rechten Oberschenkels den kleinen Windelpopo deines Kindes ausmacht. Die Oberseite des linken Oberschenkels bildet folglich den Rücken des Kindes, einschließlich der Schultern und des kleinen Nackens.
- Bilde mit der rechten Hand eine leichte Faust und halte sie zu dir nach oben gerichtet, so dass du deine Fingernägel alle sehen kannst, mit dem Daumen von dir weg und die Außenkante der Hand gegen den Oberschenkel, der den Windelpopo bildet, gewandt.
- Lege die linke Hand als breiten Fächer über deinen linken Oberschenkel, der den Kinderrücken bildet. Übe damit einen leichten Druck aus und lass die Hand dort liegen.
- Fange an, mit der Außenkante deiner zur leichten Faust geballten, rechten Hand und mit weichem Handgelenk gegen deinen rechten Oberschenkel zu knuffen. Zähl dabei laut vor dich hin: eins, zwei, drei, vier. Die nach oben gewandte Faust hilft dir die Richtung aus dem weichen und beweglichen Handgelenk zu steuern.
- Verstärke die Schubser noch ein wenig. Ein regelrechter Ruck soll bei jedem Knuff durch deinen Oberschenkel gehen. Die Schubser, die du beim Knuffen gibst, sind sanft und einfühlsam, aber gleichzeitig deutlich und bestimmt. Es ist aber nichts Hartes dabei – du haust dich nicht selbst, du tust dir nicht weh. Du drängst immer weiter, aber du tust es in einem klaren Rhythmus: Man soll den Takt zu deinem Knuffen mitstampfen können!
- Mit dem Fächer deiner linken Hand hältst du deinen linken Oberschenkel an seinem Platz, damit er nicht immer weiter wegrutscht, wenn der rechte Oberschenkel dagegen geknufft wird. Jetzt übst du noch mit deinem Fächer bei jedem vierten Knuff einen kleinen Extradruck aus. Knuffen, zählen, drücken: und EINS, zwei, drei, vier, und EINS, zwei, drei, vier ... Hier sind Rhythmus und Taktgefühl erforderlich – »spiel« gerne ein schönes Lied dabei. EINS, zwei, drei, vier ... ONE, two, three, four!

Wie gehst du vor?

- Beende dein Knuffen, indem du beide Hände als Fächer über beide Oberschenkel (den kleinen Körper) legst und einen sanften, aber bestimmten, abschließenden Druck gibst.

Wenn du das Knuffen an deinen Oberschenkeln richtig gut im Griff hast, übst du an deinem Partner weiter! Und umgekehrt genauso – sie oder er sollte das Knuffen auch an dir trainieren.

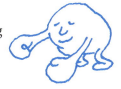

- Leg ihn/sie nach allen Regeln der Kunst in Bauchlage auf die Couch: Arme nach oben, Beine ausgestreckt, Kopf nach rechts von dir weg. (Es ist nicht verboten, dabei Spaß zu haben.) XX darf gern etwas zappelig sein, so dass du von vornherein lernst, dass du auch mal unangenehm auftreten musst. Freundlich, aber bestimmt, lautet hier die Parole!
- Breite den Fächer deiner linken Hand aus, so groß, wie es nur geht, und halte den Kopf mit einer Fingerspitze oder zwei unten, während du mit dem übrigen Fächer über den Rücken (oder zumindest ein Stückchen davon) Druck ausübst.
- Fang an zu knuffen. Jetzt arbeitest du mit der ganzen, rechten Hand, zur leichten Faust geballt, gegen das geliebte Objekt gerichtet. Das Handgelenk bleibt locker, die Schübe sind fest und drängend! XX hat vermutlich keine Windel, deshalb nimmst du den einen »Schinken« in Angriff.
- Stell dir vor, dass du die Richtung zeigen musst – bei jedem Knuff muss ein Ruck von unten bis oben durch den ganzen, großen Körper gehen, während du gleichzeitig mit der linken Hand den Körper an seinem Platz festhältst.
- Zähle lautlos mit: EINS, zwei, drei, vier (Druck gegen den Rücken) und EINS, zwei, drei, vier ... Finde deinen Rhythmus!
- Das Knuffen soll sich beruhigend und Geborgenheit bringend anfühlen, freundlich und bestimmt, wirklich Ruhe bringend. XX kann dir genau sagen, ob es dies tut! Es darf nicht nervig oder beunruhigend sein, und es darf nicht unbeholfen oder unsicher wirken. Und es darf natürlich nicht wehtun, egal wie sehr du dich anstrengst. XX soll sich während deiner rhythmischen Behandlung sowohl entspannen können wie auch *wollen*.

- Tauscht die Plätze, wenn XX vergnügt ist (und am liebsten immer weiter geknufft werden möchte – »Warum thailändische Massage für teures Geld? Dies ist ja mindestens genauso wunderbar!«), und dann darf sie/er an dir das Knuffen trainieren. Dabei wirst du das verspüren, was dein Kind verspüren wird. Was gefällt dir – und was gefällt dir nicht? Was wird dem Kind gefallen – und was nicht? Und du wirst feststellen, was wirklich so beruhigend wirkt, dass du dabei jederzeit richtig schön einschlafen könntest!

Das Knuffen, genau wie der Fächer, wird direkt von oben ausgeübt, damit man die richtige Richtung und auch genügend Kraft hineinlegen kann. Dein Rücken wird nicht begeistert sein, wenn du krumm gebeugt dastehen musst, besonders nicht beim allerersten Marathonknuffen, das von 20 bis zu 45 Minuten dauern kann. Tröste dich damit, dass *es nie wieder so lange dauern wird.*

Für ein kleines Kind mit Schlafproblemen scheint das ganze Bett voller böser Wölfe zu sein. Das Kind hat vom ersten Atemzug an den bösen Wolf gefürchtet, und das mit gutem Grund, aber es ist nicht das Kind, das den Wolf dazu eingeladen hat, ein ständiger Gast im Kinderbett zu werden! Das bist du ... (Siehe *Wie du deinem kleinen Kind Sicherheit gibst*, S. 69). Und jetzt bekommst du die Strafe für deine Sünde! Jetzt wird eine neue Richtung eingeschlagen, und du musst versuchen, dich – und deinen Rücken – damit aufzumuntern, dass das Bett immerhin innerhalb von nur 20 bis 45 Minuten von allen Wölfen befreit werden kann!

Schon beim nächsten Aufwachen des Kindes kannst du auf nur zwei Minuten Knuffen am Stück hinarbeiten (genau wie beim Kinderwagen-Fahren). Und schon während der zweiten Nacht der Schlafkur wird es Zeit, das Knuffen in den Werkzeugkasten zurückzupacken. Ab da soll die Leier die Arbeit ganz und gar übernehmen.

Nachtrag: Kleine Kinder, die in ihren geräumigen Gitterbetten zur Ruhe geknufft worden sind, ihre Leier bekommen haben und zum ersten Mal selbst eingeschlafen sind, neigen natürlich dazu, in irgendeiner komischen Stellung einzuschlafen: quer liegend auf der Zudecke, zusammengerollt am Fußende, zusammengekrümmt im Sitzen oder sogar angelehnt aufrecht sitzend (!), oder vielleicht mit einem Bein oder

Wie gehst du vor?

zwei zwischen den Gitterstäben heraushängend, wenn sie dort hindurchpassen (bis zu einem Alter von sechs Monaten sollte man ein Nestchen als Gitterschutz verwenden). Unterlass das Nachschauen, bis du dir sicher bist, dass das Kind seit zehn Minuten (nicht 20!) schläft. Dann gehst du kurz hinein und legst das Kind zurecht. Du kannst das Kind sogar ganz hochheben, um es schnell wieder richtig hinzulegen, ohne dass du es störst. Sofort wieder hinaus, leise und diskret! (Sollte das Kind dann doch noch eine Frage stellen wollen, musst du mit einer bestätigenden Leier außerhalb der Tür antworten.)

Wie du zu diesem Zeitpunkt sicherlich gemerkt hast, empfehle ich die Bauchlage, ohne mich dafür zu schämen. (Ja, ich ahne deine erschrockenen Einwände! Es wird dich beruhigen, zu wissen, dass in der ganzen Welt kein einziger Fall von plötzlichem Säuglingstod dokumentiert worden ist, bei dem das Kind *in Bauchlage mit Atemüberwachungsgerät* schlief.)

Der Hintergrund ist nicht nur, dass ich es als viel einfacher und effektiver empfinde, ein Kind in Bauchlage durch Kinderwagen-Fahren bzw. Knuffen zu beruhigen, dasselbe gilt ja auch für das Zurechtlegen und für den Fächer. Der Grund ist vor allem, dass die Bauchlage an sich schlaffördernd ist.

Es ist eine Tatsache, dass kleine Kinder, die von Anfang an auf dem Bauch schlafen dürfen, selten Schlafprobleme bekommen. Denn für das kleine Menschenkind ist es das Natürlichste, beim Schlafen eine Schutzhaltung einzunehmen – wie es auch alle »Vierbeiner« tun, denn sie schlafen nun mal nicht gerne mit entblößten Weichteilen und den Beinchen in der Luft.

Schon ein frisch geborenes Kind kann den Kopf anheben, ihn von Seite zu Seite drehen und ungehindert Luft holen. Auf dem Bauch liegend hat das Kind eine Bewegungsfreiheit, die in der Rückenlage fehlt. Und uns hin und wieder bewegen müssen wir alle, sogar im Schlaf. Wenn wir es können.

Die Vorteile der Bauchlage sind offensichtlich. Hier sind einige von ihnen:
- Der kleine Verdauungsapparat, der sich noch in der Entwicklung befindet, arbeitet in Bauchlage wesentlich ruhiger.

- Eventueller Schnupfen läuft hinaus.
- Späte Bäuerchen, Spucken, Erbrechen können keine Katastrophe verursachen.
- Das Erstickungsrisiko wird eliminiert, wenn das Kind in Bauchlage auf einer planen Unterlage liegt. Dort kann es selbst den Kopf heben und dem entkommen, was eventuell über seinen Kopf rutschen könnte.
- Ein Säugling in Bauchlage wird nicht vom ersten Tag an daran gehindert, *die neurologisch lebenswichtigen Kriechübungen* auszuüben, bei denen er nicht nur die Motorik, sondern auch alle fünf Sinne weiterentwickelt.

Die Mama der kleinen Sofia berichtet:

> *Sofia schlief von Beginn an ziemlich schlecht, und es wurde immer schlimmer, bis sie jede Nacht stündlich aufwachte. Ich trug sie die ganze Nacht lang umher, aber besser wurde es trotzdem nicht, eher das Gegenteil. Als sie viereinhalb Monate alt war, entschied ich mich dazu, die Kur durchzuführen, weil keiner von uns diese Nächte länger aushielt.*
>
> *Es klappte richtig gut, trotz einer vorübergehenden Talfahrt, und Sofia schläft jetzt nachts gut. Vorher hatten wir Probleme mit ihrem Appetit, aber er nahm schon nach ein paar Kur-Tagen spürbar zu. Zwar hat uns die Wolfsstunde einige Schwierigkeiten gemacht, und zurzeit ist ihr Schlaf etwas unruhiger (sie wird jetzt bald acht Monate), aber wir kennen nun die verschiedenen Werkzeuge, und die Leier funktioniert perfekt. Ich weiß immer, was ich tun muss, wenn sie mal wach wird, und das ist einfach schön und sehr beruhigend.*
>
> *Das Insbettbringen dauert nur ein paar Minuten, und dann schläft sie in der Regel nach etwa 15 Minuten ein. Sie fühlt sich wirklich geborgen in ihrem Bettchen.*
>
> *Das Einzige, das ich bereue, ist, dass ich nicht eher mit der Kur angefangen habe oder dass ich zumindest das Atemüberwachungsgerät früher angeschafft hätte und sie auf den Bauch hätte schlafen lassen, denn sie ist eine richtige Bauchschläferin. Sie liebt es einfach, auf dem Bauch zu liegen. Ich finde, es ist sooo schade, dass man in den Mütterberatungsstellen nicht über den Gebrauch von Atemüberwachungsgeräten in Verbindung mit der Bauchlage informiert wird. Das hätte die ganze Sache für uns viel leichter gemacht.*

Aber was ist, wenn das Kind es nun wirklich bevorzugt, auf dem Rücken zu schlafen? Drei Mütter aus meinem Elternforum beschreiben, was sie gemacht haben:

- *Doch, die Kur funktioniert bestens, auch wenn das Kind auf dem Rücken schläft! Joel, dreieinhalb Monate, schläft in Rückenlage und lässt sich auch so knuffen – nur dass ich dabei nicht meine Hand auf seinen Brustkorb lege. Und auch das Fahren im Kinderwagen klappt gut. Wenn ich ihn knuffe, stütze ich meine zur leichten Faust geballte Hand auf der Matratze ab, genau hinter seinem kleinen Po und dann knuffe ich los, im Vierertakt. Und Joel liebt es!*
- *Ich schiebe z. B. ihr rechtes Bein so weit nach vorn, dass ihr Knie ungefähr im 90°-Winkel liegt. Dann knuffe ich den kleinen Hintern in rhythmischen Zügen. Beim Fächer lege ich meine Hand weit gespreizt über die Brust meiner kleinen Sara und halte sie dort, bis die Kleine in einer schläfrigen Schwere ruht. Ich übe keinen Druck aus, sondern halte sie nur. Sie findet es ganz toll und beruhigt sich sofort.*
- *Jakob, bald fünf Jahre, schlief immer auf dem Rücken, als er klein war. Die Kur funktionierte super in Rückenlage. Und das Knuffen auch. Jetzt schläft er stattdessen häufiger auf dem Bauch. Dafür liebt seine kleine Schwester die Rückenlage. Ich versuche hin und wieder, sie in Bauchlage hinzulegen, aber das mag sie nicht. Wenn sie wach ist, verbringt sie dafür so viel Zeit wie möglich auf dem Bauch liegend. Ich möchte nur sagen, dass man der Schlafposition des Kindes nicht allzu viel Bedeutung beimessen sollte. Das Wichtigste ist doch, dass sie schlafen. Und dass sie gut schlafen!*

Die Gute-Nacht-Leier

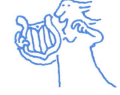

Die Gute-Nacht-Leier wird viermal hintereinander mit sehr kurzen Pausen wiederholt, ungefähr wie ein vierfaches »Lebe hoch«!

Eine Runde Leier besteht also aus vier Versen. Manchmal muss man die Leier sechsmal wiederholen, um die Aufmerksamkeit des Kindes zu gewinnen, und hin und wieder vielleicht sogar achtmal.

Die Leier, die du dir zu eigen machst, sollte rhythmisch und singbar sein, und in allen möglichen Tonarten gesprochen werden können, und sie sollte nicht zu kurz und nicht zu lang sein. Sie sollte nicht den Namen des Kindes enthalten, auch wenn es verlockend sein mag – es ist ja nicht Sinn der Sache, dass du dein Kind rufst. Mit der Leier, die du deinem Kind gibst, wird *der Schlaf* dein Kind rufen!

Deine Gute-Nacht-Leier soll immer gleich bleiben. Für die Schlafphasen am Tage modifizierst du sie so, dass sie nicht das Wort »Nacht« enthält.

Dein Kur-Partner kann eine andere Leier wählen, sogar in einer anderen Sprache, wenn sie nur auch bei ihm oder ihr immer gleich bleibt.

Meine eigene Gute-Nacht-Leier lautet in aller Einfachheit: »Gute Nacht, mein Kind, und schlaf jetzt schön!« Ich sage sie deutlich und mit Betonung: »Gute NACHT, mein KIND, und SCHLAF jetzt SCHÖN!« Tagsüber sage ich: »Schlaf jetzt schön, bis nachher!« Auch hier mit festem Rhythmus und in ruhigem Tempo: »SCHLAF jetzt SCHÖN, bis nachHER!«

Auch die Leier muss vor der Kur von euch beiden gründlich eingeübt werden! Man kann unter der Dusche üben oder draußen oder während man Musik hört, überall, wo es lautere Geräusche gibt, die man beim Üben übertönen kann. Und ihr könnt gegenseitig aneinander üben: Der/die eine quengelt, quakt, protestiert und schreit – der/die andere leiert sie/ihn zur Ruhe mit einer Leier voll druckvoller Betonungen direkt aus dem Bauchraum und mit einer Überzeugung, die Berge versetzen könnte.

Beim allerersten Vers legt man kraftvoll los mit einer so genannten Peng-Leier. Denk an das Kinderwagen-Fahren, wo du den Wagen in letzter Sekunde zurückreißen konntest, gerade als er über den Abgrund hinunterrollen wollte! Auch dort gab es keinen Platz für Fragen oder zögernde Vorsicht. Im Bruchteil einer Sekunde hattest du die Lage im Griff. Mit derselben Überzeugung setzt du nun deine Leier ein und übertönst dein Kind.

Damit die Leier das Kind wirklich übertönen und somit auch *beruhigen* kann, ist es, wie du verstehen wirst, erforderlich, dass du sie richtig laut und kräftig geübt hast, bevor du mit der Kur anfängst – und sogar noch lauter, als du es dir vorstellen magst!

Säuglinge müssen übertönt werden, auch weil sie sich selbst mit ihrem eigenen Geschrei in Angst und Schrecken versetzten.

Die Leier kann vorgesungen oder vorgesagt werden. In beiden Fällen sind stoßartige Betonungen, die zu einem Opernsänger passen würden, erforderlich. Mal muss die Leier bestimmt klingen (»DAS hat jetzt Gültigkeit!«) oder fröhlich (»Alles ist vollkommen in SUPER Ordnung!«) oder schnell (»Hoppla-hopp, ist das Leben schön!«) oder liebevoll (»Mmm, man könnte dich auffressen, so knuddelig bist du! Aber das werde ich erst morgen tun.«) oder leicht genervt (»Jetzt ist aber Schluss! Es reicht!«) usw. Und schau mal, hier hast du fünf Variationen, die du schon mal einüben kannst!

Am allerersten Abend der DurchschlafKur, wenn du das Kind ins Bett bringst, kannst du die Leier einführen als ein gewöhnliches, freundliches »Gute Nacht« (4 Mal), während oder kurz bevor du das Kind zurechtlegst und mit dem Knuffen oder Kinderwagen-Fahren anfängst. In dieser Weise wird das Kind seine erste Bekanntschaft mit der Gute-Nacht-Leier machen. Dies gilt aber nur dieses eine Mal.

Von da an soll die Leier dich aus dem Raum *hinaus*begleiten.

Beim ersten Vers bist du schon auf dem Weg hinaus, vom Bett weggedreht und auf dem Weg Richtung Tür; beim zweiten Vers gehst du durch die Tür in den Flur hinaus; beim dritten Vers stehst du ungesehen auf der anderen Seite der Tür (die angelehnt bleibt); beim vierten und letzten Vers, bei dem du leiser wirst und einen deutlichen Punkt setzt, drehst du dich von der Tür weg, als würdest du dich von dort entfernen. Darauf heißt es horchen. Mehr darüber im vierten Teil *Leitfaden: So bekam der kleine Gustav seinen guten Schlaf*. Eine gute Regel, die auch beim Knuffen und beim Kinderwagen-Fahren gilt, ist es, mehr Zeit beim *Nicht*-Leiern verstreichen zu lassen, als du vorher gerade für die Leier aufgewendet hast.

Während der zweiten Nacht der DurchschlafKur solltest du spüren, dass du einen Dialog mit dem Kind führst. Du hörst und spürst, wie die Leier »ankommt«, dank deiner fleißigen Arbeit, das Kind zu erreichen. Du wirst immer sicherer bei der Anpassung des Tonfalls und der Lautstärke, während der Dialog immer weitergeht (und dabei spricht nicht zuletzt die Stille ihre deutliche Sprache).

Nun wird es vollkommen klar, dass die DurchschlafKur ein Prozess ist. Es geht also nicht darum, ein und dieselbe Art herauszufinden, wie du die Leier vorsagst bzw. -singst, die dann in jeder Situation in unveränderter Form funktioniert, genauso wenig wie du beim Knuffen bzw. Kinderwagen-Fahren in jeder Situation immer gleichbleibend vorgehen könntest. Es ist auch nicht möglich, ein für alle Male festzulegen, wie lange man jedes Mal knuffen, fahren oder leiern muss oder – was noch schlimmer wäre – wie lange das Kind in Minuten gerechnet jedes Mal schreien »darf«. Es geht hier um einen *Prozess* und um *Kommunikation*. Du kannst dich auf ein euphorisches Erlebnis freuen, wenn du dies bald mit deinem Kind erleben wirst!

In seiner Wirkung baut die Leier auf das Prinzip der bedingten Reflexe des Russen Pavlov. Läute die Glocke, dann sabbert der Hund nach seinem Futter – weil das Futter regelmäßig in Verbindung mit dem Läuten einer Glocke serviert wurde. Das Kind wird die Leier schon bald – die Basis des bedingten Reflexes wird schon in der ersten Kurnacht gelegt – mit *hinlegen – still liegen – einschlafen – wieder einschlafen* assoziieren, weil dieser Verlauf immer nach dem Zurechtlegen, dem Kinderwagen-Fahren, dem Knuffen oder dem Fächer folgt, ganz egal welches oder welche der beruhigenden Werkzeuge der Kur man vor der Leier einsetzt. Schon bald wird es ausreichen, wenn man im Vorbeigehen – ganz buchstäblich gesehen – oder sogar vom eigenen, weiter entfernten Bett aus leiert, und schon legt das Kind sich wieder hin und schläft ein.

Der bedingte Reflex ist aber nicht das ganze Geheimnis – in dem Fall könnte man ja der erwähnten Glocke den Job überlassen. Nein, was die Leier vermittelt, ist ein »Alles ist gut«, das erst ein Gefühl der *Ruhe*, dann der *Sicherheit* und schließlich des *Genusses* auslöst.

Die Bestätigungsleier

Die bestätigende Leier soll das Kind ins Land der Träume begleiten. Der Wortlaut ist derselbe wie bei der Gute-Nacht-Leier, aber die bestätigende Leier ist sanft, aufmunternd und eben bestätigend in ihrem Tonfall: »Genau, mein Kind, man legt sich schön hin, und dann schläft man schön. Genau so macht man es, ach, wie schön!«

- Die Gute-Nacht-Leier gibt dem Kind Bescheid bzw. erinnert es daran, dass es Zeit ist, ruhig und geborgen zu schlafen – der böse Wolf ist verjagt worden, das Gewehr geladen und die Sicherheit garantiert.

Wie gehst du vor?

- Die Bestätigungsleier schließt alles ab, wenn das Kind begriffen hat und auf dem Weg ins Land der Träume oder vielleicht sogar schon eingeschlafen ist. Diese Leier soll das letzte Wort bekommen. Die Bestätigungsleier schleicht sich mit in den Schlaf und verweilt dort auf Geborgenheit bringende Weise.

»Aber HILFE! Die Bestätigungsleier stört das Kind! Mein kleiner Charlie war gerade am Einschlafen, und dann drehte er nochmals auf, weil ich ihm die Bestätigungsleier gab!« Vielleicht hört es sich nur so an – aber vielleicht ist es tatsächlich so.

Hier nützt alles nichts. Der kleine Charlie soll seine Bestätigung bekommen, weil er es so schön richtig macht, wenn er sich hinlegt und still wird, und dabei ein gutes und geborgenes Gefühl hat. Die Bestätigungsleier ist eben auch ein Bescheid, der nach Bedarf wiederholt werden muss! In der Praxis heißt das, dass man das Band ein wenig zurückspulen und wieder zur kraftvollen Gute-Nacht-Leier zurückkehren muss, um dem kleine Charlie (nochmals) zu erklären, was hier Gültigkeit hat. Und dann wird wieder gehorcht. Und wenn nötig, nochmals erinnert. Und dann wieder gehorcht. Und man wartet ab, bis das Sandmännchen wieder da ist und serviert dann die Bestätigungsleier – noch einmal. Bis sie mit vergnügter Stille angenommen wird.

Vielleicht schon in der ersten Nacht der DurchschlafKur – und in jedem Fall in der zweiten – wirst du feststellen, dass das Kind während deiner Leier still wird. Dann verlängerst du deine viermalige Leier auf sechs Mal, indem du zwei Wiederholungen als Bestätigung anhängst, wenn du das Gefühl hast, dass das Kind sie so annehmen könnte, und so wird eine lange Gute-Nacht-Bestätigungsleier daraus. Die Bestätigung wird also nicht mehr separat gegeben, da dies nicht mehr notwendig ist. Das Kind nimmt die Bestätigung schon so an.

Es ist ein spannendes Abenteuer, das hier auf dich wartet! Der Schlüssel dazu ist das *Horchen*.

Die Haltung der Selbstverständlichkeit

Nachts wird geschlafen. Nachts schlafen alle Menschen. Nachts passiert überhaupt nichts. Und sollte man mal aufwachen, was alle Menschen jede Nacht mehr oder weniger bewusst tun, dann schläft man eben wieder weiter. Auf eigene Faust. Denn nachts ist gar nichts los. Überhaupt nichts, außer dass alle Menschen wie Murmeltiere schlafen.

Schreib dir dieses Mantra auf und kleb es dir an die Stirn! Sollte dies zu unangenehm sein, dann rahme es ein und häng es an die Wand. Spaß beiseite – obwohl ich es natürlich ernst meine ... Dies ist der Grundsatz. Hier hast du den direkten Ausgangspunkt für die Haltung der Selbstverständlichkeit, die du nun verfeinern wirst, wenn der Startschuss zur DurchschlafKur fällt.

Wie du merkst, ist der Ton im oben angeführten Mantra durchaus sachlich. Es gibt kein Appellieren, kein Bitten (»*Liebstes Kind, kannst du nicht ein bisschen behilflich sein?*«) und keine Fragezeichen. Es gibt nicht den kleinsten Schatten von beunruhigenden Wölfen.

Der Zwölfjährige auf Seite 141 aus dem Abschnitt *Ältere Kinder*, der wie immer vorhatte, bis elf oder zwölf Uhr abends Himmel und Erde mit seinen unheimlichen Sorgen in Bewegung zu setzen, fand innerhalb von fünf Minuten seine Ruhe wieder, weil Mama stur an ihrer immer gleichbleibenden Leier festhielt, und ihm mit einer unverdrossenen Haltung der Selbstverständlichkeit genau die Botschaft vermittelte, die im obigen Mantra steht. *Nachts wird geschlafen.* Was man in dieser Welt auch für Sorgen haben mag, man kann sich am nächsten Tag darum kümmern. *Nachts passiert überhaupt nichts.*

Aus dem Sichtwinkel des Kindes kann die Haltung der Selbstverständlichkeit mit Sicherheit gleichgesetzt werden.

> Die Haltung der Selbstverständlichkeit – der **Sicherheit** – ist das **A und O** in allem, was mit Kinderpflege und -erziehung zu tun hat.

Unsicherheit ist das Gegenteil von Sicherheit. Unsicherheit, unbeholfen »fragende« Vorsicht, Unruhe und Zweifel machen kleine Kinder unmit-

Wie gehst du vor?

telbar nervös. Sie bekommen dadurch direkt Angst um ihr Leben. Sichere Griffe dagegen, felsenfeste Entschlossenheit, eben die Haltung der Selbstverständlichkeit – »*Hab keine Angst, ich weiß, wie in dieser Welt alles läuft, du kannst vollkommen ruhig sein!*«, – vermitteln dem Kind die reine Überlebensgarantie. Mit Blick auf das Sicherheitsgefühl – wenn das Kind entscheiden könnte – ist es also besser, wenn du ohne Zögern etwas falsch machst, als wenn du zögernd etwas richtig machst!

Du bist der Überlebensgarant deines Kindes und musst auch so auftreten, auch wenn es am Anfang der DurchschlafKur, bevor dein verlorenes Selbstwertgefühl wiederaufersteht, ein wenig Schauspielkunst erfordern mag.

- Lies die Kapitel *Die Ruhe*, *Die Sicherheit* und *Der Genuss* nochmals durch. Lies, bis du sie »kannst«. Alles, was du dort erfährst, muss sich schließlich als reine Selbstverständlichkeit anfühlen! Erst dann bin ich zufrieden. Dann hast du eine solide Basis für die Grundhaltung der Selbstverständlichkeit gelegt.
- Lies den Epilog am Ende des Buches, wo ich über meine persönlichen Kur-Erfahrungen schreibe. Wenn ich es geschafft habe, Hunderte und abermals Hunderte von Kindern mit meiner Kur zum Durchschlafen zu bringen, wirst du es auch bei einem Kind schaffen. Nichts ist einfacher! Ist doch ganz klar, oder?
- Lies auch den Rest des Buches, sogar und vor allem noch während der laufenden Kur. Du wirst immer noch etwas finden, das dich in deiner Haltung der Selbstverständlichkeit weiter stärken wird. Man liest eben mit neuen Augen, wenn die Arbeit voranschreitet.

Die Haltung der Selbstverständlichkeit ist vielleicht das allerwichtigste Werkzeug der DurchschlafKur.

Ich bin die Erste, die dich versteht, wenn es dir jetzt – verloren in deinem Mangel an Schlaf, mit zerbrochenem Selbstwertgefühl, gequält von Zweifeln, ob du überhaupt irgendeine Haltung annehmen kannst – schwerfällt zu begreifen, wie du diese Sachlichkeit, das Zielbewusstsein und die einfache Entschlossenheit, die für eine erfolgreiche DurchschlafKur erforderlich sind, aufbringen sollst. Du bist so müde, dass du nicht klar denken kannst. Oder überhaupt nicht denken kannst, würdest du vielleicht sagen.

Verzweifle nicht! Du bist nicht allein. Es sind nicht muntere, ausgeschlafene, starke, fröhliche und wohl funktionierende Typen, die bei der DurchschlafKur Hilfe suchen. Die Hilfesuchenden sind alle ein Stück weit untergegangen. Wer nicht krank ist, geht nicht zum Arzt.

Bedenke, dass die DurchschlafKur eine Kur ist und keine Methode. Sie ist für dich entwickelt worden. Sie wurde nicht entwickelt, um dich herauszufordern. Und sie wird nicht nur deinem Kind helfen. Sie wird auch dir helfen. Sie wird der ganzen Familie helfen.

Sicherlich musst du mit deinem erworbenen Hintergrundwissen deine Haltung der Selbstverständlichkeit aktiv *verfeinern*, auch wenn du im Moment das Gefühl hast, dass dies dir so fern liegt wie die fernste Ecke des Weltraumes. Aber die Belohnung wartet schon um die nächste Ecke. Du musst nur ein allererstes Mal erleben, dass du die Lage im Griff hast – dass du es *kannst* –, dann geschieht das Wunder. Du spürst richtig, wie dein Selbstwertgefühl wieder zum Leben erweckt wird, obwohl du dachtest, es sei für immer verloren!

Und wenn du siehst, wie überzeugend deine schwer erkämpfte Haltung der Selbstverständlichkeit deinem Kind gegenüber wirkt – man kann froh sein, dass kleine Kinder sich so leicht hinters Licht führen lassen –, dann wächst dein Selbstvertrauen, die Müdigkeit verfliegt (wenigstens für den Moment), und du fängst an, an dich selbst zu glauben, so wie dein Kind immer mehr an dich glauben kann. Und das positive Gefühl wirkt selbst verstärkend. Es geht aufwärts, glaub mir!

Noch ein paar Worte von Maria M., die 2004 Leiterin meines neu eröffneten Elternforums www.annawahlgren.com wurde:

> *Wie ich es sehe, hält die DurchschlafKur eine ganze Reihe von Verhaltensweisen bereit, mit denen man die verschiedenen Werkzeuge der Kur effektiv umsetzen kann. Ohne das richtige Verhalten wirken auch die Werkzeuge nicht. Mit der richtigen Einstellung werden auch die Werkzeuge funktionieren. Reich an Erfahrung kann ich ruhig sagen, dass es wirklich so IST! Es ist die Haltung der Selbstverständlichkeit, die entscheidend dafür ist, wie man mit den Werkzeugen umgeht, und wie die Kur dann schließlich funktioniert. Das Schema und die Werkzeuge bilden das*

Rückgrat der Kur, aber es ist das Verhalten, das die Sache vorantreibt! Das Verhalten ist wie das Backpulver in einem Kuchenrezept. Ohne Backpulver wird's nichts ...

Dass mir die Kur gelungen ist, beruht nicht darauf, dass ich besonders gut in verschiedenen Tonarten oder an genau den »richtigen« Stellen leiern kann oder dass ich das Schema auf die Minute genau eingehalten habe. Nein – es geht darum, dass ich einen alles umfassenden Glauben an mich selbst, an mein Kind und an die Bedeutung des Schlafes für eine gute Eltern-Kind-Beziehung habe. Ja, für das ganze Familienleben, denn wir brauchen alle unseren Schlaf, um im Alltag funktionieren und konstruktiv denken und handeln zu können. Der gute Schlaf ist das Sprungbrett, um all das erkennen zu können, was den Sinn des Lebens ausmacht!

Und du selbst bist es, die/der durch dein Wissen und dein Handeln diese Veränderung herbeiführen kann. Überleg nur, welch einen Gewinn dies für euch alle bedeutet! Und du hast alles, was du dafür brauchst, in dir. Du bist unabhängig von deiner Umgebung und von jeglichen Experten, DU kannst die Situation verändern. Du kannst »SELBER« – ein Begriff, den jedes Zweijährige als Botschaft an seine Umwelt verbreitet. Das Gefühl für die eigenen Fähigkeiten geht mit der Zeit leider verloren ... Aber mit ausreichend Hintergrundwissen können wir es wieder zurückgewinnen!

Hier noch ein Mantra für dich, das du dir an die Stirn kleben solltest:

Stelle den guten Nachtschlaf deines Kindes nie in Frage, dann wird das Kind es auch nie tun.

VIERTER TEIL

Leitfaden: So bekam der kleine Gustav seinen guten Schlaf

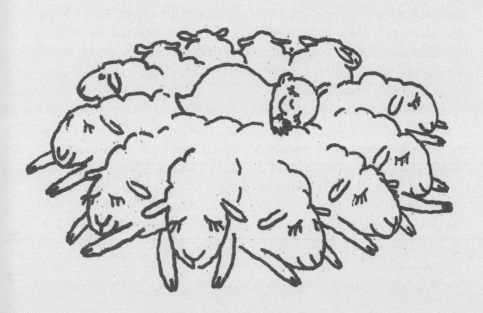

Sagen wir, euer kleines Kind heißt Gustav und ist acht Monate alt.

Wenn ihr euch jetzt an die DurchschlafKur machen wollt, müsst ihr euch fest dazu entscheiden, sie auch wirklich *durchzuführen*. Ihr könnt nicht aufs Geratewohl ein wenig ausprobieren oder testen und darauf hoffen, dass die Kur sich von selbst durchführt oder, was noch schlimmer wäre, dass das Kind es für euch macht. Vergleicht mal mit der Bananen-Diät: »*Ja, siehst du, ich habe eine Banane gegessen und mich dann gewogen, aber ich hatte kein Gramm abgenommen. Es funktioniert überhaupt nicht!*«

Hier soll geschlafen werden! Der kleine Gustav, der nun die ganze Nacht schlafen dürfen soll, muss einem nicht mehr leidtun als ihr armen Eltern, die nichts lieber wollen, als genau dasselbe zu tun. Schlafen zu können ist nicht anstrengend und schrecklich. Schlafen zu können ist – oder wird es werden – für das kleine Kind genauso wundervoll, erquickend und schön, wie es für euch ist bzw. bald wieder sein wird.

Der acht Monate alte Gustav braucht 14,5 Stunden Schlaf pro Tag. Stellt ein Schema auf. Vielleicht möchtet ihr, dass er von 19 bis 7 Uhr schlafen soll; dann sind noch 2,5 Stunden übrig, die auf die Schlafphasen am Tage verteilt werden müssen. Geeignete Schlafintervalle, nach denen man das Kind leicht wecken kann, wenn es nötig werden sollte, sind 5 Minuten (man kann dem Kind zusätzlich zu den im Schema festgelegten Schlafphasen immer ein 5-Minuten-Nickerchen gönnen, wenn es dies dringend brauchen sollte), 20 Minuten, 45 Minuten, anderthalb Stunden, 2 Stunden und 3 Stunden.

Das Schema sollte vier Mahlzeiten beinhalten, bei denen Gustav sich jedes Mal vollkommen proppsatt essen sollte – wenn nötig, sollte er (gerade in diesem verehrungswürdigen Alter) eine halbe Stunde zum Essen gedrängelt werden, aber auf keinen Fall länger – dazu kommt noch ein Gute-Nacht-Trunk in Form von Muttermilch oder Flasche, und wieder so viel, wie ihr überhaupt in ihn hineinbekommen könnt. Seid nicht beunruhigt, wenn er nicht so viel isst, wie ihr es euch gewünscht hättet! Er ist immer noch zu müde, um gut zu essen. Der Appetit kommt meistens am dritten Tag der DurchschlafKur, und ich versichere euch, dass er bis dahin auf keinen Fall verhungern wird. Ihr werdet erstaunt sein,

So bekam der kleine Gustav seinen guten Schlaf

wenn ihr seht, wie wenig er tatsächlich isst, obwohl er ganze zwölf Stunden lang nichts bekommen hat.

Wenn ihr das Schema festlegt, geht ihr ungefähr von den aktuellen Gewohnheiten des Kindes aus, aber jetzt werden die Zeiten genauestens festgelegt. Und sie müssen eingehalten werden *mit einem Spielraum von höchstens einer Viertelstunde* in beide Richtungen. Am besten ist es, wenn sie genau auf die Minute eingehalten werden, gerade am Anfang der Kur. Der Spielraum von einer Viertelstunde ist nur erlaubt, wenn die Bedürfnisse des Kindes es ganz klar verlangen.

Bei den kurzen Schlafphasen am Tage müsst ihr genau beobachten, wann das Kind einschläft, und darauf achten, dass das Nickerchen innerhalb der gewährten Zeit – eventuell plus/minus die erlaubte Viertelstunde – beendet wird. Ist keine Zeit mehr für einen 45-minütigen Schlaf, muss der Kleine diesmal mit (genau) 20 Minuten auskommen.

Verabschiedet euch vom Schnuller, ein für alle Mal! Kein Kind über vier Monate braucht einen Schnuller, weil der Saugbedarf dann schon markant zurückgegangen ist. Der Schnuller ist ein ernsthafter Schlafstörer, der immer mehr Ärger verursacht, je älter das Kind wird. Nehmt ihn einfach weg! *Das Kind wird den Schnuller in einer Nacht vergessen.* (Wenn ihr besorgten Eltern es auch tut, versteht sich!)

Ernennt die Uhr zu eurem besten Freund und hängt sie an einen Ehrenplatz neben dem Schema, das ihr aufgestellt habt, und legt Papier und Bleistift bereit! Schreibt während der ersten vier Nächte der **DurchschlafKur** auf, was ihr macht und wie das Kind darauf reagiert. Dadurch bekommt ihr nicht nur aufmunternde und lehrreiche Vergleiche, sondern dämpft damit auch eine verlockende Überkonzentration. Ihr wisst dann immer, dass ihr schnell hinausmüsst, um auf die Uhr zu schauen und eure Notizen zu machen.

Wann wurde das Kind wach? Was habt ihr getan? Und wie oft? Was geschah dann? Wann schlief das Kind wieder ein? Wann war die nächste Wachphase? Was habt ihr da gemacht? Wie reagierte das Kind darauf? Und so weiter.

Das Gute-Nacht-Lachen stellt den Anfang eurer eigentlichen Arbeit dar. Gustav soll so viel Spaß haben wie noch nie zuvor in seinem ganzen kleinen Leben, bevor er schlafen soll. Vergesst alles über so genanntes, verräterisches »das Kind herunterfahren«. Am besten soll er lachen, bis er beinahe platzt.

Wenn ihr für gewöhnlich Geschichten vorlest, es euch gemütlich macht und kuschelt – dann trennt dies jetzt vom Insbettbringen! Das könnt ihr alles früher am Abend oder am Tage auf der Couch zusammen machen, während Gustav noch auf – und dabei noch wach und munter – ist.

Habt ihr die Wahl, sollte der/die Sachlichste von euch die ersten beiden Nächte übernehmen, um dann die folgenden zwei dem/der anderen zu überlassen, wobei er/sie den Partner mit Anleitung und diskreten Tipps (die das Kind aber nicht hört) unterstützt. Während der Folgewoche könnt ihr hin- und hertauschen, wie ihr wollt. Beim Aufstehen am Morgen solltet ihr aber beide dabei sein – fröhlich und voller Lebensfreude!

1. Der Bescheid

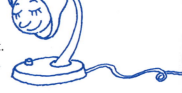

Lege das supermuntere Kind in sein Bett. Mach das Licht aus und verdunkle die Fenster – vor oder nach dem Hinlegen, aber immer gleichbleibend (»*Gute Nacht, Lampe! Bis morgen früh!*«).

Am besten ist es, wenn Mama und Papa die Kur zusammen durchführen. Und da nun Papa der Konsequentere von euch beiden ist – sagen wir mal –, sollte er die beiden ersten Nächte übernehmen, und Mama winkt »Auf Wiedersehen!«, »Gute Nacht!« und verschwindet.

Mama kann die Nächte gern woanders verbringen; Papa wird es nicht schaffen, sich auch noch um sie zu kümmern. Am nächsten Morgen seid ihr beide wieder da und veranstaltet eine sprudelnd fröhliche Show des Wiedersehens.

In der dritten und vierten Nacht ist – in unserem Beispiel – die Mama dran; danach könnt ihr euch abwechseln, ihr könnt dann sogar in ein und derselben Nacht mehrmals wechseln.

Während du, Papa (sagen wir), mit gewöhnlicher, freundlicher Stimme deine Gute-Nacht-Leier ein erstes, einfaches Mal präsentierst, legst du

So bekam der kleine Gustav seinen guten Schlaf

das Kind flach auf den Bauch, ohne dabei auch nur im Geringsten zu zögern. Du markierst deutlich das schlaffördernde Zurechtlegen: Arme hoch, Beine ausgestreckt, Kopf nach rechts, von dir weg. Zudecke schnell drauf, deine linke Hand über den Rücken – als halber Fächer – ausgebreitet.

Mit der rechten Hand zur leichten Faust geballt fängst du sofort an und knuffst den kleinen Windelpopo mit rhythmischen Schüben, wie ihr es vorher eingeübt habt. Ein gut spürbarer Druck über den Rücken betont jeden vierten Knuff.

Sag keinen Ton. Das Kind soll dich weder hören noch sehen. Mach weiter. Gib nicht nach. Schließlich wirst du spüren – auch wenn es am Anfang einen wahren Zirkus gab –, wie der kleine Körper weich wird, sich entspannt und ruhig liegen bleibt, und das Kind wird still. Davor kann es notwendig werden, es nochmals zurechtzulegen, mit schnellen und deutlichen Griffen, um dann noch entschlossener weiterzuknuffen. Lass dich dadurch nicht beunruhigen. Tu es einfach – und mach weiter! Der Groschen kann jetzt jederzeit fallen (in der Regel nach 20 bis 45 Minuten). Dann, wenn Gustav still und ruhig ist, kann er schlafen. Vorher wird es ihm kaum gelingen können. Und genau dies musst du ihm »sagen«, in deiner Handlung, beharrlich, schweigend und methodisch.

Sobald das Kind ruhig liegt und still wird und der Körper sich entspannt, fährst du das Knuffen herunter und schließt mit einem einige Sekunden langen Druck mit beiden Händen über den ganzen, kleinen Körper ausgebreitet (dem Fächer) ab.

Richte dich auf, drehe dich weg und geh hinaus, indem du mit deiner viermaligen Leier einsetzt. Beim ersten »Vers« erreichst du die Tür und setzt mit dem zweiten fort, den du sagst, während du die Tür zuziehst, die dritte Wiederholung sagst du vor der angelehnten Tür – in der Türöffnung, und die vierte sagst du (etwas lauter!), während du dich von der Tür entfernst.

Gustav wird vielleicht schon beim ersten Vers protestieren, während du beim Hinausgehen bist. Dann erhöhst du einfach die Lautstärke und übertönst ihn! Sag deine Leier vier Mal hintereinander. Oder sechs Mal, wenn du das Gefühl hast, dass du die Leier verstärken musst. Ausnahmsweise kann sogar eine achtmalige Wiederholung notwendig sein. Aber dafür wirst du schon bald das richtige Gespür bekommen.

Nun, wenn du wieder still bist, wird er reagieren und/oder weiter Fragen stellen. Deine Aufgabe ist es, genau hinzuhören. Hier »darf« er schreien – das ist die einzige Art, in der er sich ausdrücken kann, und wir wollen ihm ja das Reagieren nicht verbieten. Die Frage ist, *wie* er schreit, wenn er nun auf den Bescheid, den er bekommen hat, reagiert.

Vielleicht habt ihr Gustav wirklich noch nie schreien gehört. Mama hat ihn beim kleinsten Piepser an die Brust gelegt – er hat rund um die Uhr mehr oder weniger dort »gewohnt«. Der Schnuller hat noch sein Übriges dazugetan, um ihn still zu halten.

Jetzt müsst ihr lernen, hinzuhören und sein Schreien zu interpretieren und es *richtig* zu interpretieren, so dass ihr entsprechend handeln könnt. Nicht alle Schreie sind Unmutsäußerungen. Viele sind pure Fragen. »*Was ist hier los? Kommt der böse Wolf jetzt und holt mich?*«

Verwirrung, Unruhe, Wut, Erstaunen, Traurigkeit, Unsicherheit, Angst, Stress, Unbehagen – all dies löst verschiedene Formen des Schreiens aus, genau wie der Gesichtsausdruck oder Worte, die sich beim Erwachsenen je nach Gemütsstimmung ändern. Es gibt nicht nur *ein* Schreien, so wie es auch nicht nur ein Gefühl, eine einzige menschliche Reaktion oder ein einziges Fragezeichen in dieser unserer Welt gibt.

Achte auf die Uhr. Wann bist du hinausgegangen?
Notiere. Warte ab. Horche.

Schreit er sich mit steigender Kraft immer höher, oder nimmt das Geschrei auch nur ein ganz kleines bisschen ab, so allmählich? Vermutlich das Erstere in diesem Stadium der Kur. Aber hör genau hin, warte ab!

Notiere deine eigenen Reaktionen. Kannst du es zulassen, dass Gustav sich in dieser Weise ausdrückt? Hast du das Gefühl, dass er wirklich um Hilfe bittet, oder bist du es, die/der das Geschrei nicht aushalten kann? Sei vorsichtig, wahre hier seine Interessen vor deinen eigenen! Es geht nicht darum, ihn um jeden Preis zum Schweigen zu bringen. Es geht darum, das Kind zu *beruhigen*.

Wenn du dir sicher bist, dass es absolut notwendig ist, den kleinen Gustav wieder zu beruhigen, und ein Eingreifen nicht weiter hinauszögern kannst – um seinetwillen – , dann geh hinein und wiederhol deinen Bescheid. Ohne etwas zu sagen, legst du das Kind vernünftig zu-

So bekam der kleine Gustav seinen guten Schlaf

recht, mit schnellen und deutlichen Griffen: Arme hoch, mit einem kleinen Druck »parken«, Beine ausgestreckt, auch hier einen kleinen Druck, Kopf seitlich, rechts, hinlegen; Zudecke darauf, linke Hand auf den kleinen Rücken, und dann knuffst du wieder los.

Hab keine Angst davor, das Tempo zu erhöhen und die Schübe ein bisschen zu verstärken! Ein richtiger Schubser soll bei jedem Knuff durch den kleinen Körper gehen, und der Rücken soll bei jedem vierten Knuff einen spürbaren Druck bekommen.

Sobald der kleine Kinderkörper sich wieder entspannt und das Kind still wird, aber bevor es einschläft, schließt du wieder mit einem Fächer über den ganzen Körper ab, gehst mit dem ersten Vers deiner Leier davon und setzt sie auf der anderen Seite der Tür fort.

Wieder Zeit zum Reagieren.
Notiere und horche!

Außerhalb der Tür darf es hell sein, und man darf verschiedene Geräusche hören können. Schöne Musik von Mozart ist ein wahrer Klassiker in der DurchschlafKur.

2. Die Erinnerung

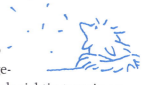

Steigert sich das Schreien? Oder nimmt es ab? Hab es hier bloß nicht zu eilig. Ist eine ernsthafte Steigerung wahrnehmbar und der kleine Gustav hört sich richtig traurig an, musst du wieder hineingehen und deinen Bescheid wiederholen, genau wie beim ersten Hinlegen, aber wesentlich kürzer. Hier sprechen wir von einer Minute, höchstens zwei. Das Ziel ist immer noch, dass sein Körper sich entspannt und dass er still wird. Er muss nicht ganz still sein, aber er muss sich deutlich ruhiger anhören. Dann gehst du mit deiner Leier wieder schnell hinaus.

Das Hauptgewicht der Erinnerung muss auf der Leier liegen und nicht beim Knuffen.

Warte vor der Tür ab. Die erste Erinnerungsleier gibst du frühestens nach ein paar Minuten. Der Ton und die Lautstärke werden angepasst. Du hörst dich nun fröhlich/ermunternd/bestimmt an, während du die Leier vier Mal oder eventuell sechs Mal oder vielleicht sogar acht Mal hintereinander wiederholst, wobei du die ganze Zeit auf seine Reaktion horchst. »Antwortet« er? Hast du das Gefühl, dass er zuhört? Gut. Warte wieder ab, trainiere deine Geduld!

Eine viermalige (ausnahmsweise sechs- und noch seltener achtmalige) Wiederholung dauert weniger als eine halbe Minute. Die Zeit, in der du *nicht* leierst, muss bei jedem Mal immer länger sein als die Zeit, die du fürs Leiern verwendest. Du kannst also weiterhin alle anderthalb Minuten leiern, wenn es wirklich notwendig werden sollte.

Steigert sich Gustav in sein Schreien so sehr hinein, dass du spürst, dass du mit deiner Leier überhaupt nicht an ihn herankommst, musst du noch einmal Bescheid geben – unerhört kurz; vielleicht 15 bis 20 Sekunden mit etwa drei Runden Knuffen und genauso viele Male den bestimmten Druck über seinen kleinen Rücken, und dann gehst du schnell wieder hinaus, indem du erneut deine Leier beginnst (und sie wird dir jetzt immer besser gelingen).

Lass wieder Raum für Reaktionen, horch, erinnere weiter mit deiner Leier vor der Tür – so oft wie nötig. Achte darauf, dass er letztendlich ganz still ist. Dann ist die Zeit gekommen für den außerordentlich wichtigen Abschluss:

3. Die Bestätigung

Hier verwendest du dieselbe Leier, aber in einer sanften, feinen und bestätigenden Form. Sie schließt die ganze Diskussion ab. Sie bekommt ganz buchstäblich gesehen das letzte Wort. Sie sagt in ihrem Tonfall: »*Genau so soll es sein. Genau so macht man es, wenn man schön schlafen will. Ganz toll. Genau so! Oh, wie schön. Hier gibt es keine bösen Wölfe, soweit das Auge reicht. Schlaf richtig schön!*«

Bei der ersten Bestätigungsleier wird der kleine Gustav vermutlich protestieren, er wird vielleicht sogar richtig wütend, und du wirst glauben, dass du mit deiner Bestätigung alles kaputt gemacht hast. Er war ja gerade am Einschlafen gewesen! Sie macht aber nicht alles kaputt. Die Bestätigungsleier ist das, was ihn in den Schlaf begleiten soll, und er wird sie schon bald in aller Ruhe annehmen.

Dreht er mittlerweile wieder auf und fängt an zu schreien, musst du

So bekam der kleine Gustav seinen guten Schlaf

zur Erinnerung zurückkehren, aber hab es nicht zu eilig damit. Horch erst einmal. Lass ihn reagieren! Das ist ja nicht verboten. Ganz im Gegenteil, es ist so erlaubt wie auch wünschenswert. *Es ist aber verboten, traurig und unglücklich zu sein.*

Da er so nah am Einschlafen war, erinnerst du ihn erst einmal mit einer lauten, zurechtweisenden Leier, die im Ton deutlich macht, dass es keine gute Idee ist, sich durchs Leben zu schreien. »Was glaubst du denn, ob man dabei schlafen kann? Jetzt will ich keinen Ton mehr von dir hören! Jetzt sollst du schön schlafen! Sieh zu! Außerdem habe ich hier draußen noch siebzehn weitere Babys, denen ich zur Ruhe verhelfen muss, damit sie schön schlafen können, und dann habe ich noch achtzehn Kühe, die gemolken werden müssen, ich kann also nicht hier bei dir herumhängen. Du hast bekommen, was du brauchst, und jetzt sollst du schön schlafen! Vielen Dank!«

Warte dann genau den richtigen Moment für die Bestätigungsleier ab – lieber ein wenig zu früh als zu spät, so dass das Kind auf jeden Fall noch nicht richtig eingeschlafen ist. Gib sie an der Türöffnung in einem sanften, wertschätzenden Ton, ganz freundlich und eben bestätigend, vier Mal.

Morgen Nacht wirst du vielleicht schon mit drei oder gar nur zwei Wiederholungen der bestätigenden Leier auskommen, die du dann allmählich mit der letzten Erinnerungsleier zusammenziehst.

Wenn Gustav aufwacht, nachdem er die erste Runde geschlafen hat, gilt es, sofort da zu sein. Hier wartest du nicht ab, ob er vielleicht von selbst wieder einschläft. Dafür ist es noch zu früh. Er bekommt so auch keine Chance, sich ins Schreien hineinzusteigern. Wenn er auch *nach* dem Bescheid als Reaktion und/oder erneute Frage schreien darf, was er in der Tat darf (siehe oben), dann darf er beim ersten Aufwachen *nicht* schreien. Er wird langsam wach und hat keine Ahnung, was jetzt Gültigkeit hat, und stellt eine erste Frage ... und muss sofort eine Antwort bekommen.

Deshalb musst du während der ersten beiden Nächte der DurchschlafKur davon ausgehen, dass du keinen Schlaf bekommen wirst.

Sich auf eine Matratze vor seiner Tür hinzulegen ist keine gute Idee. Du würdest nie ausreichend schnell wach werden. Du musst *sofort* da sein.

Also: schnell hinein, Bescheid geben: mit schnellen, deutlichen Griffen zurechtlegen, egal ob es offensichtlich notwendig ist oder auch nicht. Das Zurechtlegen stellt eine Markierung dar: Jegliche Aktivität hat nun ein Ende. Dann knuffst du schweigend und effektiv – aber so kurz wie überhaupt möglich. Es werden nicht viele Ein-zwei-drei-vier-Runden nötig sein. Drei oder vielleicht vier? Abschließend einen Druck mit dem Fächer und hinaus mit vier Mal Leier.

Abwarten. Notieren.

Erinnere mit einer erneuten, lauten Leier, wenn Bedarf besteht, aber lass erst mal reichlich Raum für Reaktionen. Warte so lange wie überhaupt möglich, bevor du eventuell noch mal zum Knuffen hineingehst. Und tust du dies, dann verkürze das Knuffen nochmals. Sei aber effektiv! Er soll ja still werden, und er soll sich entspannen. Dann noch einen schnellen Fächer und du gehst, wenn du das Gefühl hast, dass es noch ein bisschen *zu früh* ist.

Bedenke, dass der kleine Gustav auf deinen Bescheid zu Ende reagieren muss, bevor er ihn annehmen kann – , um dann auch auf die Leier hören und auf die Erinnerung mit Ruhe und Frieden reagieren zu können.

Schließe mit der Bestätigungsleier ab. Bald, vielleicht schon morgen Nacht, wirst du die Erinnerungs- und die Bestätigungsleier zusammenziehen können, da er dann schon während der Erinnerung still werden wird. Du wirst dann also deine Stimme zum Abschluss hin sanft und bestätigend und Punkt setzend werden lassen.

So machst du die ganze Nacht weiter und notierst währenddessen alles!

Wenn es morgens z. B. um 7.00 Uhr Zeit zum Aufstehen ist, muss Gustav bis zu diesem Zeitpunkt weiter Bescheid/Erinnerung/Bestätigung bekommen, dass es immer noch Nacht ist (für ihn). Lass ihm, wenn nötig, den Spielraum von einer Viertelstunde! Am besten ist es, wenn du Gustav innerhalb dieser Viertelstunde weckst – ansonsten solltest du zumindest einen stillen und zufriedenen Moment abwarten.

So bekam der kleine Gustav seinen guten Schlaf

Das Kind darf
nie schreiend aus dem **Bett**
geholt werden.

Zeit zum Aufstehen! Stürmt hinein und ruft »GUTEN MORGEN«! Sofort gibt es Licht und Leben und eine herrliche Wiedersehensshow mit lautem Lachen und sprudelnder Laune. Das Kind wird aus dem Bett gehievt, und alle sind froh und munter! *»Jetzt ist es Morgen und ach, wie SCHÖÖÖN du geschlafen hast, es war SOOO herrlich!«* usw. – egal ob der kleine Gustav in der Nacht in Wirklichkeit 117 Mal wach wurde und sich in allen möglichen Tonarten beklagte und egal ob er an diesem ersten Morgen bei eurem munteren Jubel beinahe zusammenbricht. Das wird vorübergehen.

Das Insbettgehen soll Spaß machen. Und genauso viel Spaß soll es machen, zu einem neuen und spannenden Tag aufzuwachen!

4. Der erste Tag

Folge nun dem Schema beinhart den ganzen Tag lang. Es empfiehlt sich, dass Gustav die Schlafphasen am Tage im Kinderwagen auf einer glatten, planen Unterlage auf dem Bauch liegend verbringt. Stopf gerne reichlich Decken seitlich um ihn, damit er sozusagen an seinem Platz festgehalten wird.

Achte auf die Uhr! Wecke ihn nach genau 20 bzw. 45 Minuten, je nachdem was ihr geplant habt. Bei dem längeren Mittagsschlaf könnt ihr den Spielraum von einer Viertelstunde notfalls nutzen.

Stopf so viel Essen wie möglich in ihn hinein, aber die Mahlzeiten sollten jeweils nicht länger als eine halbe Stunde dauern. Stuhlförderndes Pflaumenmus wird während der ganzen DurchschlafKur als Nachtisch empfohlen. Er sollte ein Gläschen pro Tag schaffen.

Halt ihn mit allen möglichen Tricks und Methoden wach, wenn er nach eurem Schema wach sein soll!

Der kleine Gustav wird heute, am ersten Tag, sehr müde sein.

5. Die zweite Nacht

Jetzt geht das Hinlegen bedeutend schneller. Notiere und vergleiche! Und achte darauf, dass du keine Sekunde länger als überhaupt notwendig knuffst.
Es gilt nun, nicht bei der »Knufferei« hängen zu bleiben. Jetzt fängt der kleine Gustav nämlich an, Gefallen am Knuffen zu finden und würde es gut finden, wenn du ganz lange damit weitermachtest (warum nicht die ganze Nacht?). Klär dieses Missverständnis sofort auf! Nur in Verbindung mit dem effektiven *Bescheid* beim fröhlichen Hinlegen wird er noch geknufft. Deine übrige Aktivität sollte nun auf die Leier abzielen.

Aber auch bei der darfst du nicht hängen bleiben. Vermeide eine Überkonzentration, verjage alle bösen Unruhewölfe und *geh von der Tür weg*!

Ab der zweiten Nacht betrachtest du das Knuffen als Krisenmaßnahme. Und hier meine ich wirklich *Krise*. Knuffe so kurz und effektiv, wie es nur irgendwie geht, und so selten wie überhaupt möglich. Vorzugsweise sollte die Leier in dieser zweiten Nacht die ganze Arbeit übernehmen.

Nach der ersten Nacht ist es nicht mehr notwendig, das Kind zurechtzulegen, zu knuffen und die Leier zu geben, bis es ganz still ist. Es ist nicht gefährlich oder falsch, wütend zu sein – was Gustav jetzt vermutlich in (un)regelmäßigen Abständen sein wird. Nach der ersten Nacht leitest du jeden deiner Eingriffe mit einer Leier ein, nie mehr damit, hineinzugehen, wenn das Kind aufwacht, nachdem es eine Runde geschlafen hat. Aber erst heißt es abwarten, hör ganz genau hin! Wenn du kurz davor stehst, hineinzugehen, um das Kind zu knuffen, *dann* ist der richtige Zeitpunkt für deine Leier gekommen.

Der kleine Gustav soll ja irgendwann lernen, auf eigene Faust wieder einzuschlafen, ohne dass du überhaupt irgendetwas machst – du kommst dann nicht einmal dazu, deine Leier aufzusagen, bevor er wieder still wird. Super!

In dieser zweiten Nacht kommt es also auf die Leier an, auf die Erinnerungsleier, die an den Bescheid erinnert, den das Kind bekommen hat.

So bekam der kleine Gustav seinen guten Schlaf

»Es ist Nacht, und du sollst schön schlafen, der böse Wolf kommt nicht und holt dich, ich halte Wache, damit dir nichts passieren kann, du kannst vollkommen ruhig sein«, sagt die Leier in ihrer Stimmlage und in ihrem Ton. Beides kann natürlich angepasst werden, genauso, wie du es in der ersten Nacht gemacht hast, den Reaktionen des Kindes entsprechend, damit deine Antworten beim Kind »greifen«.

Vergiss nur die Bestätigungsleier nicht! In dieser zweiten Nacht sollten der Bestätigungsleier keine Proteste mehr folgen. Dies sollte zumindest dein Ziel sein. Wiederhole sie bei Bedarf, bis sie wirklich das letzte Wort bekommt.

Da nun mit dem Rein- und Rausgehen in den Schlafraum Schluss ist, wirst du dir sicherlich Sorgen machen, wie der Kleine jetzt eigentlich liegt. Auf der Zudecke vielleicht? Friert er? Wenn er zehn Minuten – keine 20 Minuten! – geschlafen hat, kannst du schnell hineinhuschen und eine Extradecke über ihn legen. Vermutlich liegt er quer im Bett zusammengeknüllt an einem Ende ... lass ihn so liegen! Geh hier kein Risiko ein.

Schon morgen Nacht wirst du ihn im Bett kurz anheben und zurechtlegen können, wenn es notwendig werden sollte (nach zehn Minuten, nicht nach 20), ohne dass er es überhaupt merkt.

6. Der zweite Tag

Verschiebt die festgelegten Zeiten nicht im Geringsten, egal wie kompliziert es euch vorkommen mag, in dieser Phase der Kur das Schema einzuhalten. Seid immer bereit für den nächsten Schritt. Seid vorausschauend! Klebt das Schema an die Stirn, bildlich gesprochen. *Alles steht und fällt mit den festen Zeiten*, tagsüber wie auch nachts, und alles hängt voneinander ab.

Heute kann der Appetit besser werden (wenn auch nicht gleich am frühen Morgen). Die »Über-Müdigkeit« weicht allmählich und lässt Raum für eine gesunde Schläfrigkeit. Der kleine Gustav wird sich wahrscheinlich die Augen reiben und sich durchs Leben gähnen. Ein gutes Zeichen!

7. Die dritte Nacht

Macht weiter wie in der zweiten Nacht. Jetzt ist es mit Knuffen vorbei! Beim ersten Hinlegen kannst du, Mama – die jetzt übernimmt, sagen wir – , als reine Markierung ein kleines bisschen knuffen, aber du kannst auch direkt nach dem deutlichen Zurechtlegen nur noch den Fächer anwenden und damit das Kind einige Sekunden lang an seinem Platz halten. Danach gehst du sofort leiernd hinaus, ohne an der Türschwelle zu zögern.

Nun soll die Erinnerungsleier allmählich greifen – bald schon jedes Mal, ohne Einsatz von anderen Werkzeugen, um dann von der Bestätigungsleier gefolgt zu werden, mit der sie schließlich zusammengezogen wird. Die Reaktionen, Proteste und/oder Fragen sollen jetzt schon deutlich kürzer ausfallen oder ganz ausbleiben. Das Kind fragt, bekommt seine Antwort und gibt sich damit zufrieden.

Klein Gustav hört sich nicht mehr besonders unglücklich an – oder es kommen schon gar keine Unglücksäußerungen mehr. Dagegen kann es sehr wohl sein, dass er echte Schimpftiraden von sich lässt. Nicht im Traume hättest du dir vorstellen können, dass du so etwas von deiner kleinen, geliebten Schöpfung zu hören bekommen würdest! Wütende Flüche oder schlimme »Wörter« sind besser als ein unglücklicher Zusammenbruch. Gustav fängt an, zu kapieren. Er kann beispielsweise stinksauer werden, weil er schlafen *will*, es aber nicht auf Anhieb *kann*. Das ist so etwas von ärgerlich!

Nun wirst du selbst zwischen den Runden ein wenig Schlaf bekommen können (im Raum nebenan, so dass du ihn sofort hörst, wenn und falls er wach wird, und du stürzt schnell zur Tür hin und horchst, bereit, ihm deine Leier zu geben).

In dieser Nacht kann es vorkommen, dass der kleine Gustav schon mehrmals ganz auf eigene Faust wieder einschläft. Deshalb ist es erlaubt, eine kleine Weile abzuwarten, bevor du deine Leier an der Türöffnung aufsagst. Unter der Voraussetzung, dass er nicht schreit, also wirklich *schreit*. Quengeln und Brummeln zählen nicht. Mit dem Schreien sollte er in dieser Nacht ganz aufhören!

8. Der dritte Tag

Jetzt hat Gustav länger am Stück geschlafen, als er es – vermutlich – jemals zuvor getan hat. Mehrmals ist er gar nicht einmal richtig aufgewacht, sondern ist von allein wieder eingeschlafen. Es geht voran. Gut gemacht!

Heute ist er viel munterer. Er quengelt weniger, ist aber immer noch schläfrig. Vermutlich isst er mehr als jemals zuvor (und bekommt leicht einen harten Stuhlgang). Die Schatten unter den Augen verschwinden allmählich. Das blasse kleine Gesicht wird rosiger.

> Haltet euch skrupellos an die Zeiten!
> Während der vier Tage der **DurchschlafKur**
> und auch der **siebentägigen Folgewoche** sollte es
> keine Veränderungen, welcher Art auch immer, geben,
> und vor allem nicht beim **Schema**. Ihr solltet jetzt sehr viel Wert
> auf **Ruhe, Einfachheit und eine stetige Weiterentwicklung**
> der alltäglichen Vorausschaubarkeit legen.

Habt ihr euch nach allen Regeln der Kunst um die ersten drei Nächte und die dazugehörigen Tage gekümmert, wirst du heute Zeuge einer Metamorphose werden. Das Kind blüht auf. Die Wangen werden rosig, der Blick strahlend klar. Das Lächeln kommt nun leichter, das Lachen genauso. Der kleine Gustav bekommt endlich mehr Energie – »wieder« lassen wir hier weg, da er sie eigentlich noch nie hatte. Er hat es bisher gerade so über die Runden geschafft. Und jetzt werdet ihr allmählich eure Belohnung ernten können, genau wie Gustav selbst. Der gute Schlaf und die Ruhe bringende Routine zeigen ihre Wirkung. Das Kind wird sich vor euren Augen wie eine Blüte entfalten! Das ist das Schönste, was man zu sehen bekommen kann.

An diesem dritten Tag spürt ihr, dass das Schema sich festigt. Der Tagesablauf lässt sich nun planen und wird immer vorausschaubarer. Das bringt enorme Vorteile mit sich, wie ihr bald sehen werdet. Ihr wisst, was wann passieren soll und wird, und das Kind weiß es auch. Ihr habt die Führung übernommen. Jetzt wisst ihr, was ihr machen müsst und warum, und dies wird dem kleinen Gustav auf Geborgenheit bringende Weise laufend bestätigt. Seine Erleichterung eurer Sicherheit gegenüber ist offensichtlich.

Und das Kind wird euch in eurem Tun kolossal unterstützen, wenn erst die Erleichterung richtig um sich greift. Das tut sie, wenn die Routine feststeht, ohne jemals in Frage gestellt zu werden. Dann steht ihr vermutlich da und wundert euch, warum er auf einmal so quengelig wird – und ihr schaut auf die Uhr und auf das Schema und stellt fest: »*Ach, du meine Güte! Er soll ja in fünf Minuten seinen Mittagsschlaf beginnen! Das ist der Grund!*«

Nie wieder müsst ihr der fragenden Unsicherheit zum Opfer fallen. Das Leben wird nun einfacher und schlichtweg angenehm. Es gibt kein Geschrei mehr, kein Gequake – auch wenn ein paar Programmpunkte euch noch Probleme bereiten und es auch eine weitere Woche oder zwei tun werden. In der Regel geht es hier um eine oder auch zwei der Schlafphasen am Tage. Folgt nur weiter dem Schema, ohne mit der Wimper zu zucken, dann werdet ihr auch diese Schwierigkeiten bald überwunden haben.

Das Wichtigste ist nicht, dass der kleine Gustav jede Minute schläft, wie er es dem Schema zufolge »soll«. Das Wichtigste ist, dass er die Voraussetzungen dafür bekommt. Nachts braucht er vielleicht noch ein paar Erinnerungen – die so genannte »Wolfsstunde« zwischen vier und sechs Uhr morgens kann sich noch eine ganze Weile schwierig gestalten. Geht wohl überlegt damit um. Stürzt du während der Wolfsstunde hinein und knuffst und mühst dich ohne Ende, teilst du ihm in deiner Handlung mit, dass erstens der böse Wolf vor der Tür lauert und dass es zweitens Zeit zum Aufstehen ist. Nichts davon ist wirklich wahr. Deshalb also: *Draußen bleiben!*

Gib Gustav eine fröhliche, sachliche und informative Leier, sobald er in der Wolfstunde aufwacht, wenn und falls er es tut, und *bevor* er auf die Idee kommt, mit dem Schreien anzufangen. Und dann schweigst du. Mach irgendwelche alltäglichen Geräusche außerhalb der Tür, oder geh einfach wieder in dein Bett. Mozart oder Strauss können dir hier eine gute Stütze werden! (Achtung: Musik *ohne* Gesang.)

Nun seid ihr schon so weit gekommen, dass das Hinlegen nur noch höchstens zwei Minuten dauert, sogar auch tagsüber. Wenn du Besuch

So bekam der kleine Gustav seinen guten Schlaf

hast, kannst du deinen Gästen sagen: »Ich muss nur eben Klein Gustav hinlegen«, und alle denken, dass du für zwei Stunden verschwinden wirst. Aber du bist wieder da, bevor sie überhaupt die Beine gemütlich ausgestreckt haben. »Wo waren wir gerade?« Und sie staunen: »Schläft er? Aber er schien ja nicht einmal richtig müde zu sein!«

Die Erinnerungen werden jetzt immer kürzer und immer seltener, während ihr die ganze Zeit bedenkt: *Damit der kleine Gustav (weiter) Fortschritte machen kann, ist es erforderlich, dass wir »Rückschritte« machen* – und dass wir zuerst reagieren, d. h. dass wir kontinuierlich »vorne« bleiben. Also: noch eine Warnung davor, sich zu stark auf das Kind zu konzentrieren! Lernt, das Kind in Ruhe zu lassen. Es *will* in Ruhe gelassen werden. Es *will* schlafen. Es will in der Tat nicht, dass ihr ständig hinein- und herausrennt, und dies wird es euch auf traurigste Art beibringen, wenn ihr doch damit weitermacht.

9. Die Folgewoche

Die Folgewoche wird an die vier ersten Tage der DurchschlafKur angehängt, damit sich alles Neue festigen kann. Jetzt habt ihr den Teufelskreis unterbrochen, und stattdessen entsteht ein positives Muster. Es ist euch gelungen, euer Kind zu beruhigen. Ihr habt Gustav geholfen, damit er seine Ruhe finden konnte, immer und immer wieder; jetzt traut er sich, zu schlafen und auch auf eigene Faust wieder einzuschlafen. Ihr habt einen Superjob gemacht! Dickes Lob dafür!

Aber die Arbeit ist noch nicht abgeschlossen. Hast du direkt beim Leitfaden angefangen, um sozusagen den kürzesten Weg zu nehmen, musst du dich jetzt überaus intensiv mit dem Abschnitt *Wie du deinem kleinen Kind Sicherheit gibst (S. 69)* beschäftigen. Sonst ist das Risiko groß, dass du in den Graben fährst, gerade als du dachtest, das Ziel sei erreicht!

Die Folgewoche muss ruhig verlaufen. Tag für Tag und Nacht für Nacht müssen sich so sehr wie nur möglich gleichen, wenn es um die äußeren Umstände geht. Dies ist nicht der richtige Zeitpunkt für Reisen, eindrucksvolle Besuche, neue umwerfende Aktivitäten oder Übernachtungen außer Haus. Die Welt sollte klein sein dürfen, bevor sie groß wird, und das ganz besonders während der DurchschlafKur!

Der kleine Gustav hat in den ersten vier Tagen alles verändernde Neuigkeiten kennen gelernt und angenommen. Nun soll er sich daran gewöhnen. Und dann wird er begreifen können, dass an jedem Morgen ein neuer, genauso toller Tag wie gestern beginnt, was er abends vielleicht immer noch nicht richtig glauben mag (und deshalb zusammenbricht). Denkt deshalb immer an das Gute-Nacht-Lachen und auch an das fröhliche und lebensfrohe Wiedersehen am Morgen! Mit der Zeit wird der kleine Gustav die Erfahrung machen, dass all das Tolle abends nicht für immer verschwindet, sondern dass es morgen alles wieder da ist, und er wird es dann auch schön finden, ins Bett gebracht zu werden und schlafen zu können.

Während der Folgewoche fangen die kleinen Kinder an, die ganze Nacht durchzuschlafen – wenn sie es nicht schon eher getan haben. Fast genauso üblich ist es, dass der kleine Liebling krank wird. Krankheiten, die latent »zurückgelegt« wurden, kommen an die Oberfläche, wenn das Kind nun die Kraft bekommt, sich darum zu kümmern. Das Elend bricht aus – und geht wieder vorüber. Lasst nicht zu, dass eure *sichere Haltung der Selbstverständlichkeit* davon beeinflusst wird! Es ist nicht schön, krank zu sein, sagt eure Haltung, aber es ist *nichts Gefährliches oder Falsches* daran. Alles Unvorhergesehene, das jetzt auftreten könnte, kann geregelt werden, während das Kind im Bett liegen bleibt: wickeln, Wasser und Trost (aber keine Unruhe) für kleine, fiebrige Kinder oder sogar ein neues Bettlaken. Die strikte Regel lautet: Nehmt das Kind nur hoch, wenn ihr in die Notaufnahme fahren müsst!

Mit seinen neuen Kräften wird Gustav schon bald eine ganz neue Abwehrkraft aufgebaut haben.

Und du selbst gehst in die »Zombie-Phase«, wenn du begreifst, dass du jetzt in der Tat damit rechnen kannst, nachts ausreichend viel Schlaf zu bekommen. Und die Leute in deiner Umgebung werden dich fragen: »Warum bist du so müde? Jetzt kannst du doch schlafen!« Die Antwort lautet: »Gerade deshalb.«

Und was werdet ihr jetzt mit der vielen freien Zeit anfangen?!
VIEL GLÜCK!

PS: Probleme?
Denkt daran: Die Unruhe ist immer ein Schurke, wenn es um die Kinderpflege bzw. -erziehung geht. Klebt euch mit eurer mehr oder weniger unruhigen Nähe nicht ständig ans Kind in dem Glauben, dass es ohne diese Nähe nicht leben könne! Eure Unruhe schickt jegliche Fragen zurück an das Kind. Das hält kein kleines Kind aus (und auch kein großes!). Die Folge wäre eine Reihe von Protesten.

> Ihr könnt **niemals Anweisungen**
> von einem **Säugling** erwarten.

Das Kind wartet euphorisch auf die Anweisungen seiner Pflegepersonen. Macht deshalb nicht den häufigen Fehler, beim Bett hängen zu bleiben – in einem ewigen Knuffen, das schon längst nicht mehr nötig ist, wenn das Kind doch kapiert hat, um was es hier geht, und das geschieht meistens schon in der ersten oder spätestens in der zweiten Kurnacht. Sag deine Leier laut und deutlich auf, ohne hineinzugehen. Im Notfall müsst ihr das Kind zurechtlegen, schnell und schweigend, einige Sekunden mit beiden Händen (Fächer) an seinem Platz halten und dann schnell mit der Leier hinausgehen. Sobald man den Fächer lockert, steuert man auf die Tür zu, weg vom Kind. Bleibt nicht da! Es ist eine Tatsache, dass *ihr stört*.

Nun wünsche ich euch viel Erfolg mit eurer neuen, wirklich Geborgenheit bringenden, festen Hand! Klein Gustav wird sie lieben, weil er dann seine neu gewonnene Energie zum Wachsen, Weiterentwickeln und Fröhlichsein verwenden kann – in dem geborgenen Wissen, dass er ab jetzt nicht versuchen muss, seine Interessen in dieser Welt selbst zu wahren. Was er ja niemals schaffen würde.

Mit einfacher Entschlossenheit und mit dem Ziel – dem guten Schlaf für euch alle – vor Augen, mit Geduld und Vertrauen in das Kind und mit Vertrauen in euch selbst werdet ihr das, was für einen schnellen und dauerhaften Erfolg erforderlich ist, leicht schaffen.

Rom wurde nicht an einem Tag erbaut, und ihr müsst ungefähr vier Wochen daran arbeiten, bevor jeder einzelne Programmpunkt felsenfest sitzt. Aber Rom wurde stattlich und fiel nicht beim ersten Sturm in sich zusammen. Rom wurde die Ewige Stadt!

Mit der DurchschlafKur baut ihr einen guten, schönen und sicheren Schlaf für euren kleinen Gustav auf, einen Schlaf, den er wirklich will. Es wird ein Schlaf, der nicht wegen Erkältungen oder Zahnen in Gefahr gerät. Er bringt ihm eine wahre Geborgenheit, die er schon bald in sich selbst tragen wird. Mit der DurchschlafKur gebt ihr ihm ein befreiendes, vorausschaubares Dasein ohne Schlafmangel und Appetitlosigkeit – und mit einer wunderbaren Bewegungsfreiheit für euch alle (solange ihr die Zeiten einhaltet). Der gute Schlaf schenkt euch ein gutes Leben, in dem die Lebensfreude freien Lauf bekommt. Es ist das schönste Geschenk, das ihr eurem Kind machen könnt. Und es ist auch kein schlechtes Geschenk für euch selbst!

FÜNFTER TEIL

Fragen und Antworten zur Durchschlafkur

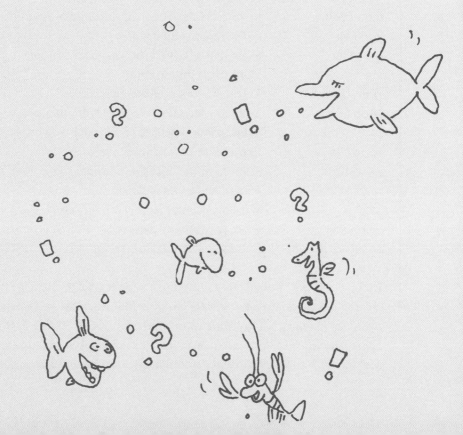

Ludwig und sein guter Schlaf.
Eine Mailkorrespondenz

Mama und Papa:

> *Da die eigene Unsicherheit in den meisten Fällen für eine Kur nicht gerade förderlich ist (eher im Gegenteil!), möchten wir dir hiermit versichern, dass wir es uns in der Tat gut überlegt haben, dass wir nicht nur mal neue Schlafgewohnheiten »ausprobieren« wollen, sondern uns entschlossen haben, die Kur auch wirklich durchzuführen. Unser kleiner Ludwig, dreieinhalb Monate alt, wird in sein Gitterbett umziehen und soll dann die ganze Nacht durchschlafen. Es ist ein tolles Gefühl, dass wir uns hier direkt an dich wenden können (damit wir nicht anfangen, unsere Fragen an Ludwig zu richten). Das Atemüberwachungsgerät ist heute per Post bei uns eingetroffen.*
>
> *So sieht das aktuelle Schema unseres kleinen Ludwig aus:*
>
> | | |
> |---|---|
> | 6.00 Uhr | Essen (2 Mal), Waschen, Aufräumen (mit Papa) |
> | 7.30 Uhr | Extraschluck und schlafen |
> | 9.00 Uhr | Essen (2 Mal), Wickeln, alleiniges Spielen, Hausarbeit (mit Mama) |
> | 11.00 Uhr | Extraschluck und draußen schlafen |
> | 13.00 Uhr | Essen (2 Mal), Wickeln, Beschäftigung (Abwaschen, Kochen, Lesen usw.) |
> | 15.00 Uhr | Extraschluck und draußen schlafen |
> | 17.00 Uhr | Essen (2 Mal), Wickeln, Beschäftigung |
> | 18.45 Uhr | Extraschluck und schlafen |
> | 19.00 – 19.30 Uhr | Wieder wach werden, Unterhaltung |
> | 20.00 Uhr | Essen (2 Mal) und waschen |
> | 21.00 – 21.30 Uhr | Extraschluck und Nachtschlaf |
>
> *Diesem Schema sind wir nun etwa einen Monat gefolgt. Ludwig ist also am Tag 9 Stunden wach. Ich biete immer 2 Mal Essen an und einen Extraschluck. Ludwig nimmt nun kaum noch die zweite Runde Essen an. Sollte ich vielleicht lieber versuchen, den Extraschluck wegzulassen? Die Mahlzeit um 20/21 Uhr ist mit der Zeit auch etwas schwieriger geworden.*

FAQs

Er scheint dann kein Interesse am Essen zu haben, dreht seinen Kopf weg und fängt manchmal an zu weinen. Unser kleiner Großer (7,5 kg) bekommt immer noch ausschließlich Brustmilch.
Und nun zum Schlafen: Bisher haben wir ihn im Kinderwagen in den Schlaf gewiegt. Und haben ihn auch nachts gewiegt, wenn er aufwachte. Wenn er dabei sehr viel schrie/fragte, haben wir ihn hochgenommen (hmmmm, hier war wohl der böse Wolf mit im Spiel ...!). An den vergangenen Abenden haben wir ihn etwa eine halbe Stunde in den Schlaf gewiegt und viele, viele Male in den frühen Morgenstunden.

UND SO WOLLEN WIR ES JETZT BESSER HINBEKOMMEN:
Ins Gitterbett wird ein gefaltetes Laken als flaches Kopfkissen gelegt und seitlich festgestopft. Wir haben ein Gitterbett geliehen. Ludwig hat noch nie darin geschlafen. Meinst du, dass es eine gute Idee ist, es in derselben Nacht in Gebrauch zu nehmen, in der wir auch die Bauchlage (er versucht schon selbst mit aller Mühe, sich auf den Bauch zu drehen) einführen und mit dem Wiegen im Kinderwagen aufhören? Oder wird es zu viel Neues auf einmal? Unser Kinderwagen scheint uns zu schmal, als dass er dort auf dem Bauch schlafen könnte.
Um etwa 20 Uhr gibt es das abendliche Bad und viel Vergnügen – mit Mama und Papa zusammen.
Die letzte Mahlzeit des Tages bekommt er dann kurz vor 21 Uhr. Bei den übrigen Tagesmahlzeiten schläft er meistens sofort nach dem Extraschluck, es ist aber selten, dass er nach der 21-Uhr-Mahlzeit gleich schläft. Manchmal finde ich, dass er noch richtig munter ist – und manchmal scheint er übermüdet.
Dann ab ins Bett, zurechtlegen – abschließend lege ich meine beiden Hände auf seinen kleinen Rücken und übe kurz einen leichten Druck aus, danach stehe ich sofort auf und gehe hinaus, indem ich die Gute-Nacht-Leier aufsage: einmal beim Bett, einmal auf dem Weg zur Tür und zweimal in der Türöffnung.

NUN KOMMEN WIR ZU DEM TEIL, BEI DEM WIR UNS NOCH ETWAS UNSICHER SIND, WANN UND WIE WIR EINGREIFEN SOLLEN:
1. Wenn er sein Gesicht in die Matratze vergräbt und viele Fragen stellt,

warten wir eine Weile ab und geben ihm eine Gute-Nacht-Leier an der Türöffnung, sobald er still wird und noch nicht eingeschlafen ist.
2. Wenn er schreit, bekommt er erst eine Leier, und wenn diese nicht hilft, legen wir ihn zurecht und knuffen ihn so lange wie nötig, damit er sich beruhigt und still wird, aber noch nicht schläft. Abschließend bekommt er noch eine Gute-Nacht-Leier. Sollte er sofort wieder aufdrehen, fangen wir von vorne an.
3. Wenn er nachts aufwacht und Fragen stellt, antworte ich sofort mit einer Gute-Nacht-Leier. Wenn sie nicht ausreicht, wird er zurechtgelegt und geknufft, abschließend bekommt er wieder eine Leier.
4. Wenn er in der zweiten und dritten Nacht wach wird, wird die Gute-Nacht-Leier hoffentlich ganz und gar ausreichen. Sollte er doch richtig heftig schreien, legen wir ihn zurecht und knuffen (nur im Notfall).

Wir kommen dir vielleicht noch etwas unsicher vor, aber wir glauben ganz fest daran, dass es uns gelingen wird, unserem Sohn zu zeigen, wie er zur Ruhe kommen und ruhig schlafen kann.

Anna:
Es scheint mir, dass ihr wirklich wunderbar motiviert und entschlossen seid, und ich bin mir ganz sicher, dass alles super funktionieren wird! Und ihr müsst immer bedenken, dass die DurchschlafKur ein Prozess ist – es können fünf Schritte vor und dann zwei zurück sein. Es gilt, den Wolf in Schach zu halten. Ihr wisst, was zu tun ist, und lasst keine Unruhe aufkommen.

Ja, du solltest die Extraschlucke jetzt ganz weglassen – er ist schon groß genug, dass eine komplette Mahlzeit innerhalb von einer Stunde absolviert werden kann. Länger sollte sie jetzt nicht mehr dauern. Er soll ja jetzt auch anfangen, von allein einzuschlafen, und nicht mehr von einem »Knock-out-Schluck« in den Schlaf versetzt werden. Versuche, so viel Milch in ihn hineinzubekommen, wie es nur geht, bei zwei (oder auch drei oder vier) Runden Trinken, aber alles innerhalb einer Stunde! Wie es momentan noch deinem Schema zufolge ist, trinkt er ja in der Tat alle 90 Minuten, und das rund um die Uhr – es sind tatsächlich zehn Mahlzeiten am Tag! Das ist nun wirklich nicht mehr notwendig. Seine Mahlzeiten sollten jetzt seltener werden, und dies wird in Kombi-

FAQs

nation mit dem langen Nachtschlaf seinen Appetit steigern, die einzelnen Mahlzeiten werden somit größer. Dagegen wird es – was paradox erscheinen mag – dazu führen, dass er nicht mehr so schnell wie bisher an Gewicht zunehmen wird.

Abends darf (und sollte) er aber immer noch einen Extraschluck bekommen, vor oder nach dem Gute-Nacht-Lachen, wie es euch am besten gefällt, und kurz vor dem Insbettbringen. Den Gute-Nacht-Trunk kann er schon eine Stunde nach der letzten großen Mahlzeit bekommen.

Er wird ganz schön spät ins Bett gebracht, der kleine Ludwig. (Übrigens herrlich mit der vielen sozialen Beteiligung auf eurem Tagesschema!) Wenn er morgens um 6 Uhr aufsteht, sollte er um 20 Uhr für die Nacht ins Bett gebracht werden können, und ihr könnt euch eine 10-Stunden-Nacht als Ziel setzen. (In nur zwei Wochen wird er alt genug sein, um eine 12-Stunden-Nacht zu schaffen.) Überlegt euch das noch mal, bevor ihr das Schema »festnagelt«! Die letzte Mahlzeit ist momentan sicherlich etwas problematisch, weil er so spät am Abend einfach zu müde ist. Und manchmal findet er dann nicht zur Ruhe, sondern dreht wieder auf bzw. wirkt übermüdet. Und das ist nicht Sinn der Sache. Das hält er auf Dauer nicht durch.

Ihr könntet euch folgende Zeiten überlegen (nur als Vorschlag):

6.00 – 7.00 Uhr	Essen
8.30 – 10.00 Uhr	Schlafen, 1,5 Stunden.
10.00 – 11.00 Uhr	Essen
12.00 – 14.00 Uhr	Mittagsschlaf, 2 Stunden
14.00 – 15.00 Uhr	Essen
16.00 – 17.30 Uhr	Schlafen, 1,5 Stunden
17.30 – 18.30 Uhr	Essen
19.00 Uhr	Baden
19.30 Uhr	Gute-Nacht-Trunk und Gute-Nacht-Lachen
20.00 Uhr	Nachtschlaf

Wie du siehst, bekommt er somit nach jeder Schlafphase sein Essen, und er wird lernen, auf eigene Faust einzuschlafen, wenn es nach der sozialen Beteiligung Zeit zum Schlafen ist. Essen wird nicht mehr das Letzte sein, was er vor dem Schlafen tut.

Dieser Schemavorschlag bringt ihm auch 15 Stunden Schlaf pro Tag, genau wie dein obiges Schema. Es ist möglich, dass er sich noch eine halbe Stunde Schlaf holt, wenn er die Chance bekommt – man kann ihm immer einen Spielraum von einer Viertelstunde (oder fünf oder zehn Minuten, aber höchstens eine Viertelstunde) gewähren. Mit einem solchen Spielraum in beide Richtungen kann man sich nach den momentanen Bedürfnissen des Kindes richten, ohne die feste Routine zu stören.

Ja, führt alles Neue auf einmal ein! Je deutlicher dein Handeln von Anfang an ist, umso einfacher wird es für den kleinen Ludwig sein, alles Neue zu lernen. Es wird am Anfang Verwirrung geben, aber schon in der zweiten Nacht wird er allmählich glauben, dass es schon »immer« so war. (Er hat keinen Schnuller, oder? Wenn doch, dann wird er gleichzeitig abgeschafft! Er wird ihn schon am nächsten Tag vergessen haben.)

Ihr werdet ihn zuerst knuffen müssen. Da kommt ihr nicht drum herum, da ihr ihn bisher im Kinderwagen in den Schlaf gewiegt habt. Deshalb sollte der kleine Körper weiterhin mit kleinen »Schubsern« zur Ruhe gebracht werden. Trainiert das Knuffen erst gegenseitig aneinander!

Also: Du legst ihn mit entschlossenen Griffen zurecht und fängst sofort an zu knuffen, ohne ein Wort zu sagen. Sei darauf vorbereitet, dass das Knuffen beim ersten Mal zwischen 20 und 45 Minuten dauern kann. So lange wird es aber nie wieder dauern! Wenn er sich beruhigt und still wird, gehst du ohne Zögern mit der Gute-Nacht-Leier hinaus. Optimal wäre, wenn der (Konsequentere) von euch, der die ersten beiden Nächte übernommen hat, sogar zur Tür hinausgehuscht ist, bevor er den ersten »Vers« der Leier aufgesagt hat. Du darfst auf keinen Fall an der Bettkante stehen bleiben. Die übrigen drei Verse werden nicht in der Türöffnung – die Tür bleibt einen kleinen Spalt auf –, sondern draußen vor der Tür gesagt.

1. Ja, die Leier als *direkte* Antwort ist sehr wichtig, d. h. sobald er wach wird und fragt, *bevor* er Gelegenheit bekommt, richtig zu schreien. Genauso wichtig ist es, danach mit Geduld zu horchen und abzuwarten und es mit einer erneuten Leier nicht zu eilig zu haben. Die Regel für die erste Nacht lautet: Die Zeiten des Leierns dürfen nicht länger sein als die Zeiten des Nichtleierns. Verstehst du? Wenn du deine Leier 4 Mal oder vielleicht 6 Mal oder sogar 8 Mal ohne Unterbrechung wiederholst, indem du darauf wartest, dass die Leier »greifen« soll (was sie natürlich

nicht von Anfang an tut), dauert dies vielleicht eine halbe Minute. Danach folgt eine Zeit *ohne* Leiern von mindestens einer Minute. Dies gilt nur für die erste Nacht, in der die Verwirrung total ist! Später soll die Leier immer seltener werden, d. h. es wird mehr und mehr Zeit zwischen deiner Leier vergehen.

2. Schreit er sich trotz deiner Leier richtig fest, so dass er Hilfe braucht, um zur Ruhe zu kommen, gehst du hinein, legst ihn schnell zurecht, mit Bestimmtheit und ohne ein Wort, und dann knuffst du ihn, bis er sich wieder entspannt und still wird. Hier gilt es aber, auch wirklich sofort zu gehen und nicht beim Knuffen hängen zu bleiben. Du kannst das Knuffen mit einem leichten Druck über seinen Rücken (Fächer) beenden, um dann sofort aufzustehen und dich Richtung Tür zu bewegen – während du deine Leier aufsagst. Nun sollte noch die bestätigende Gute-Nacht-Leier hinzugefügt werden. Sie soll ihn auf dem Weg ins Land der Träume begleiten. Protestiert er dagegen (was er in der ersten Nacht sicherlich mehrmals tun wird), fängst du erneut mit der Erinnerungsleier an – nachdem du eine Weile abgewartet hast, also nicht sofort! – und wartest den richtigen Zeitpunkt für die Bestätigung ab. Und so weiter, bis du mit deiner Bestätigungsleier das letzte Wort bekommst.

3. Ja, plus Bestätigung.

4. Ja, hier soll die Leier allmählich ganz übernehmen, und er soll die Chance bekommen, auf eigene Faust einzuschlafen, nachdem er eventuell eine ganze Weile gejammert, geknurrt, gequengelt und gewühlt hat – man ist also nicht mehr ganz so schnell mit dem Leiern. Das Knuffen verschwindet ganz, und sollte eine Krise entstehen, begnügt man sich mit dem Zurechtlegen, gefolgt von einem kurzen Fächer und der Gute-Nacht-Leier im Hinausgehen. Das Knuffen kann man weiterhin beim abendlichen Insbettbringen als Markierung benutzen, nur ein paar kleine Knuffe als kurzer Bescheid, wenn man das Gefühl hat, dass dies besser funktioniert als das reine Zurechtlegen. Aber hier sprechen wir dann von drei, vier Sekunden, mehr nicht!

Was du auch tust, du musst es immer sobald wie überhaupt möglich beenden (und am besten noch ein bisschen eher). Man muss immer das Hinaus im Kopf haben. In der Küche warten ja schon das Notizbuch, der Kugelschreiber und die Uhr, und dort musst du laufend aufschreiben, was passiert und um welche Uhrzeit es passiert, und deshalb kannst du gar nicht dauernd beim Kind im Zimmer herumhängen! Sobald das Kind sich entspannt und still wird – in der ersten Nacht ganz still, in der zweiten spürbar leiser – musst du raus. Denkst du also an das Hinaus und nicht an das Hinein, wird auch dein Kind es schon bald tun, und es schreit dich nicht mehr zu sich heran, sondern von sich weg, und du kannst hinausgehen und den bösen Wolf in Schach halten, außerhalb des Zimmers, nicht dort drinnen, denn so würdest du dein Kind unweigerlich stören.

Denk daran, dass die DurchschlafKur ein Prozess ist – deshalb ist es so toll und auch sinnvoll, den ganzen Verlauf auf dem Papier festzuhalten. Man kann also nicht Nacht für Nacht gleichbleibend vorgehen (wie es beispielsweise weiter oben beim Einsatz der Leier deutlich wurde), und man kann auch nicht nach festgelegten Zeitintervallen vorgehen, d. h. du kannst nicht im voraus entscheiden, wie lange das Kind schreien »darf«, bevor du wieder leierst. (Ich halte es persönlich so, dass das Kind gar nicht schreien darf, außer beim Knuffen in der ersten Nacht. Ich bin diejenige, die das Schreien beenden muss, indem ich dem Kind ausreichend und beruhigend Bescheid gebe. Das Kind wird es nicht für mich übernehmen.) Jede Nacht passiert etwas Neues, das Kind stellt andere Fragen, du antwortest anders, mal antwortest du nicht, mal antwortet das Kind selbst ... Es ist ein fantastisch spannendes Abenteuer! Du wirst schon bald auf perfekte Weise heraushören können, was du machen musst – und auch, was du nicht machen darfst.

Und ihr dürft euch auf keinen Fall darauf versteifen, wie alles eigentlich laufen »sollte«, denn es gibt unendlich viele Faktoren, die den Ablauf beeinflussen können. Nehmt euch ein Teilziel vor. Erst muss der kleine Ludwig lernen, worum es geht – der erste Groschen muss fallen, der ihm sagt, dass es nicht gefährlich ist, allein einzuschlafen! Wenn er das verstanden hat, wird euer Dialog sich schon verändern. Es wird einfach herrlich sein! Ihr werdet euch immer sicherer fühlen und könnt euch somit immer weiter zurückziehen und ihm das Einschlafen und das Schlafen allein überlassen, denn ihr werdet sehen, dass er versteht und dass er richtig schön schlafen kann und auch bald wirklich will!

Aber die erste Nacht und oft auch noch die zweite, bevor euer kleiner Liebling begreift, worum es geht, sind anstrengend, mit viel Hinein und wieder Hinaus. Da kommt man nicht drum herum. Deshalb versuche

FAQs

ich immer, die Eltern darauf vorzubereiten, dass sie wirklich darauf eingestellt sein müssen, zwei Nächte lang wach zu bleiben, damit derjenige, der die Wache übernimmt, nicht damit rechnet, sich zwischendurch immer wieder hinlegen zu können, sondern dass er ständig dazu bereit ist, sofort einzugreifen, die ganze erste und zweite Nacht hindurch. In der dritten Nacht kann man in der Regel zwischendurch etwas Schlaf bekommen – nicht selten schon etliche Stunden am Stück.

Letztendlich: Die DurchschlafKur umfasst nicht nur die vier Kur-Nächte, sondern auch eine ruhige und methodische Folgewoche. Die meisten der kleinen Mäuse schlafen während der Folgewoche das erste Mal eine ganze Nacht durch. Davor fangen sie aber schon an, immer öfter auf eigene Faust wieder einzuschlafen, wenn sie nachts aufwachen – und genau das wollten wir doch, oder?! Dann hat sich die Angst vor dem bösen Wolf in Luft aufgelöst!

Seid also geduldig, habt Vertrauen in das Kind, zieht euch mehr und mehr zurück, stört das Kind niemals unnötigerweise – denkt immer daran, dass die alles überdeckende Botschaft lautet: Nachts geschieht überhaupt nichts!

Jetzt am Anfang kannst du den Raum des Gitterbetts mit einer oder zwei fest zusammengerollten Kinderdecken etwas begrenzen, damit er sich so richtig »einnisten« kann. Sie sollten nicht zu weich sein und nicht zu weit oben liegen. Er braucht ausreichend Platz, damit er seinen kleinen Kopf von einer Seite zur anderen drehen kann.

Mama und Papa:

> *Wir haben jetzt die Kur durchgeführt und haben auch die Folgewoche gut überstanden. Es ist im Großen und Ganzen gut gegangen. Hier kommen unsere Aufzeichnungen:*
>
> *1. Nacht:*
>
> *20.15 Uhr   Der werdende Siebenschläfer wird ins Bett gebracht und zurechtgelegt – er fängt sofort mit dem Fragen an (die Fragen werden immer mehr und immer lauter). Ich habe 25 Minuten geknufft, bis sich sein Körper ganz entspannte, er aber noch wach war. (Die ganze Zeit habe ich gedacht: Nächstes Mal wird es schneller gehen, nächstes Mal wird es schneller gehen ...) Dann bin ich schnell hi-*

	naus, indem ich meine Gute-Nacht-Leier aufgesagt habe. Er drehte wieder etwas auf, da habe ich aber ein Weilchen abgewartet, und er hat sich in der Tat allmählich beruhigt! Dann bekam er seine erste bestätigende Leier und schlief(!) ein.
23.55 Uhr	Wach. Er bekam sofort eine Leier, ich horchte abwartend, seine Proteste wurden heftiger, ich ging hinein und knuffte. Dann wieder Leier. Dann wieder Knuffen. Wieder Leier. (Insgesamt 10 Minuten.)
1.50 Uhr	Leier. Knuffen. Leier. Knuffen. Leier. Knuffen. Leier – das war wohl etwas zu oft. Ich glaube, dass ich zu schnell eingegriffen habe (befürchtete, dass der Nachtschlaf der Nachbarn in Gefahr war …).
4.30–6.00 Uhr	Er war mehrmals wach. Lachte im Schlaf. Lutschte am Daumen … Ich gab ihm eine Leier (um 5 Uhr), und die Antwort war Stille.
6.00 Uhr	Super(lativer) Morgen

Wir versuchten, uns an die Theorie »der Wache mit dem geladenen Gewehr, die vor der Tür steht«, zu halten, d. h. wir gehen so schnell wieder hinaus wie überhaupt möglich.

Die 2. und 3. Nacht verliefen gut. Ludwig wachte ein paar Mal auf, aber schlief meistens ohne Hilfe wieder ein.

Die 4. bis 6. Nacht waren ganz fantastisch. Er schlief fast durch. Wenn er wach wurde, plapperte er ein wenig mit sich selbst, wühlte im Bett herum und seufzte schließlich, als würde er denken: »Ich kann ja genauso gut weiterschlafen, wenn hier sowieso nichts los ist!«

Im Moment scheint es, dass der Nachtschlaf wieder schlechter wird. Er wird häufiger wach. Letzte Nacht musste ich leiern. Das hatten wir schon einige Nächte nicht mehr gemacht. Manchmal fängt er sogar richtig an zu weinen. Ich weiß nicht, was wir falsch gemacht haben?!
Das Schlafen am Tag läuft auch noch nicht einwandfrei. Er schläft selten mehr als 45 Minuten am Stück, wo er eigentlich 1,5 Stunden schaffen sollte. Besonders sein Schläfchen zwischen 16 und 17.30 Uhr ist schwierig.

Draußen klappt es am besten, aber drinnen ist es nicht so leicht, ihn tagsüber zum Schlafen (und Wiedereinschlafen) zu bringen. Vielleicht wird es mit den Schlafphasen am Tage besser klappen, wenn das Schema sich in ein paar Wochen so richtig gefestigt hat?!
Der Groschen ist also noch nicht ganz gefallen, aber mit der Zeit und mit viel Geduld hoffen wir, dass es allmählich klappen wird.
Wenn Freunde über die 5-Minuten-Schrei-Methode reden, haben wir ein sehr gutes Gefühl dabei, dass wir nicht in die Falle getappt sind und diesen simplen und gemeinen Ausweg genutzt haben. Stattdessen haben wir uns für deine Methode entschieden, die etwas Kraft, Vertrauen, Liebe, Zeit und Engagement erfordert. Und dabei haben wir das Gefühl, dass wir unserem Sohn etwas gegeben haben, aus dem er sein Leben lang Nutzen ziehen wird.

Wir folgen nun diesem Schema:

6.00 – 7.00 Uhr	*Essen usw.*
8.00 – 9.30 Uhr	*Schlafen, 1,5 Stunden.*
9.30 – 10.30 Uhr	*Essen*
12.00 – 14.00 Uhr	*Mittagsschlaf, 2 Stunden*
14.00 – 15.00 Uhr	*Essen*
16.00 – 17.30 Uhr	*Schlafen, 1,5 Stunden*
17.30 – 18.30 Uhr	*Essen*
19.00 Uhr	*Baden*
19.30 Uhr	*Gute-Nacht-Trunk*
20.00 Uhr	*Gute-Nacht-Lachen und Nachtschlaf*

Anna:
Ihr seid einfach genial! Und der kleine Ludwig auch. Was für ein schlaues Kind, das muss ich schon sagen! Nicht alle kleinen Knuddelkinder kapieren so schnell wie er. Es ist so super gelaufen, und ich bin wirklich stolz auf dich und auf euch alle drei! Jetzt gilt es, dranzubleiben, ohne nach hinten oder zur Seite zu schauen. Nur nach vorne. Dass er nun wieder öfter wach geworden ist und obendrein noch geweint hat, ist natürlich nicht so schön, aber es ist überhaupt nicht ungewöhnlich und wird vorübergehen.

Erstens schläft er ja jetzt sehr viel mehr als früher und denkt eben, dass er schon genug geschlafen hat, was nicht der Fall ist (dies wird sich tagsüber noch eine Weile bemerkbar machen – geht aber auch vorüber). Zweitens gehört ein Rückfall in der einen oder anderen Form fast schon zur Kur dazu. Diesen Rückfall kann man – das Kind – in nur einer einzigen, schrecklich anstrengenden Nacht wieder überwunden haben, oder es kann in Ausnahmefällen etwas dauern, bevor man den Rhythmus wiederfindet. Es scheint, als würden die kleinen Kinder noch ein letztes Mal in die Verwirrung und die Unsicherheit, die vor der Kur herrschten, abtauchen müssen, um dann schließlich alles Vergangenheit werden zu lassen und sich dazu zu entscheiden, dass nun Ruhe einkehrt: Der böse Wolf kommt ja doch nicht.

Die DurchschlafKur erfordert ihre Zeit, und in der Regel können wir erst in der Folgewoche von wirklicher Stabilität sprechen. Mit der Zeit gewinnt das Kind immer mehr an Erfahrung. Klein Ludwig muss ganz einfach auf eigene Faust feststellen: Es passiert in der Tat nichts! Ich kann in aller Ruhe schlafen! Es passiert auch *jetzt* nichts! Und diese eigene, verlässliche Erfahrung braucht eben ihre Zeit. Glaubt vor allem jetzt nicht, dass »etwas anfängt, schiefzulaufen«. Alles ist genau, wie es sein soll! Haltet an eurem Stil fest, lest eventuell das Buch noch einmal, damit ihr genau wisst, was ihr tut und warum, und lasst keine schleichende Unruhe zu (= der böse Wolf).

Und ihr habt also meinen Schemavorschlag übernommen? (Ich werde rot vor Stolz.) Wenn ihr das ganze Schema komplett eingeführt habt, also vor etwa 2 Wochen, müsste der Rhythmus sich nun einigermaßen gefestigt haben, denke ich, es gibt aber eben noch Schwierigkeiten bei den Schlafphasen am Tage. 45 Minuten sind ein alter Klassiker; eine natürliche Schlafspanne sozusagen. Lass ihn allein, solange es geht, wenn er aufwacht, und benutze deine Leier so wenig wie möglich, möglichst nur noch als Bestätigungsleier, wenn er sich dazu entscheidet, weiterzuschlafen – und als einmalige, reale Erinnerung, wenn er sich doch dazu entscheidet, *nicht* weiterzuschlafen. Es ist nicht so, dass er jede Minute, die im Schlafschema fürs Schlafen eingeplant ist, schlafen *muss*, er muss nur die Voraussetzungen dafür haben. Gebt ihm diese, und haltet daran fest!

Und seid konsequent beim Schlafplatz der jeweiligen Schlafphasen, bis alles sich gefestigt hat. Soll er draußen im Kinderwagen schlafen, dann lasst ihn jeden Tag während derselben Schlafphase im Wagen schlafen; dasselbe gilt für die Schlafphasen drinnen im Gitterbett. Haltet euch an den Zeitplan, ein Spielraum von 15 Minuten (oder weniger) ist erlaubt, bleibt hartnäckig und methodisch, und stört ihn so wenig wie möglich!

Ihr werdet das auch noch hinbekommen! Das wird schon klappen! Oder auch nicht – d. h. es *kann* passieren, dass dieses letzte Nickerchen auf 45 Minuten gekürzt werden muss, wenn er noch eine ganze Woche lang genauso hartnäckig zeigt, dass er es nicht hinbekommt, gegen Abend noch anderthalb Stunden am Stück zu schlafen, und es dir also nicht gelingt, ihn dazu zu bringen. Gib ihm deshalb noch eine Woche, bevor du das Schema überarbeitest – wenn es dann noch notwendig sein sollte.

Danke für deine warmen und denkwürdigen Worte am Ende. Ja, die DurchschlafKur steht für mehr als nur eine Methode oder eine banale Technik. Sie steht für eine wahre Lebensphilosophie. Erfolgreich durchgeführt bringt sie dem Kind und auch seinen Eltern ein ganz neues Verhaltensmuster, das sich sehr von den im westlichen Teil der Welt leider sehr verbreiteten bedauerlichen Verhaltensweisen unterscheidet.

Mama und Papa:

> *Der Groschen ist jetzt noch ein Stück weiter gefallen! Das Leben mit unserem Baby ist momentan einfach fantastisch.*
> *In der vergangenen Woche ist Ludwigs Nachtschlaf besser und stabiler geworden. Die letzten drei Nächte ist er kaum noch aufgewacht. Manchmal wuselt er etwas im Bett umher, schläft aber schnell wieder ein. Letzte Nacht hatte er wohl einen Alptraum (der arme Kleine) und hat ein bisschen geweint.*
> *Die Wolfsstunde – zwischen 4 und 6 Uhr morgens – war noch etwa zweieinhalb Wochen ein bisschen schwierig. Aber wir haben, wie gesagt, gute Fortschritte gemacht. Hätte mir jemand vor einem Monat gesagt, dass Ludwig mit vier Monaten jede Nacht zehn Stunden am Stück schlafen wird und dass er dann auch von selbst wieder einschlafen wird, hätte ich niemals daran geglaubt.*
> *Geduld und Vertrauen sind die wichtigsten Zutaten der DurchschlafKur, finden wir. Ludwig ist jetzt so fröhlich und entwickelt sich super. Alles ist*

einfach toll. Einer unserer Bekannten stellte vergnügt fest: »Er scheint ja ein richtiger Strahlemann geworden zu sein!«

Ach ja, eine Sache wollte ich noch erzählen ... Du hast mal irgendwo geschrieben, dass die kleinen Kinder bei der Wahl ihrer Eltern nicht vorsichtig genug sein können. Es gibt verrückte Typen, total verrückte Typen und noch verrücktere. Letzte Nacht gehörte ich wohl eher zur dritten Kategorie. Ich wurde wach, weil Ludwig in seinem Bett umherwuselte, und dachte deshalb, es sei Zeit zum Aufstehen. Ich schaute auf die Uhr, es war 5.45 Uhr. Ich streckte mich im Bett, machte meine Lampe an und fing dann mit meiner fröhlichen allmorgendlichen Begrüßung an. Ludwig wurde wach. Aber plötzlich bekam ich das Gefühl, dass etwas überhaupt nicht stimmte. Sowohl Ludwig wie auch mein Mann sahen super verschlafen aus. Dann sagte mein Mann: »Was ist denn hier los? Es ist erst 3 Uhr nachts!«

Die Schlafphasen am Tage funktionieren jetzt auch besser. Er hat in der Tat schon mehrmals zwischen 16 und 17.30 Uhr anderthalb Stunden am Stück geschlafen. Meistens wird er zwar nach genau 45 Minuten wach, schläft aber immer öfter wieder weiter. Das Schema gefällt uns richtig gut. Es scheint, dass er sich an die Zeiten gewöhnt hat. Man fühlt sich schon wie ein richtiger Verräter, wenn man mal vom Schema abweichen muss!

ABSCHLUSSBERICHT

Als Ludwig gut vier Monate alt war, wurde es Zeit, die Nacht auf zwölf Stunden zu verlängern. Es fiel genau mit der Umstellung zur Sommerzeit zusammen. Also zögerten wir nicht lange und führten für den kleinen Mann die 12-Stunden-Nacht ein, während das ganze Land sich auf die Sommerzeit umstellte. Wir änderten das Schema, so dass die Nacht von 19.30 bis 7.30 Uhr dauerte – und das ist seitdem so geblieben.

Plötzlich hatten wir einen Sohn, der die ganze Nacht durchschlief und den ganzen Tag gut gelaunt war. Es war ein ganz unglaublicher Unterschied im Vergleich zu der Zeit vor der Kur. Wir Eltern haben jede Menge »Erwachsenenzeit« bekommen, und wir sind in unserer Rolle als Eltern viel sicherer geworden. Das Leben ist zu uns allen dreien zurückgekehrt. Ludwig entwickelte eine innere Geborgenheit, von der wir mit Stolz sagen können, dass wir sie ihm ermöglicht haben. Und wir stellten fest, dass er auch rein körperlich viel fitter und lebendiger geworden ist. (Er wurde in

FAQs

der Tat drei Jahre alt, bevor er seine erste richtige Grippe mit Fieber bekam.)
Niemand stellte jemals mehr seine alltägliche Routine in Frage. Es brachte ihm – damals wie heute – so viel Energie für andere Sachen. Er schafft so viel: beim Kochen helfen, beim Bettenmachen, Staubsaugen, Autowaschen usw. Wir haben einen richtigen kleinen Helfer mit sehr viel Ausdauer in unserem Haushalt bekommen!
Damit möchte ich ausdrücken, dass es bei der DurchschlafKur um so viel mehr geht als nur den Schlaf. Das Leben soll einfach schön sein!
Es passiert mir heute noch, dass ich in Gedanken Anna und der ganzen 12-Stunden-Schlaf-Weisheit für unser schönes Leben danke. Wenn es sie nicht gegeben hätte, wäre unser Sohn garantiert mit Schlafmangel und klagenden Eltern aufgewachsen. Heute liebt er es, sich in sein Bett zu kuscheln, das Kissen dort hinzulegen, wo er es haben will, und dann schön zu schlafen.
Tagtäglich ein Kind zu erleben und zu genießen, das seine Grundbedürfnisse erfüllt bekam und sich so um die Erforschung der Welt kümmern konnte, brachte uns auf den Geschmack nach mehr: Als Ludwig knapp anderthalb Jahre alt war, bekam er einen kleinen Bruder!

Heute wird unser kleiner Ludwig vier Jahre alt! Es sind also mehr als dreieinhalb Jahre vergangen, seit wir mit Ludwig die Kur durchgeführt haben. In dieser Zeit ist er drei (3!) Mal nachts wach geworden, wo wir es gemerkt haben.
Das erste Mal war, als er sechs Monate alt war und seine erste Erkältung hatte. Ich erinnere mich, dass er damals sehr traurig und total verschnupft war. Das zweite Mal in Verbindung mit seiner Fremdelphase. Da schrie er lauthals eine Stunde lang, nachdem er ins Bett gebracht worden war, um dann endlich einzuschlafen. Das dritte Mal am Anfang des Trotzalters. Da weinte er plötzlich mitten in der Nacht und faselte von Pferden mit rosa Mähnen, die im Bett herumsprangen.
In allen drei Situationen, in denen Ludwig nicht selbst wieder zur Ruhe kam, habe ich ihn erst zurechtgelegt (um ihm zu zeigen, dass alles seine Ordnung hat) und habe dann die Gute-Nacht-Leier angewandt. Ich bin immer nur einmal hineingegangen, um danach nur die Leier aufzusagen.

Die Leier hat sich bei beiden Jungs fest eingeprägt. Wir sagen sie immer noch jeden Abend beim Insbettbringen. Wenn ich mal ein wenig durcheinander bin und die Leier vergesse, rufen sie sofort: »Mama, du hast ja vergessen zu sagen: Gute Nacht, mein Kind und ...« Man kann also getrost sagen, dass die Werkzeuge auch lange Zeit nach der Kur funktionieren!

Hin und wieder frage ich mich, wie unsere Nächte aussehen würden, wenn wir bei Ludwig keine Kur durchgeführt hätten ... Ich mag es mir gar nicht vorstellen. Für uns war die DurchschlafKur viel mehr als nur nützlich. Sie war ausschlaggebend für eine sehr wichtige Entscheidung bei der Wahl unseres Lebensweges. Wir haben gewählt, die Welt der kleinen Kinder klein zu lassen, solange sie klein sind.

Es geschehen ja auch so ganz »große« Sachen in ihrem Leben. Ludwig ist zum Beispiel gerade vom Gitterbett in sein Juniorbett gewechselt. Ich kann hier erwähnen, dass er bisher noch niemals nachts aus dem Bett herausgeklettert ist (sein kleiner Bruder übrigens auch nicht).

Und im letzten Herbst wurde es für den jungen Herrn Ludwig Zeit, seinen Horizont zu erweitern! Er nimmt jetzt zwei Vormittage in der Woche an einem Kinderclub teil. Sie sind acht Kinder im Alter von dreieinhalb bis viereinhalb Jahren, die sich treffen und mit zwei Betreuerinnen basteln, spielen und eine Zwischenmahlzeit zusammen genießen. Ich finde die Gruppe perfekt, weil

- die Kinder 3 Jahre sein müssen, bevor sie teilnehmen können
- die Zeiten ausreichend lang sind
- alle in der Gruppe neu waren
- der Bedarf an Betreuung ausreichend gedeckt ist
- die Kosten nur 35 Euro pro Halbjahr betragen.

Und irgendwann in den allernächsten Tagen wird ein kleiner Bruder oder eine kleine Schwester in unsere Familie hineingeboren werden!

Pia Pojkmamma, diplomierte Kurleiterin, Finnland

Keine Unterstützung

Mein Mann ist der Meinung, dass wir Leo hochnehmen sollten, wenn er immer wieder schreit, ich dagegen knuffe und leiere und knuffe und leiere. Es fühlt sich alles so hoffnungslos an, wenn ich von ihm keine Unterstützung bekomme.

Anna:
Wie eine Mutter zu ihrem Mann sagte: »Du kannst ihn ja gerne hochnehmen, aber dann musst du dich in Zukunft um die Nächte kümmern, vielen Dank!« Und das wollte er dann doch nicht.

In den ersten beiden Nächten der Kur ist es sehr schön, wenn man sich ganz darauf konzentrieren kann, das Kind zur Ruhe zu bringen und das alte Schlafmangel-Muster zu unterbrechen, ohne dass man sich auch noch um das Jammern und das Misstrauen der Umgebung kümmern muss. Deshalb sollte man zusehen, dass man die Nächte allein mit dem Kind ist, so dass man in Ruhe arbeiten kann und nicht der ganzen Welt erklären muss, dass man in der Tat weiß, was man tut. Die Welt wird bald das Ergebnis deiner Arbeit sehen, und deine Arbeit wird ihnen dann – im Nachhinein ... – doch gefallen!

Die Wolfsstunde

Anne, fünf Monate, wird jeden Morgen um vier oder fünf Uhr wach. Ist es o.k., wenn ich ihr um diese Zeit die Flasche gebe und sie auch noch wickle? Danach schläft sie von selbst wieder gut ein und schläft weiter bis sieben Uhr, und dann stehen wir auf.

Anna:
Was passieren wird, ist leider *nicht*, dass sie dann schon bald von ganz allein, ganz plötzlich, ohne Mahlzeit bis sieben Uhr weiterschläft. Was dagegen geschehen wird, ist, dass sie nach dem Essen gar nicht mehr weiterschlafen will. Dann wirst du den Tag um vier Uhr anfangen oder doch noch die **DurchschlafKur** voll und ganz durchziehen.

Das Aufwachen während der Wolfsstunde zwischen vier und sechs Uhr morgens kann auch noch lange – mehrere Wochen – nach der Kur so weitergehen. Das Kind wacht auf und meint, es hätte ausgeschlafen (was es aber nicht hat), es spielt und brabbelt, erzählt und singt vielleicht – und wird schließlich zusammenbrechen, weil der Morgen »nie« kommt. Steht man dann mit Unterhaltung in Form von Flasche, Wickeln und/ oder der eigenen Nähe bereit, passiert ja auf jeden Fall etwas – also hat ein neuer Tag begonnen! Dies führt in der Regel dazu, dass die Nächte immer kürzer werden. Nimmt man ein kleines Kur-Kind auch nur eine halbe Stunde zu früh hoch, wird es – so sicher wie das Amen in der Kirche – am nächsten Morgen noch eine halbe Stunde früher sein, und bevor man kapiert, warum, ist man dorthin zurückgefallen, wo man angefangen hatte.

Es gilt also, immer die alles umfassende Botschaft im Kopf zu haben und sie dem Kind auch zu vermitteln: *Nachts passiert überhaupt nichts.*

Das Wichtigste ist, dass das Kind während der Wolfsstunde wieder einschläft, sei es auch nur für fünf Minuten. Wenn dieses Weiterschlafen erst einmal zustande kommt, wird das Kind die Kluft bald überbrücken und die Zeiten des Wachseins selbst verkürzen, um schließlich die ganze Wolfsstunde durchzuschlafen.

Es ist ein heikler Balanceakt. Auf der einen Seite muss man das Kind davon überzeugen, dass es angebracht ist, noch ein Weilchen weiterzuschlafen. Das Kind stellt ja letztendlich eine Frage, und Fragen müssen beantwortet werden. Auf der anderen Seite darf man das Kind nicht stören und ihm in keinster Weise Unterhaltung bieten. Nachts schlafen wir. Nachts passiert überhaupt nichts.

Man kann dem Übel vorbeugen, indem man sofort, wenn das Kind vergnügt und zufrieden aufwacht, ihm eine viermalige fröhliche Erinnerungsleier gibt, mit der man sowohl mitteilt als auch daran erinnert, dass es immer noch Nacht ist und dass das Kind schön (weiter)schlafen soll. In den übrigen Nachtstunden sollte man ja nicht eingreifen, wenn das Kind aufwacht und ein wenig vor sich hinbrabbelt, sondern die beruhigenden Maßnahmen einsetzen, wenn und falls das Kind wirklich um Hilfe bittet, aber während der Wolfsstunde kann man die Leier auch vorbeugend geben. Und das sollte dann auch ausreichen.

Sollte es entgegen allen Vermutungen doch zu einem verzweifelten

FAQs

Zusammenbruch kommen – und hier meine ich wirklich verzweifelt –, kann man, im äußersten Notfall, den Fächer als Krisenwerkzeug einsetzen. Man legt das Kind mit bestimmten Griffen zurecht, übt den Fächer schweigend aus, so lange, bis der kleine Körper schläfrig und entspannt ist. Dies tut man aber nur ein einziges Mal (gefolgt von der Gute-Nacht-Leier mit angehängter Bestätigung, während man hinausgeht und sich entfernt). Wenn man diesen einen handfesten Bescheid, der besagt, dass nachts geschlafen wird, gegeben hat, sollte man sich mit anderen Geräuschen und Beschäftigungen im Haus ablenken, so dass man das Horchen an der Türöffnung vermeidet und das Kind in Ruhe lässt.

Für das Kind bedeuten die Geräusche, die mit dem Kind nichts zu tun haben, dass jemand auf Geborgenheit bringende Weise vor der Tür wacht und den bösen Wolf in Schach hält. Das »Nachts wird geschlafen« gilt in der Welt des Kindes also nicht für die Wache selbst!

DurchschlafKur »light«

Ist die feste Routine tagsüber wirklich so wichtig? Unser kleiner Louis, vier Monate, »führt« uns. Ich bin zu Hause bei ihm und liebe es. Kann man die Kur nicht auf die Nacht beschränken?

Anna:
Das Schema macht alles kolossal viel leichter. Es scheint dir am Anfang vielleicht nicht so, da man glauben könnte, dass die strikten Zeiten das Leben eher komplizierter machen, anstatt es zu erleichtern. Aber wenn der Groschen auf der ganzen Linie gefallen ist, beim Kind wie auch bei dir selbst, wirst du merken, wie viel Zeit du für dich übrig hast und wie gut es dem Kind dabei geht, dass sein ganzer Tagesablauf vorausschaubar ist. Denn so ergeht es doch der ganzen Menschheit!

Das Kind wird letztendlich sein eigenes kleines Uhrwerk und wird überall und zu jeder Zeit zuverlässig funktionieren. Man kann wieder Pläne machen – nicht nur für die Tage, sondern auch für die eigenen Abende! – aus einer Bewegungsfreiheit heraus, die über Monate undenkbar gewesen ist. Man kann sich beispielsweise seinem Kind während der Zeiten des Wachseins von ganzem Herzen widmen, weil man genau weiß, wann und wie lange es danach schlafen wird, und alles wird so viel einfacher und angenehmer. Allein die Tatsache, dass das Kind mit gutem Appetit isst, macht das Leben schon unglaublich viel leichter.

Die feste Routine hat nicht nur eine praktische Bedeutung. Für das Kind bedeutet sie auch *Sicherheit*, die so unheimlich wichtig ist. Eine durchdachte und gute Routine am Tage ist die Voraussetzung für eine gute, zuverlässige Routine in der Nacht.

Ein krankes Kind trösten

Soll man das Kind auch dann nicht hochnehmen, wenn es krank ist oder zahnt?

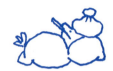

Anna:
Nichts wird besser davon, dass das Kind seinen Schlaf nicht bekommt.

Überlege, was dir selbst am besten gefällt, wenn du krank bist. Würdest du vor Fieber kochend in den Armen von jemandem anderen in seinem Bett – und nicht in deinem eigenen – liegen wollen? Würdest du aus deinem Bett geholt werden wollen, um mit einer Horde unruhiger Menschen auf der Couch sitzend zu kuscheln? Würdest du mitten in der Nacht essen wollen – oder fernsehen – oder dich mit anderen unterhalten? Vermutlich möchtest du dich am liebsten in aller Ruhe gesund schlafen können. Du wärst sicherlich dankbar, wenn jemand dir dein Bett neu bezieht, dein Zimmer lüftet und dir etwas zum Trinken bringt, aber im Übrigen glaube ich, dass du ganz einfach in Ruhe gelassen werden möchtest.

Hilf deinem Kind, damit es schlafen kann!

Ein unglückliches, krankes kleines Kind kann in seinem Bett getröstet werden. Man kann sich hinunterbeugen und es umarmen. Man kann ihm Wasser geben. Man kann ihm Kühlung bringen. Man kann es beruhigen. Richte dich beim Helfen nach den Bedürfnissen und Wünschen deines Kindes, nicht nach deinen eigenen. Tröste und beruhige das Kind, dort wo es liegt, im Bett – nicht außerhalb!

Für kleine Kinder, die gut und ausreichend viel schlafen, stellt das Zahnen überhaupt keine Belastung dar. Zähne zu bekommen heißt nicht, dass man krank wird und Fieber bekommt. Das ist ein Mythos.

Dagegen kann es ganz schrecklich jucken, und es tut dann gut, am Tage zwischen den Mahlzeiten auf einer zuckerfreien Vollkornbrotkruste herumknabbern zu dürfen!

Was machen wir falsch?

Am Anfang hat es so gut geklappt. Die Kur funktionierte ganz toll, Hertha (acht Monate) schlief jede Nacht immer mehr und immer besser. Aber jetzt nach der neunten Nacht scheint es, als wären wir dorthin zurückgefallen, wo wir angefangen haben. Sie wird wieder jede oder jede zweite Stunde wach und schreit, so dass wir knuffen müssen. Was machen wir falsch?

Anna:
Entweder geht es um einen Rückfall – ungefähr wie ein Mensch auf Diät, der fünf Kilo abnimmt, um dann eine ganze Torte in sich hineinzustopfen ... Es ist, als müssten die kleinen Kinder noch ein allerletztes Mal in das Vergangene hinabtauchen, bevor sie sich für immer von dem Elend verabschieden können und in einem neuen und besseren Leben ihre Ruhe finden. Der Rückfall ist in der Regel in einer (schrecklichen) Nacht überstanden, wenn nur die lieben Eltern die Ruhe bewahren, den Werkzeugkasten durchforsten und *die Haltung der Selbstverständlichkeit* weiter stärken.

Oder ihr seid irgendwo hängen geblieben. Ihr gebt unendlich viele Male Bescheid, obwohl sie sehr wohl weiß, was jetzt Gültigkeit hat. Ihr müsst einsehen, dass ihr sie mit jedem unnötigen Eingriff *stört*, und die allermeisten Eingriffe – um nicht zu sagen alle – sind in dieser Phase nicht nur unnötig, sondern direkt störend. Habt ein bisschen mehr Vertrauen in sie! Und ein bisschen mehr Vertrauen in euch selbst!

Kein Knuffen mehr. Damit solltet ihr schon längst aufgehört haben. Den Fächer könnt ihr noch bei einer Totalkrise anwenden, wenn sie ewig lange wach bleibt und ihr dies beenden müsst; das Schreien aber solltet ihr nun schon mit der Leier beenden können. Etwas mehr Druck dahinter, bitte schön!

Ihre verwirrten Fragen – die unglückliche Verwirrung kommt postwendend zurück, wenn ihr damit anfangt, die Kleine mit eurer eigenen

Unruhe zu bombardieren, was ihr in der Tat gerade macht – müssen Geborgenheit bringend beantwortet werden, in Form von einer Punkt setzenden »Peng!-Leier«, die ihr ohne jegliche Fragezeichen von eurer Seite vermittelt, dass sie ruhig schlafen kann. *Nachts passiert überhaupt nichts. Der böse Wolf kommt nicht. Eine andere Form der Unterhaltung gibt es auch nicht. Also Schluss damit!* Der Verkehr ins Zimmer – d. h. auch der Einsatz deiner Leier – wird auf ein absolutes Minimum begrenzt.

Lasst die Ruhe zu. Bedenkt, dass es für kleine Kinder schrecklich anstrengend ist, immer im Mittelpunkt des überkonzentrierten Interesses ihrer Eltern zu stehen. Es ist, als wenn du im Restaurant bist und eine fantastische Gourmetmahlzeit genießt, während jemand, der selber nicht am Essen teilnimmt, auf der anderen Seite des Tisches sitzt und dich besorgt beobachtet: »Schmeckt es dir? Ist das Steak zu blutig? Zu durchgebraten? Zu kalt? Zu warm? Hättest du lieber etwas anderes gehabt? Und wie ist die Sauce? Sind die Kartoffeln gut? Hättest du lieber Kartoffelbrei gehabt? Möchtest du Preiselbeeren dazu? Wie ist der Salat? Verträgst du die Zwiebeln auch wirklich? Was ist, wenn du keine Zwiebeln verträgst? Bist du ganz sicher, dass du Zwiebeln verträgst? Mein Gott, jetzt mache ich mir aber Sorgen, vielleicht verträgst du sie gar nicht! Bist du jetzt satt? Möchtest du mehr haben? Magst du gar nichts mehr? War es zu wenig? Hast du ein komisches Gefühl im Bauch? Möchtest du zur Toilette gehen? Und wie ist der Wein? Zu trocken? Zu kalt? Zu warm? Schmeckt er dir? Hättest du lieber einen anderen Wein gehabt? Soll ich nach einem anderen Wein fragen? Magst du hier nicht mehr sein? Möchtest du vielleicht lieber woanders hingehen? Sollen wir in ein anderes Restaurant gehen? Wir können doch in ein anderes Restaurant gehen! Wollen wir jetzt in ein anderes Restaurant gehen?« Zum Schluss würdest du einfach nur noch in den Raum schreien: »Mensch, GEH! Lass mich in Ruhe essen!«

Das Kind möchte auch in Ruhe schlafen können. Ihr müsst einsehen, dass nicht nur die kleine Hertha Klarheit finden muss. Ihr auch, und ihr müsst *vorangehen*. Ihr müsst euch zurückziehen. Verjagt die bösen Wölfe, die ihr bis zu ihrem Bett vorgelassen habt. Nehmt sie mit und erschießt sie! Übt euch darin, dem Kind mehr Vertrauen und Respekt zu zeigen. Lasst zu, dass sie ihren Gourmetschlaf genießen kann, und haltet nach draußen hin Wache, schaut von ihr *weg*! Eure Aufgabe ist es, den Schlaf des Kindes zu *sichern*, nicht ihn zu stören.

FAQs

Er steht im Bett

Ich schaffe es nicht einmal aus dem Zimmer hinaus, bevor Alexander, zehn Monate, sich im Gitterbett hinstellt und brüllt und schreit. Egal wie oft ich ihn wieder hinlege, es bringt nichts. Er ist genauso schnell wieder auf den Beinen.

Anna:
Wenn dein kleiner Liebling sich hinstellt – dann lass ihn stehen! Horch wie immer. Ist der Kleine wütend, sauer, protestiert er – egal, da kannst du sowieso nichts gegen machen! Es ist nicht verboten, sich hinzustellen, besonders nicht, wenn man es schon selbst schafft, sich wieder hinzulegen (und das schafft man, wenn kein anderer es für einen macht). Und es ist auch nicht verboten, zu reagieren; ganz im Gegenteil, daran wollen wir niemanden hindern. Ein wütendes Kind darf seine Wut mit heftigem Fluchen herauslassen.

Aber es ist verboten, richtig, richtig traurig zu werden. Dann bittet das Kind um Hilfe, und *erst dann* wird es deine Hilfe annehmen können.

Er wird also nur zurechtgelegt, wenn er wirklich traurig wird – vorher nicht, du sagst deine Gute-Nacht-Leier auf dem Weg hinaus und draußen ziehst du sie mit der Bestätigung zusammen und bekommst so das letzte Wort.

Ein kleines Kind, das wirklich um Hilfe gebeten hat, wird auch liegen bleiben.

Zu viel gemacht

Mein Mann hat die ersten beiden Nächte übernommen, und heute Abend war ich dran. Ich hatte das Knuffen bis zur Vollkommenheit geübt und habe es selbstverständlich auch bei Thomas, fünf Monate, angewandt, als ich ihn im Bett zurechtgelegt hatte. »Was machst du da?«, zischte mein Mann. »Er schreit doch gar nicht!« Daran hatte ich nicht gedacht ...

Anna:
Ja, hier gilt es, auch in der Kurve mitzuhalten! Die DurchschlafKur ist ein Prozess, und der kleine Thomas hat schon ein kleines Stück des Weges zum Genuss zurückgelegt! Sonst passiert dir der häufigste Fehler: dass du »hängen bleibst«. Tu das nicht! Wenn das Kind schreit, soll es sich für euch beide so anfühlen, als schreie das Kind dich von sich weg und nicht zu sich hin. Du kommst vielleicht ins Zimmer – wenn du es als vollkommen und extrem notwendig ansiehst –, aber nur um so schnell wie nur möglich wieder zu gehen. Jedesmal, wenn du beim Kind stehst und dort hängen bleibst, steckt der böse Wolf seine sabbernden Lefzen durch die Türöffnung. Und du stellst eine Bedrohung für die allgemeine Sicherheit dar. Vergiss das nicht!

Du sollst den bösen Wolf zwischen der (abgeschlossenen) Haustür und dem Kind in Schach halten, ganz banal ausgedrückt: außerhalb des Kinderzimmers, nicht dort drinnen – wo ihr dem bösen Wolf ja dann zum Opfer fallen könntet, »glaubt« das Kind. Wenn niemand Wache hält, was wird dann passieren? Und du bist doch diejenige, die dem Kind das Überleben garantiert!

Im Erwachsenenbett

Wir haben ein eigenes Zimmer für Emily, zwei Jahre, eingerichtet. Können wir die Kur mit ihr in einem normalen Erwachsenenbett durchführen?

Anna:
Behaltet das Gitterbett (oder führt es wieder ein)! Zweijährige sind noch zu klein, um in einem Meer von einem Bett zu liegen. Sie stehen daraus auf, nicht so sehr, weil sie sich nach ihren liebevollen Erzeugern sehnen, sondern weil das offene Bett zum Aufstehen einlädt und somit nicht besonders gemütlich wirkt.

Gebt dem Kind sein liebes, altes Bett wieder, denn es war sozusagen sein »Zimmer«! Wartet bis nach dem Trotzalter (3,5–4 Jahre) mit dem Riesenbett.

FAQs

Nachtschleicher

Wie um alles in der Welt soll ich bei Johannes, fünf Jahre, die Kur durchführen, wenn er doch nichts anderes macht, als immer wieder aufzustehen, um mitzubekommen, was im Hause so läuft? Wenn wir nachts wach werden, finden wir ihn in unserem Bett oder auf der Couch, vorm Fernseher (!), aber niemals in seinem eigenen Bett.

Anna:
Leuten im Alter von drei, vier, fünf und sechs Jahren wird es nicht erlaubt, aus dem Bett aufzustehen. Sie dürfen gerne dort im Dunkeln liegen und sich langweilen, aber sie dürfen nicht aufstehen. Entfernt alle Spielsachen und auch alle Lampen, die vom Bett aus erreichbar sind. Keine Unterhaltung hier! Und ruhig muss es sein – während der Kur des kleinen Nachtschleichers!

Johannes wird rechtzeitig für eine zwölfstündige Nacht ins Bett gebracht (vergesst das Gute-Nacht-Lachen nicht!), der Fächer wird in seiner Lieblingsschlafposition ausgeübt. Du gibst ihm einen festen Druck und gehst dann mit einer freundlichen, aber bestimmten Gute-Nacht-Leier (vier Mal wiederholt) hinaus. Setz dich von ihm abgewandt auf einen Stuhl neben der Tür, so dass das Kind dich gut und immer sehen kann. Beschäftige dich intensiv mit etwas, das mit dem Kind *nichts* zu tun hat – lies ein Buch, schreib einen Brief, mach Handarbeiten, ja, mach irgend etwas, das anscheinend deine volle Aufmerksamkeit verlangt. Schau nicht in die Richtung des Kindes. Aber horch! Die kleinste Bewegung von der Matratze her bedeutet, dass du eine strenge, Punkt setzende Leier gibst. Schafft der Kleine es, aus dem Bett zu kommen, schafft er es auf keinen Fall aus dem Zimmer hinaus. Schnapp dir sofort den kleinen Optimisten, führ ihn zurück zum Bett, lass ihn selbst hineinkrabbeln, wieder einen Fächer und hinaus mit deiner Leier. Setz dich sofort wieder hin und nimm deine Arbeit wieder auf. Hin und wieder verlässt du deinen Platz, aber deine Ohren bleiben da, wenn du verstehst, was ich meine!

Die ganze erste Nacht – am besten zwei – bleibst du auf deinem Posten. (Schlaf *nicht* auf einer Matratze vor der Tür. Das wäre Unterhaltung vom Feinsten.)

Und lass dich auf keine Diskussion ein, egal welcher Art. Hier zählt nur die Gute-Nacht-Leier und nur sie – als Antwort auf *alles*.

Rechne mit einer Kur von drei bis vier Nächten für deinen kleinen Nachtschleicher. Kommt der Kleine dann doch irgendwann in der Nacht angeschlichen, nachdem ihr ins Bett gegangen seid und schlaft, hüpfst du sofort aus deinem Bett, bevor dein kleiner Liebling hineinschlüpfen kann, und führst ihn, wach und bei vollem Bewusstsein, zurück zu seinem Bett und lässt ihn selbst hineinhuschen. Kein Kommentar. Warte nur sachlich ab, bis er sich wieder hingelegt hat, wie es sich gehört. Dann gehst du sofort wieder und schließt mit der Leier ab.

Hast du Angst (zu Recht, wie es scheint), dass du ihn nicht hören wirst, wenn du nicht mehr Wache hältst, sondern selber schläfst, gibt es eine Technik, die eine souveräne Hilfe darstellt – sogar für echte Schlafwandler: ein drahtloser Infrarot-Bewegungsmelder. Installiere einen solchen Bewegungsmelder ein Stückchen von seinem Bett entfernt! Er meldet euch allen, inklusive dem Nachtschleicher selbst, dass er wieder unterwegs ist. Und es sollte dann sofort wie oben beschrieben eingegriffen werden.

Stell für alle Fälle einen Topf neben das Bett, vor den Bewegungsmelder, und lass eventuell ein kleines Licht auf dem Flur brennen, außerhalb der Tür, die angelehnt bleiben darf.

Hysterisch

Was ist der Unterschied zwischen deiner Methode und der 5-Minuten-Schrei-Methode? Unsere kleine Catherine hat bisher immer die Brust bekommen, sobald sie einen Ton von sich gab. Jetzt hatten wir uns vorgenommen, die Kur durchzuführen und sie zu knuffen, aber sie fing dabei ganz hysterisch an zu schreien!

Anna:
Viele Säuglingseltern haben genau wie du ihr Kind im Prinzip niemals schreien gehört. Sie haben die Brust/den Schnuller sofort hineinge-

stopft, sobald das Kind den Mund aufmachte. Deshalb glauben sie, dass das Schreien, das entweder als eine Frage oder als eine Reaktion (es gibt Hunderte von Variationen) betrachtet werden sollte, dasselbe wie Hysterie ist. Das ist nicht der Fall. Ein hysterisches Kind schreit, bis es sich übergeben muss oder in Ohnmacht fällt oder beides.

Fragen in Form von Geschrei (und wie sollte das Kind sie anders formulieren?) sind keine Hysterie. Es sind Fragen, die *für das Kind zufriedenstellende* Antworten verlangen. Und man gibt nicht auf, bevor es einem gelingt, eine Antwort zu geben. An der letztendlichen Reaktion der Erleichterung beim Kind kann man die Richtigkeit der Antwort, die man gegeben hat, ablesen.

Ich glaube also nicht, dass die kleine Catherine hysterisch wurde, und man sollte sich davor in Acht nehmen, das Wort Hysterie zu missbrauchen – es bezeichnet einen für kleine Kinder (wie für uns alle) vollkommen unerträglichen Sinneszustand.

Der Unterschied zwischen der 5-Minuten-Schrei-Methode, bei der man sich als Erwachsene/r passiv verhält, außer dass man sich alle fünf Minuten zeigt, und der DurchschlafKur, bei der man mit Worten und Handlungen das Kind beruhigt, sieht in aller Kürze so aus:
- Bei der DurchschlafKur nimmt man als Erwachsene/r die ganze Verantwortung für den guten Schlaf des Kindes auf sich.
- Bei der 5-Minuten-Schrei-Methode liegt die Verantwortung für das Einschlafen und das Schlafen beim Kind.

Die Reaktion auf den rückgratlosen Betrug der 5-Minuten-Schrei-Methode – wenn ich es so nennen darf – ist nicht selten genau die (echte) Hysterie.

Unbequeme Kleidung

Die Kur funktioniert ausgezeichnet, aber ich habe ein Problem mit den Schlafphasen außer Haus. Alfred, sechs Monate, will jetzt auch im Kinderwagen auf dem Bauch schlafen. Aber er liegt dann nicht so gut in seinem dicken Anzug, glaube ich. Es wird einfach zu eng. Versuche ich aber, ihn auf den Rücken zu legen, protestiert er und biegt den ganzen kleinen Körper nach oben.

Anna:
Dicke Schneeanzüge sind einfach nicht bequem für kleine Leute, die draußen schlafen. Umdenken könnte helfen. Überleg, wie du dich selbst zum Schlafen auf einer Parkbank hinlegen würdest. Sicherlich eine warme Unterlage und eine warme Zudecke, aber vielleicht nicht gerade mit dicken Schneehosen und einer wattierten Daunenjacke? Trockene, dünne Kleidung in mehreren Lagen wäre genau das Richtige, oder? In diesen von der Mode geprägten Zeiten kann man leicht vergessen, dass die Kleidung für das Kind da ist und nicht umgekehrt!

Vorher hat es besser geklappt

Wir sind mit unserer kleinen Eva, zehn Monate, beim dritten Tag der Kur angelangt. Bevor wir das Schema aufstellten und mit der Kur anfingen, hat sie immer ganz traumhaft ihren Mittagsschlaf gemacht. Und nun haben wir gerade dann die allergrößten Probleme! Sie weigert sich, zu schlafen. Wir wissen nicht, was wir davon halten sollen.

Anna:
Schaut nicht nach hinten. Schielt nicht auf das, was vorher funktionierte und es jetzt nicht mehr tut, sondern richtet euren Blick auf das, was jetzt allmählich Form annimmt und was vorher vollkommen trostlos erschien! Denkt daran, dass ihr überhaupt nichts auswerten könnt, bevor ihr die ganze Kur mit dazugehöriger Folgewoche durchgeführt habt.

Kleine Kinder tun nicht »in der Regel« so oder so. Sie tun das, was wir ihnen beibringen. Sie haben ihre eigene Persönlichkeit und einen gewissen Rhythmus, aber sie werden nicht mit Gewohnheiten und fertigen Verhaltensmustern geboren. Es sind ausschließlich wir Erwachsene, die Gewohnheiten – gute wie schlechte – einführen und bestimmen, und das Kind glaubt, dass es so sein soll. Es folgt uns in dem Glauben, dass wir wissen, was wir tun, da wir ja nachweislich in dieser Welt zurechtkommen. Wir überleben, und die Kinder wundern sich, wie.

Denkt also nicht in Ausdrücken wie »es weigert sich« oder »es will nicht« und schon gar nicht »es will«. Eure Aufgabe ist es, ein Muster zu durchbrechen, das für euch alle unhaltbar geworden ist und das Kind

FAQs

vollkommen erschöpft hat. Und genauso einfach, wie es war, dem Kind ein überaus elendiges Muster beizubringen, genauso einfach wird es sein, ein ganz neues einzuführen. Es erfordert aber, dass ihr dem Kind die Zeit gebt, die es braucht, bis alle Groschen auf der ganzen Linie gefallen sind. Vier Tage plus eine Folgewoche sind nicht viel verglichen mit vielleicht neun Monaten, oder?!

Wiederholung der Kur

Ich muss ein Geständnis machen. Langsam, aber sicher haben wir zugelassen, dass Gabriels guter Schlaf futsch gegangen ist. Er ist jetzt zehn Monate alt. Du hast sicherlich schon mal von dem Phänomen gehört – es fängt in etwa so an: »Es war wohl nicht so schlimm, dass er heute Abend beim Flaschetrinken eingeschlafen ist, oder?«, und endet nach vielen Monaten allmählichen Abgewöhnens vom 12-Stunden-Schlaf damit, dass man – wie wir letzte Nacht – aufstehen muss, um das Gitterbett mindestens 15 Mal (ja, ich hasse mich selbst dafür) »hin- und herzufahren« und das Kind schläft trotzdem nicht! Und ich übertreibe hier wirklich nicht.
Natürlich sind wir zu der Einsicht gekommen, dass wir dies nun ein für alle Mal in den Griff bekommen müssen, aber dazu brauche ich deine Hilfe. Außerdem ist er ziemlich verschnupft, der kleine Bursche, dann ist es vielleicht gar keine gute Idee? (Aber was ist die Alternative?)
Und da er zu diesem Zeitpunkt alles, was mit dem 12-Stunden-Schlaf zusammenhängt, »vergessen« hat und sicherlich fuchsteufelswild werden wird, habe ich das Gefühl, dass ich genau wissen muss, was ich TUN muss, ganz im Ernst, falls er sich übergeben muss oder gar in Ohnmacht fällt? Und da wir nun in einer Art Gitterbett-Bewegen hängen geblieben sind, müssen wir wohl ganz und gar damit aufhören, oder? Und nur noch die Leier anwenden?

Anna:
Es ist wirklich nicht das erste Mal, dass ich ein solches Geständnis bekomme! Ich werde sowohl erstaunt und traurig als auch wütend, wenn die Leute sich nicht fortwährend um den guten und schönen Schlaf kümmern – aber vielleicht war es auch nur zu einfach, ihn einzuführen?!

Aber ich verstehe euch. Es gibt so viel, das man erst begreifen muss – zum Beispiel, dass kleine Kinder wachsen, dass sie nicht für immer Neugeborene bleiben (und auch nicht für immer Kur-Kinder bleiben); dass man in regelmäßigen Abständen Verschiedenes neu einrichten muss, genauso wie man mit der Zeit ja auch das Schema, das Menü, die Kleidung und alles Mögliche den Bedürfnissen des Kindes anpasst. Man muss ganz einfach einen Schritt voraus sein. Wo wird dies und jenes uns hinführen?

Dass du nun erst im Nachhinein alles begriffen hast, wird dich dazu veranlassen, in Zukunft vorauszudenken, und es ist der kleine Gabriel, der dich dazu bringt. Dank ihm dafür! Dieses Talent wird dir seine ganze Kindheit hindurch von Nutzen sein!

Und ihr fahrt ihn also im Gitterbett? Das kann nicht besonders effektiv sein. Hört sofort damit auf; ihr seid ja sowieso dabei hängen geblieben, also: Schluss damit. Fangt an, an das *Hinaus* zu denken, nicht an das Hinein. Und dann wollt ihr auch noch mit dem Knuffen anfangen?

Entscheidet euch für das, was ihr machen wollt! Ich würde ihn zurechtlegen – freundlich, aber bestimmt – und dann knuffen und so weitermachen, wie die DurchschlafKur im Leitfaden beschrieben steht. Wenn er geknufft wird, kann er sich nicht bis zur Hysterie festschreien – das geht irgendwie nicht, wenn man eine einigermaßen effektive Technik hat. Das Erbrechen und die Ohnmacht streichen wir also ganz und gar aus dem Protokoll!

Eventuell würde ich ihn so einschätzen, dass er weiß, was Gültigkeit hat, und ich würde mich dann nach dem Zurechtlegen an den Fächer halten – d. h. ein statischer, stetiger Druck direkt von oben, so lange, bis sein ganzer kleiner Körper sich entspannt und schläfrig wird. Abschließend einen kleinen Extradruck und dann leiernd hinaus. Ich würde nicht davor zurückschrecken, mit dem Fächer zehn Minuten lang dazustehen, falls es am Anfang nötig werden sollte, damit er sich ganz sicher richtig beruhigt und still wird. Wenn ich danach wegginge und mit meiner Leier anfinge, würde er vielleicht trotzdem noch richtig wütend werden – und dann ist das eben so. Ja, schau dir den *Leitfaden* an!

Wenn er sich in dem Zusammenhang doch so sehr hineinsteigern würde, dass ich das Gefühl bekäme, es wird jetzt ernsthaft ungemütlich, würde ich mit großer Bestimmtheit hineinstürmen und das Zurechtlegen und den Fächer wiederholen und dabei nicht besonders angenehm, sondern sehr deutlich und noch bestimmter als sonst, aber auf keinen Fall wütend oder unfreundlich auftreten. Und jetzt würde ich keine zehn Minuten bleiben, sondern vielleicht höchstens zwei. Und dann würde ich leiernd hinausgehen und meine Leier mit der Bestätigung verbinden, während ich mich von der Tür entferne.

Sollte er sich darauf – nach meinem aufmerksamen Abwarten – richtig traurig und müde anhören und sich bei der Erinnerungsleier nicht beruhigen und leiser werden, sondern wirklich um Hilfe bitten, würde er sie auch bekommen – alles noch einmal, aber ein kleines bisschen weicher, obwohl immer noch nicht angenehm oder tröstend, sondern freundlich und mit einer *Geborgenheit bringenden* Bestimmtheit.

Ich würde hier mit zwei harten Nächten mit etlichen – aber immer kürzeren und selteneren – Einsätzen rechnen. Und verstärke deine Leier, so dass du ihn auch wirklich erreichst, ohne Fragezeichen und mit fast langweiliger Bestimmtheit. Es muss meilenweit herauszuhören sein, dass du / die Leier / der Schlaf *nicht* diskutierbar sind. Psychologisch musst du dich darauf einstellen, dass du das Kind wie auch dich selbst wieder zur Ordnung zurückführen musst. Und da es die Ordnung ja in der Tat schon gegeben hat, gehe ich davon aus, dass die wiederholte Kur sie schon bald wiederherstellen wird und dass die DurchschlafKur also diesmal etwas kürzer ausfallen wird.

Den Schnupfen kannst du getrost vergessen. Eine Erkältung wird nicht davon besser, dass das Kind nicht seinen Schlaf bekommt.

Fortsetzung

Als wir die Kur vor mehr als vier Monaten durchgeführt haben (und dann doch allmählich rückfällig wurden), fühlte sich alles so toll an. Aber nach einer Weile, als wir uns an das Tolle gewöhnt hatten und der Rückfall kam, schien es so einfach, ein paar kleine »falsche Antworten« zu geben, wenn Gabriel fragte – ein bisschen Wackeln mit dem Bett hat ja erst mal gereicht, damit er wieder weiterschlief ... Aber wir hätten wohl nur die Leier einsetzen dürfen und im schlimmsten Fall bis zu einer Stunde(?) mit Geschrei durchhalten sollen. Doch in dem Moment schien das der schwierigste Weg zu sein, auf kurze Sicht natürlich.

Anna:
Kurzsichtige Lösungen funktionieren ein Mal. Aber dann beim zweiten oder dritten Mal nicht mehr. Das Kind macht es dir eventuell überaus deutlich: Nimmt man das kleine Kind an einem Morgen auch nur eine halbe Stunde zu früh hoch, wird es am nächsten Morgen nochmals fast auf die Sekunde genau eine halbe Stunde früher aufwachen, und schwupp!, ist man wieder da, wo man angefangen hatte. Es dauert nur wenige Nächte. Ihr werdet es schon wieder hinbekommen! Aber eure Erwartung darf nicht sein, dass er schreien wird, sondern dass er (Achtung!) schlafen *darf*.

Fortsetzung
Heute Abend legen wir los. Wir werden uns mit Kaffee und Milchbrötchen eindecken, damit wir etwas haben, wenn die dunkle Nacht sich am schwierigsten anfühlt. Es wird richtig gemütlich werden, ha! Denn so einen Tag wie heute möchte ich nicht noch einmal erleben – Hoffnungslosigkeit, Ohnmacht und Verzweiflung sind nur die Vornamen ...
Was kann man tun oder denken, um immer einen Schritt voraus zu sein? Muss man sich beispielsweise einfach darauf einstellen, dass er beim Insbettbringen schreien wird? (Ja, so muss es wohl sein, oder?) Dass er zurzeit SEHR anhänglich und nur ungern allein ist, spielt das eine Rolle für eine Durchführung der Kur zum jetzigen Zeitpunkt?

Anna:
Jetzt muss ich aber doch ein bisschen schimpfen. Du gehst davon aus, dass er schreien wird. Warum tust du das? Deine und eure Aufgabe ist es, ihn zu beruhigen – dafür sind die Kur-Werkzeuge da! Er soll überhaupt nicht schreien! Das tut er vielleicht trotzdem, aber nicht so, wie du meinst – nicht so, dass er einem leidtun muss. Er *stellt Fragen!* Beziehungsweise reagiert auf Antworten.

Dass er nun nicht mehr so fröhlich ist, beruht erstens auf der ungemütlichen Gesellschaft von Wölfen (eure Unruhe, eure Unsicherheit, eure zweideutigen Botschaften) und zweitens auf seinem Schlafmangel. Sein Mangel an Schlaf ist mindestens genauso ernsthaft wie deiner bzw. eurer. Aber das alles wird vorübergehen, sobald er in sich selbst *Geborgenheit* verspürt und sich traut, nachts in aller Ruhe zu schlafen. Ihr habt ihm hier also einen riesigen Bärendienst erwiesen ... oder Wolfsdienst, könnte man fast sagen. Hinaus mit den Unruhewölfen, als Allererstes!

Fortsetzung
Wie es scheint, hast du mit deiner Theorie, dass Gabriel schon längst weiß, was Gültigkeit hat, Recht. Wir lachten ein letztes Mal schön zusammen, bevor wir ihn um 20.02 Uhr ins Bett brachten, er stellte beharrlich Fragen bis um 20.28 Uhr – wir mussten in dieser Zeit aber nur zwei Mal die Leier aufsagen, und das war gegen Ende, als ich dann auch schon die Bestätigung hinzufügte. Um 20.29 Uhr bekam er die letzte Bestätigung mit ins Land der Träume, und er schläft jetzt immer noch (21.04 Uhr). Um diese Zeit hätten wir das Bett normalerweise schon zwei- und drei Mal geschaukelt.

Anna:
Sehr gut! Jetzt möchte ich nur noch von euch hören, dass ihr euch die Haltung der Selbstverständlichkeit, die zur leitenden Rolle gehört, auch wirklich fest einverleibt habt, so dass ihr nicht auf die Idee kommen werdet, zu glauben, dass der kleine Gabriel sich nicht in eurem Namen um die Kur, den Schlaf, die Entscheidungen, die Antworten, den Bescheid, die Nächte, die Routine, das Leben selbst kümmern wird, hm!

Fortsetzung
Hier muss ich mich ein kleines bisschen verteidigen! Ich habe sehr wohl verstanden, was die DurchschlafKur beinhaltet. Was mir die größten Sorgen bereitete – wenn ich es so ausdrücken darf –, war ja die Tatsache, dass wir beim letzten Mal bei allem hängen geblieben sind. Erst beim Wiegen, dann beim Knuffen und letztendlich auch beim Leiern – ja, wir blieben überall hängen, immer wieder! Egal, was wir auch versucht haben. Und dieses Wissen – dass ich abrupt mit diesem übertriebenen Einsatz von Werkzeugen aufhören muss – hat mir Angst gemacht. Ich dachte: »Was habe ich dann noch übrig?«

Aber ich habe eingesehen, dass ich dann genau die DurchschlafKur übrig habe! Genau so, wie sie sein soll. Keine Halbheiten, kein Vielleicht und kein Wenn und Aber ... sondern nur die Kur, durch und durch, wie du sie beschrieben hast! Ich schäme mich, wenn ich erkennen muss, dass wir vorher in der Tat die Kur beispielsweise ohne das Gute-Nacht-Lachen eingeführt haben. Keine Ahnung, was wir uns dabei gedacht hatten ...

Anna:
Euer Sohn reagierte bei der ersten Kur so offensichtlich erleichtert und positiv, dass ihr euch nicht besonders anstrengen musstet (wenn überhaupt, möchte ich fast sagen). Vielleicht hat die Leier nie die ganze Arbeit des Beruhigens übernommen, wie sie es eigentlich sollte – so dass sie allein ausreicht, um den bedingten Reflex auszulösen, der das Kind dazu bringt, wieder einzuschlafen oder zumindest sich schön hinzulegen. Später habt ihr angefangen, immer öfter hineinzugehen – was man ja erst machen sollte, wenn das Kind zehn Minuten geschlafen hat, wenn man schauen möchte, ob es richtig liegt. Mit eurem Hinein und Hinaus habt ihr ihn gestört, und schon bald hat eurer Rennen bei ihm Unruhe ausgelöst. Und damit habt ihr den bösen Wolf wieder ins Spiel gebracht. Es ist wie mit dem Wachposten im Feld – er muss seinen Blick nach außen richten, in die Ferne, gegen den Horizont, um eventuelle Gefahren zu entdecken; er soll nicht zwischen den Kollegen umhertapsen, die in aller Ruhe schlafen oder zumindest versuchen, ein wenig Schlaf zu bekommen, und er soll sie auch nicht beunruhigt beobachten, denn sie sollen ja ruhig und friedlich schlafen können, gerade weil *er* Wache hält!

Hat man nicht begriffen, *warum* die **DurchschlafKur** funktioniert, wird man leicht ein Opfer des Zweifels, wenn man versuchen muss, sie in die Praxis umzusetzen.

Fortsetzung
Ich muss dir nur schnell berichten, dass er jetzt – um 7.45 Uhr morgens – immer noch schön schläft! Es wird keine Probleme geben, das spüre ich. Zwar wurde er zehn Mal vor Mitternacht wach und war stinksauer, aber seitdem nicht mehr! Und die längste Runde dauerte zwölf Minuten. Das war es dann schon. Und er »forderte« nicht einmal eine einzige Leier, nachdem er dann wieder eingeschlafen war! Die Frage ist, wie sie einen bedingten Reflex auslösen soll, wenn wir nie dazu kommen, sie anzuwenden? Er bekommt es ja schließlich doch allein hin!
Ja, heute bin ich glücklich, richtig glücklich, und ich glaube, dass Gabriel es auch sein wird, wenn er um 8.00 Uhr von Papa geweckt wird!

Anna:
Toll gemacht! Und gar keinen Ärger mit der Wolfsstunde – dann wird

alles schon sehr bald glatt laufen, wenn das vormitternächtliche Schimpfen allmählich abnimmt, sicherlich schon heute Nacht. Versuch trotzdem, mit deiner Leier das letzte und bestätigende Wort zu bekommen, so dass sie ihn in den Schlaf begleitet. (D.h. jedes Mal, wenn er aufgewacht ist und in Form von Geschrei Fragen gestellt hat – aber nicht, wenn er aufgewacht ist und nur ein wenig vor sich hingebrabbelt hat, um dann von selbst wieder einzuschlafen.)

Fortsetzung
Die letzte Nacht verlief super! Er stellte acht Minuten lang Fragen, nachdem er ins Bett gebracht worden war, danach wachte er zwei Mal nach jeweils einer Stunde auf, war beide Male nur etwa eine Minute wach und schlief dann durch, bis wir ihn heute Morgen weckten!
Aber: Beim ersten Schläfchen am Tage schrie er wieder acht Minuten, danach schlief er 35 Minuten, und dann mussten wir hin und wieder leiern und auch einmal zurechtlegen, denn er war recht sauer/traurig, bis wir ihn eine Viertelstunde – den erlaubten Spielraum –, bevor sein Schläfchen zu Ende war, hochnahmen. Er sollte anderthalb Stunden schlafen. Davon »weinte« er etwa 45 Minuten ... und jetzt, eine Stunde und 15 Minuten später, ist er total müde. Und dann kommt noch die dicke Erkältung dazu. Du kannst dir vielleicht denken, wie er gerade drauf ist? Und er soll erst in drei Stunden wieder schlafen ... Ich weiß, dass wir bei der ersten Kur auch Schwierigkeiten mit den Schlafphasen am Tage hatten, wenn er zu früh aufwachte. Deshalb hatten wir damit angefangen, das 45-Minuten-Nickerchen und die anderthalbstündige Schlafphase zu tauschen, wenn es sich gerade so ergab. Die Schlafmenge stimmte somit immer noch. Aber es war wohl ein Fehler, uns nicht an die Zeiten zu halten?

Anna:
Herrlich! Was für eine tolle Nacht! Dickes Lob an euch!
  Aber jetzt müsst ihr die Kur auch tagsüber nach allen Regeln der Kunst durchführen. Alles hängt zusammen. Das beschriebene Kompensationsdenken ist verräterisch. Es sieht in dem Moment vielleicht einfach und gut aus, aber es führt unweigerlich zu Verwirrungen. Haltet euch also an die festgelegten Zeiten! Habt immer das Schema klar vor Augen, gebt ihm die Voraussetzungen und geht davon aus, dass er

sie (letztendlich) nutzen wird! Und vergesst nicht, dass man bei einer Krise immer ein Nickerchen von (genau) fünf Minuten erlauben kann, auf Initiative des Kindes, ohne dass es am Schema rüttelt.

Fortsetzung
Im Großen und Ganzen läuft es gut. Beim abendlichen Hinlegen fragt er noch seine acht Minuten. Schwieriger ist es am Tage. Es kann bis zu 20 Minuten dauern, bis er schläft. Aber er schläft zumindest von selbst ein! Darüber freue ich mich. Und wir brauchen kaum leiern – dabei ist er meistens wütend, nie richtig traurig.
Dagegen fällt es mir sehr schwer, den kleinen, humorlosen Rowdy zum Lachen zu bringen. Er ist ja nicht einmal kitzlig! Er fängt wütend an zu heulen, sobald wir ins Zimmer kommen und er begreift, dass es Zeit zum Schlafen ist. So sollte es aber doch nicht sein, denke ich. Was meinst du?

Anna:
Gut, dass er wütend ist. Das darf man sein. Ich rate dir, nur noch die Leier anzuwenden! Deine Gute-Nacht-Leier wird dein wichtigster Freund im Alltag, ein Begleiter auf lange Zeit. Schaff sie also nicht ab! Schick deine Bestätigung mit ihm in den Schlaf, egal wie sauer er erst einmal wird! Das wird vorübergehen!

Schade, dass er sich nicht kitzeln lässt! Aber Humor muss er haben, den hat jedes Kind. Versuch, selber den Clown zu spielen! Kuckkuck, irgendwo gegenlaufen, stolpern, den armen Papa durchkitzeln ... (das macht doch so einen Spaß – egal wie müde man auch sein mag!). Dreh ihn – das Kind, meine ich – kopfüber und lass ihn sich selbst im Spiegel beobachten, sei selbst albern und lache laut ... Lass deiner Fantasie freien Lauf! Das wütende Geheule hört ihr einfach nicht, beschäftigt euch miteinander und legt ihn dabei wie im Vorübergehen hin. Setzt dabei euer Herumgealbere fort, ohne ihm sehr viel Aufmerksamkeit oder auch gar keine zu widmen, bevor er mitlachen *will* (und das wird er wollen). Er darf gerne glauben, dass ihr verrückt geworden seid, solange er nur genug davon bekommt, wütend zu sein, und das wird er letztendlich!

Fortsetzung und Ende
Nun sind fast zwei Wochen vergangen, seitdem ich dir das letzte Mal schrieb,

und Gabriel schläft genauso, wie er soll, von 20.00 bis 8.00 Uhr. Gestern vergingen nur noch drei (!!!) Minuten, bevor er seine Bestätigung bekam, und er nahm sie ohne Proteste an!

Tagsüber braucht er vier bis fünf Minuten zum Einschlafen, aber dann schläft er durch, bis er exakt zur festgelegten Zeit aufwacht. Und er ist den ganzen Tag fröhlich und munter – und ein richtig cooler Bursche, der vor einer Woche seine ersten Schritte tat!

Jetzt schlafen wir so schön, alle drei. Ich hatte ganz vergessen, wie herrlich das ist …

Kur für Zwillinge

Können wir die Kur bei unseren Zwillingen, fünf Monate, gleichzeitig durchführen? Heute schlafen sie beide bei uns im Ehebett, denn das Gitterbett haben die kleinen Racker vom ersten Tag an abgelehnt. Ich, die Mama, liege wie ein Drehkreuz im Bett und wende und drehe mich hin und her und stille die Kinder die ganze Nacht hindurch, habe ich das Gefühl. Wenn ich die Wahrheit sagen soll, sehne ich mich danach, wieder mit meinem lieben Mann an meiner Seite einschlafen und auch aufwachen zu können. Wie kann ich die Kur bei den beiden durchführen? Wird das Kunststück gelingen, sie beide fast gleichzeitig zum Einschlafen zu bringen? Sollen wir vielleicht mit dem einen Kind anfangen und später mit dem zweiten weitermachen, wenn das erste gelernt hat, allein einzuschlafen?

Anna:
Nehmt euch beide auf einmal vor! Ihr werdet zwischen den beiden Gitterbetten hin- und herspringen müssen, und es *ist* anstrengend – besonders die erste Nacht, bevor die Gute-Nacht-Leier immer mehr übernimmt –, aber ich habe es selbst einige Male gemacht, und es geht. Ihr seid ja wenigstens zu zweit (ich war allein!) und könnt je ein Kind nehmen. Ihr solltet auf jeden Fall die Kur bei beiden gleichzeitig durchführen. Eventuelle Schnuller werden weggeschmissen, sie machen nur das Leben komplizierter, und legt in Übereinstimmung mit den Hinweisen aus dem Werkzeugkasten ein Schema mit einer zwölfstündigen Nacht

(oder elf, wenn euch dies besser passt) fest. Bereitet euch dementsprechend vor. Die Kinder können in einem Raum schlafen, sollten sich aber nicht sehen können (d.h. sie sollten gar nichts sehen können), wenn und falls sie wach werden.

Fortsetzung
Ich möchte nur kurz berichten, dass wir nun ein fröhliches und zufriedenes Zwillingspaar im Hause haben, die nachts wie kleine Murmeltiere in ihren eigenen Betten schlafen! Unsere Erwartungen wurden meilenweit übertroffen, auch wenn die ersten Nächte doch etwas anstrengend waren. Jetzt schlafen die Zwerge elf Stunden, von 20.00 bis 7.00 Uhr. Ich höre, dass sie hin und wieder aufwachen, aber ohne traurig zu werden, und sie schlafen schnell wieder ein. Fantastisch!

Abendliches Weinen

Unsere Tochter, die vier Monate alt ist, fängt schon an zu weinen, bevor ich es überhaupt schaffe, sie für die Nacht in den Kinderwagen zu legen. Es ist vom ersten Tag der Kur an so gewesen, und sie ist wirklich richtig traurig. Ich lege sofort mit dem Hin- und Herfahren los, weil sie sich sonst schnell festschreit. Was mache ich falsch? Warum weint sie? Sie weint selten, wenn ich sie tagsüber zum Schlafen hinlege. Da lege ich sie hin, während sie ganz wach ist, und sie wühlt dann noch ein wenig herum, bevor sie von selbst einschläft.

Anna:
Der Fehler, den du machst, heißt »negative Erwartungen«! Abends fängst du sofort mit dem Fahren an, weil du weißt, dass sie sich sonst »schnell festschreit«. Woher weißt du das? Ich vermute, dass sie sich gegen deine negativen Erwartungen wehrt – sie wird einfach traurig, weil du abends das Hinlegen für sie erschwerst, anstatt es genauso einfach und selbstverständlich wie am Tage zu machen. Negative Erwartungen sind genauso selbsterfüllend wie positive!

Hör mit dem Fahren auf. Leg sie zurecht, ruckle sie gerne kurz, indem du den Kinderwagen am Griff seitlich hin- und herbewegst, und *entferne dich dann immer weiter*, während du deine Leier vier Mal aufsagst.

FAQs

Ich habe dazu noch den Verdacht, dass sie vielleicht einen größeren Gute-Nacht-Trunk braucht. Die Brust ist abends sozusagen müde und die Milch oft dünn und auch knapp. Füll noch mal nach! Und sie braucht jetzt im Alter von vier Monaten allmählich auch andere Nahrung, du kannst bei den Tagesmahlzeiten also schon mit der Zufütterung von Mus und Brei anfangen.

Und vergiss das Gute-Nacht-Lachen auf keinen Fall!

So müde

Ist es normal, dass ein Kind während der Kur besonders müde ist? Mein kleiner Peter, vier Monate, ist tagsüber so müde und quengelig. Soll ich ihn dann länger schlafen lassen als die 15 bis 16 Stunden, die er als Gesamtschlafmenge hat, oder störe ich seinen Nachtschlaf, wenn ich ihn tagsüber länger schlafen lasse?

Anna:
Ja, es ist normal. Je mehr er jetzt schläft, umso müder wird er – und dann mit der Zeit schläfriger –, während die Kur voranschreitet. Er muss sehr viel nachholen! Und wenn er das geschafft hat, wird er aufleben – das wirst du nicht übersehen können.

Rüttle nicht an deinem durchdachten Schema! Erst am Ende der Folgewoche kannst du eine Auswertung vornehmen. Folge den Zeiten bis dahin, auch wenn es manchmal schwierig ist. Alles andere wäre nicht gut für das Kind.

Zur Not hast du ja immer einen Spielraum von 5, 10 oder 15 Minuten (aber auf keinen Fall mehr!).

Abends ein paar Stunden später ins Bett?

Unser Sohn Theo ist fünf Monate alt. Wir haben überlegt: Wenn er bald in Übereinstimmung mit seinem Schema schläft, sind wir dann für immer an diese Zeiten gebunden, oder kann man das Kind abends hin und wieder ein paar Stunden später ins Bett bringen, z. B. wenn wir abends eingeladen sind?

Anna:
Die festen Zeiten machen das Kind zu seinem eigenen kleinen Uhrwerk. Nach der Kur – und man muss mit mindestens einem Monat rechnen, bevor alles ganz und gar felsenfest sitzt – werdet ihr also den kleinen Theo überallhin mitnehmen können, ihr werdet ihn überall schlafen legen können, um ihn anschließend wieder mit nach Hause zu nehmen und in sein eigenes Bett zu legen, wo er friedlich weiterschlafen wird, ohne sich im Geringsten gestört zu fühlen. Jedermann wird ihn ins Bett bringen können, egal wo, und jedermann wird ihn füttern können – egal wo –, wenn nur alle Beteiligten *die Zeiten einhalten*.

Es ist also schwierig, die Zeiten zu verschieben. Wir Erwachsene können mal eine einzige Nacht bis vier Uhr morgens aufbleiben, wenn gefeiert wird. Wir wissen, dass der fehlende Schlaf eine große Müdigkeit und eventuell noch andere Nachwirkungen mit sich bringt. Wir sind dazu bereit, den Preis zu bezahlen, aber kleine Kinder können nicht wählen. Sie liegen ganz und gar in unseren Händen. Für ein kleines Kind ist »ein paar Stunden später« der reinste Jetlag!

Ich weiß also nicht, warum die Schlafenszeiten eines kleinen Kindes nicht respektiert werden sollten, genau wie wir die Zeiten der Erwachsenen respektieren.

Hunger?

Unsere beiden Zwillingsmädchen sind sechs Monate alt. Wir wollen die Kur durchführen. Im Moment fangen unsere Tage um etwa sieben Uhr an, da sie aber nachts noch essen, bekommen sie erst gegen acht Uhr wieder Hunger. Werden sie dann nicht noch früher aufwachen, weil sie früher Hunger bekommen und sofort essen wollen? Schaffen sie wirklich schon eine ganze Nacht ohne Essen? Werden Kinder während und nach der Kur in der Regel sofort essen wollen, sobald sie morgens aufwachen?

Anna:
Nein, das Drollige ist, dass die gestrichene Nachtmahlzeiten den Appetit am Tage – aber nicht am frühen Morgen – beeinflussen. Du wirst erstaunt sein, wenn du siehst, wie sie nach den zwölf Stunden ohne Nah-

FAQs

rung nur wenig Interesse am Essen zeigen. Erst am dritten Tag der Kur werden Kur-Kinder tagsüber immer besser und mehr essen, und erst am vierten, fünften oder sechsten Tag werden sie auch schon in den Morgenstunden richtig zulangen. Sie brauchen nachts wirklich nicht mehr essen, und ich kann dir garantieren, dass sie nicht verhungern werden!

Fortsetzung
Sollen wir uns weiter strikt an die Zeiten halten, wenn sich erst alles gesetzt hat und reibungslos funktioniert? Und werden wir alles wieder kaputt machen, wenn wir in gut zwei Wochen zu meinen Eltern fahren, um dort Urlaub zu machen?

Anna:
Wenn die Groschen auf der ganzen Linie gefallen sind und alles sitzt, wirst du spüren, welch ein Segen die feste Routine ist und welche Bewegungsfreiheit sie mit sich führt. Du wirst die Letzte sein, die daran etwas ändern möchte.

Natürlich könnt ihr Urlaub machen, aber seid so lieb und habt das Schema immer vor Augen, haltet euch an die Zeiten! Viele denken, wenn eine Reise die ganze Routine durcheinanderbringt, wird zu Hause alles sofort wieder in Ordnung sein. So funktioniert es aber nicht. Was das Kind angeht, kann eine solche Reise mit einem Umzug gleichgestellt werden. Das Kind wird alles wiedererkennen, wenn es nach Hause zurückkehrt, und es wird freudig überrascht sein, aber auch ein wenig erstaunt – es dachte, es hätte sich auf eine Reise zu ganz neuen Zielen in dieser Welt begeben, mit euch zusammen! Haltet euch also – ganz genau – an die Zeiten, und lasst sie euer Kind begleiten, egal wo es sich befindet. Dann wird es keine Probleme geben.

Aktives Kind

Mein Lebenspartner und ich haben entschieden, dass unsere Tochter Sophie, sieben Monate, nun die ganze Nacht durchschlafen soll, und es klappt so einigermaßen. Wir finden, sie müsste abends schrecklich müde sein und durchschlafen können, da sie tagsüber so wenig schläft, 30 Minuten am Vormittag und maximal 45 Minuten am Nachmittag. Sie ist, seit sie ganz klein war, ein sehr aktives Kind.

Anna:
Je weniger sie tagsüber schläft, umso schlechter schläft sie nachts, ganz im Gegensatz zu dem, was allgemein vermutet wird. Es funktioniert also nicht, wenn man die Schlafphasen tagsüber immer kürzer macht, in dem Glauben, dass sie nachts länger schlafen wird. Und wenn sie dann insgesamt zu wenig Schlaf bekommt, führt dies nur dazu, dass sie übermüdet wird. Und dann fällt es ihr genauso schwer, zur Ruhe zu finden, wie es beim übermüdeten Erwachsenen der Fall ist.

Darüber hinaus möchte ich dir noch sagen, dass die allermeisten Kinder sehr aktiv sind – sie machen immer weiter, bis sie buchstäblich umfallen. Sie sind darauf programmiert, sich in einem rasenden Tempo weiterzuentwickeln. Man erkennt fast die Peitsche hinter ihrem Rücken. Deshalb ist es überhaupt nicht nett, wenn man ihnen nicht hilft, die Ruhe zu finden, die sie doch so dringend brauchen!

Eure kleine Sophie braucht insgesamt 14,5 Stunden Schlaf pro Tag.

Wütendes Geschrei – was können wir tun?

Wir brauchen dringend einen guten Rat, wie wir unserem kleinen Sohn, Noah, helfen können, damit er in aller Ruhe schlafen kann. Er ist jetzt sieben Monate alt und es fällt ihm sehr schwer, nachts gut zu schlafen. Ich habe auf deiner Homepage Hilfe gesucht und den Leitfaden für die DurchschlafKur gelesen. Wir haben uns ernsthaft dazu entschieden, die Kur zu machen, haben ein Schema aufgestellt usw. Dies ist passiert: Er schrie und schrie, bis er vor Erschöpfung plötzlich einschlief. Mit anderen Worten war es sehr schwierig, den richtigen Moment zu finden, um ihm die bestätigende Leier zu geben und hinauszugehen. Bei der Leier drehte er dann wie wild wieder auf und stellte sich im Bett hin.

Wir versuchen wirklich, ihm beizubringen, dass er nach der Leier einschlafen soll, aber oft schreit er nur noch lauter, wenn wir sie aufsagen. Es scheint so, als würde er die Leier mit dem Schreien anstatt mit dem Einschlafen verbin-

den. Nach dem Hinlegen vergeht Tag und Nacht immer mindestens eine halbe Stunde mit viel Geschrei, bevor er einschläft, und wir haben kein gutes Gefühl dabei. Ich weiß einfach nicht, was wir anders machen können!

Anna:
Ihr habt das Knuffen wohl nicht richtig in den Griff bekommen, so dass er dadurch ruhig und still wird. Ihr müsst eure Technik aneinander trainieren. Und ihr müsst die richtige mentale Einstellung finden, was euch wahrscheinlich auch nicht gelungen ist. Die Haltung der Selbstverständlichkeit ist das A und O. Ich empfehle euch wärmstens die Abschnitte *Wie du deinem kleinen Kind die Ruhe vermittelst*, *Wie du deinem kleinen Kind Sicherheit gibst* und *Der Genuss kommt von ganz allein!*

Ihr seid außerdem mit der Leier im Zimmer hängen geblieben, und dort ist sie überhaupt nicht von Nutzen! Ganz im Gegenteil, dort hält sie dem bösen Wolf die Tür auf. Also: Lest, lest und übt, bis ihr es draufhabt! Im *Leitfaden* und *Werkzeugkasten* steht beschrieben, wie man es macht und warum – und was die Leier am Anfang bewirkt, nämlich dass neue Fragen auftauchen. Aber dort steht auch, wie unerhört wichtig sie ist.

Fortsetzung
Der kleine Noah schläft jetzt von 19.00 Uhr bis 6.30 Uhr in einem durch! Es ist wirklich einzigartig, welche Veränderung mit ihm geschehen ist, und es ist faszinierend, zu spüren, wie gut die Leier jetzt funktioniert. Wenn er nachts wach wird, brauchen wir nur die Leier aufzusagen, und schon schläft er weiter.
Das Einzige, was uns noch etwas schwerfällt, ist, ihn dazu zu bringen, abends in aller Ruhe einzuschlafen. Er ist immer noch eine Weile traurig, bevor er zur Ruhe kommt, aber auch hier wird es allmählich ruhiger.

Anna:
Wunderbar! Passt jetzt gut auf, dass ihr das schöne Ergebnis, das ihr erreicht habt, auch festhaltet, und habt immer das Schema vor Augen! Wenn ihr Noahs guten Nachtschlaf nicht in Frage stellt, wird er es auch nicht tun.

Vergesst niemals das Gute-Nacht-Lachen! Je mehr Spaß er hat und je mehr er lacht, bevor er abends ins Bett gebracht wird (was jetzt nur höchstens zwei Minuten dauert), umso näher kommt er dem *Genuss* und umso schneller schreitet alles voran. Wenn ihr von seinem eventuellen kleinen Zusammenbruch keinen Notiz nehmt, nachdem ihr alle sehr viel Spaß zusammen hattet, sondern mit einer unverdrossen fröhlichen, munteren, etwas schnellen Leier einfach geht, wird er bald genug davon bekommen, sich selbst leid zu tun ... und er wird einsehen, dass es angenehmer und auch viel schöner ist, in fröhlicher Stimmung einzuschlafen.

Versäumt es auch nicht, den Morgen mit Jubel und Freude zu begrüßen! Der neue Tag soll genauso wie die schöne Nacht mit viel Freude begrüßt werden!

Fortsetzung und Ende
Wir sind jetzt bei der sechsten Nacht angelangt, und Noah schläft durch, ohne auch nur ein einziges Mal wach zu werden. Die letzten beiden Abende hat sich das Hinlegen auch so weit gefestigt, dass es nur noch fünf Minuten dauert, bis er schläft, und es fühlt sich unglaublich toll an. Wenn du nur wüsstest, wie wir abends zusammen lachen und ganz viel Blödsinn machen, die ganze Familie zusammen! Man ist auch selbst im Nachhinein richtig optimistisch und fröhlich gestimmt. Ich bin wirklich ganz fasziniert, dass es so sein kann. Es lässt mich glauben, dass alles möglich ist, wenn man sich nur dafür entscheidet.
Ein großes Dankeschön für all deine Hilfe und Unterstützung – es hat nicht nur bewirkt, dass Noah schlafen gelernt hat, sondern auch meinem Mann und mir in unserer Elternschaft eine größere Sicherheit gegeben, da wir ja in der Tat das Problem angepackt haben und es uns gemeinsam gelungen ist, den Teufelskreis zu unterbrechen.

Kur

Olivia ist acht Monate alt. Du schreibst, dass Kinder im Alter von fünf/sechs Monaten nachts zwölf Stunden schlafen müssen/sollten. Mein Mann und ich hatten alles versucht (dachten wir), bis ich von deiner DurchschlafKur gelesen habe. Sie könnte unsere letzte Rettung sein. Dabei bräuchten wir aber deine Hilfe!

FAQs

Anna:
Ja, der Schlafmangel wird in der Regel nach fünf bis sechs Monaten zur echten Belastung. Dann sind die Eltern am Ende – um hier nicht vom kleinen Kind zu sprechen. Geht es dann noch so weiter, werden alle Beteiligten mehr oder weniger zusammenbrechen, wenn das Kind acht bis neun Monate alt ist. Ich finde, ihr solltet die DurchschlafKur durchführen, ohne nach hinten oder zur Seite zu schielen. Der Erfolg ist überhaupt nicht unerreichbar – er liegt schon um die nächste Ecke und wartet auf euch! Denn die kleine Olivia ist aus demselben Stoff wie alle anderen kleinen Kinder (und Erwachsenen) gemacht: aus Fleisch und Blut. Ihre Bedürfnisse sind genauso allgemeingültig wie eure.

Fortsetzung
Mein Mann und ich haben uns vor dem bevorstehenden Freitag, an dem wir mit der Kur anfangen wollen, gut vorbereitet und uns gegenseitig Mut gemacht. Wir haben vor dem Start noch eine Frage: Die »Leier« – ist sie immer eine und dieselbe Leier, oder reden wir hier von verschiedenen Leiern, je nachdem ob es um den Bescheid bzw. die Erinnerung geht?

Anna:
Die Leier bleibt immer gleich. Der Tonfall ist variabel. Übt eure Leier, gerne weit weg von zu Hause, damit ihr den Nachbarn keinen Schrecken einjagt ... Laut und leise, weich und bestimmt, alle möglichen Variationen – und auch mal mit Extrabetonung und Volumen! Die Leier wird vier Mal, sechs Mal oder in seltenen Fällen sogar acht Mal wiederholt, in einem durch und ohne den Schatten eines Fragezeichens zwischen den Zeilen. Lest den Abschnitt über den *Werkzeugkasten* gründlich durch!

Fortsetzung
Bericht, 1. Tag: Die erste Nacht ist überstanden, und sie verlief richtig gut! Wir waren auf eine katastrophale Nacht vorbereitet, aber es fühlt sich an, als wären wir im Urlaub. Vollkommen unglaublich, kein Stillen, kein Umhertragen, sie ist nur selten wach geworden und hat längere Zeiten am Stück geschlafen. Werden wir heute Nacht mit einem Rückfall rechnen müssen?
Wenn sie im Kinderwagen schläft, ist es dann o.k., dass wir mit dem Wagen gehen, oder soll er während der Einschlafphase still stehen?

Anna:
Es wird heute Nacht keinen Rückfall geben, ganz im Gegenteil, nur Fortschritte und noch mehr Fortschritte!

Es ist vollkommen o.k., mit dem Kinderwagen draußen spazieren zu gehen, aber stellt sie auch ab, damit sie bei Stillstand weiterschläft. Sie soll sich an beides gewöhnen. Zieht den Wagen kräftig hin und her, als deutlichen Bescheid, wenn sie mal zu früh wach wird, und lasst den Kinderwagen dann wieder still stehen, eine kleine Weile, so dass sie richtig einschläft, bevor ihr weitergeht.

Fortsetzung
Bis zur zweiten Nacht sind wir unserem Tagesschema strikt gefolgt und haben sie dann um 19.00 Uhr ins Bett gelegt. Um 19.08 Uhr schlief sie ein! Fragen: Nachdem ich den Raum verlassen habe, wie lange soll ich Olivia weinen lassen, bevor ich eingreife? Und wie lange soll sie ganz still sein, bevor man die Bestätigungsleier gibt?

Anna:
Das kann ich dir unmöglich sagen. Hier wird nicht in Zeit gemessen, sondern gehorcht, *wie* sie schreit. Ist sie wütend? Sauer? Tut sie sich selbst leid? Reagiert sie? Fragt sie? Protestiert sie? Oder ist sie richtig traurig? Im letzteren Fall braucht sie sofort eine Erinnerung, eine Geborgenheit bringende, beruhigende, laute Leier. Der Rest braucht eben seine Zeit. Lasst ihr die Zeit und horcht genau hin und ausreichend lange, um zu hören, in welche Richtung sie tendiert. Wird sie leiser? Wartet dann noch und gebt ihr die Bestätigungsleier, wenn sie still wird; seid lieber ein bisschen zu früh dran als zu spät, so dass sie nicht schon vorher einschläft. Dann kann es sein, dass sie wieder aufdreht und lauter wird – wiederholt in diesem Fall die Erinnerung, wartet ab und gebt schließlich die Bestätigung, wenn ihr hört, dass sie sich beruhigt, usw. Die ruhige Bestätigung à la »all ist well« ist genau das, was die kleine Olivia mit in den Schlaf bekommen soll.

Fortsetzung
Bericht, 2. Tag: Die zweite Nacht verlief noch besser! Bis 23 Uhr wurde Olivia fünf Mal wach (einmal Knuffen und einmal Zurechtlegen). Danach wurde

FAQs

sie nur ein (!) Mal wach, um 5.27 Uhr, da hat mein Mann außerhalb der Tür seine Leier aufgesagt, sie wurde still und schlief weiter. Ganz unglaublich! Jetzt bin ich in den beiden kommenden Nächten dran – mal schauen, ob sie dann anders reagiert.

Anna:
Dickes Lob an euch! Heute Nacht bist du also dran, und das kann am Anfang ein wenig Verwirrung verursachen (was morgen Nacht schon wieder weniger sein wird). Besonders wichtig ist nun, dass ihr beide beim Insbettbringen dabei seid, mit viel Lachen und Gejohle (bevor Papa verschwindet). So bestätigt ihr euch gegenseitig, und Olivia braucht sich nicht zu wundern, ob Papa wirklich damit einverstanden ist oder ob der böse Wolf nun kommt, wenn die kleine Mama alles »alleine« schaffen muss ... Und genauso bei der Begrüßung morgen früh – riesige Wiedersehensfreude mit euch beiden! Dies auch noch mal als Bestätigung, dass alles in Ordnung und richtig ist und dass ihr euch alle einig seid, ihr drei!

Fortsetzung
Olivia hat nicht begriffen, dass es auch klappt, wenn Mama sie ins Bett bringt. Ich legte sie in ihr Bett, damit sie ihr Nachmittagsschläfchen machen konnte (12.30 – 14.00 Uhr), und es gab wilden Protest! Ist ein solcher Rückschlag normal, wenn Mama übernimmt?

Anna:
Es ist ganz normal, dass neue Fragen entstehen – kein Rückschlag –, wenn der zweite Elternteil übernimmt. Daran ist nichts falsch. Das Kind möchte sich nur vergewissern, was Gültigkeit hat. Begegne der Verwirrung schon im Entstehen, indem du dich unverdrossen und Geborgenheit bringend verhältst, ohne Unsicherheit aufkommen zu lassen!

Fortsetzung
Nach der letzten Nacht bin ich soooo glücklich, es hat so toll funktioniert! Wir haben wirklich kommuniziert, und es ist richtig cool! Jetzt habe ich viel mehr Selbstvertrauen und fühle mich beim Leiern sicherer.

Anna:
Herrlich! Der nächste Schritt ist nun, dass sie von selbst wieder einschlafen soll, deshalb musst du in der kommenden Nacht noch länger abwarten, bevor du erinnerst; du musst erst aufmerksam horchen, lange und gut, um festzustellen, wo sie sich hinbewegt. Da der Dialog nun zustande gekommen ist, fängst du auch an, die Erinnerung mit der Bestätigung zusammenzuziehen. Du leierst dabei vielleicht sechs Mal (oder gar acht Mal) am Stück, wobei der Tonfall zum Ende hin weicher wird, wenn du hörst, dass sie während der Erinnerung anfängt, mit Ruhe und Stille zu reagieren. Jetzt weiß sie allmählich, was Gültigkeit hat, und fühlt sich immer geborgener in sich selbst. Du hast wirklich einen tollen Job gemacht!

Fortsetzung
Bericht, 4. Tag: Was letzte Nacht passierte, ist ... gar nichts! Olivia hat die ganze Nacht geschlafen, d. h. von 19.00 – 7.00 Uhr!!! Sie ist zwei Mal aufgewacht, schlief aber wieder ein, bevor ich es überhaupt bis zu ihrer Tür schaffte. Ich finde, sie wirkt schon viel fröhlicher und fitter, und sie hat mehr Spaß an ihren Spielsachen, ist neugieriger usw.!

Anna:
Ja, ihre Entwicklung wird jetzt förmlich explodieren. Sie wird Tag für Tag immer stärker und fröhlicher werden! Aber gleichzeitig auch schläfriger und müder, jetzt, wo sie endlich schlafen kann und darf. Dann taucht der alte Schlafmangel an der Oberfläche auf (und sogar alte, »latente« Krankheiten können ausbrechen, da sie jetzt genügend Kraft hat, sich darum zu kümmern). Und ein Rückfall kann vorkommen – *eine* Nacht; lass dich dadurch nicht beunruhigen, sondern wende die Werkzeuge der **DurchschlafKur** beharrlich – und sparsam – an! Aber wie es mir scheint, habt ihr eine ebene Strecke vor euch. Stellt den guten Nachtschlaf niemals in Frage, dann wird Olivia es auch nicht tun.

FAQs

Dreht sich auf den Rücken

Unser Harry, sieben Monate, hat angefangen, sich hin und wieder auf den Rücken zu drehen. Sollten wir versuchen, ihn wieder richtig hinzulegen, oder schläft er auf dem Rücken genauso gut?

Anna:
Es macht gar nichts, dass er sich auf den Rücken dreht. Das Wichtigste ist, *dass* er schläft, nicht *wie*. Um sicherzugehen, dass er auch wirklich schön lange schläft, kannst du ihn umdrehen, wenn er zehn Minuten (nicht 20) geschlafen hat, ohne dass er es bemerkt. Es kann sogar ausreichen, wenn du ihn rollst, indem du schnell, aber mit einer weichen und vorsichtigen Bewegung seinen einen Arm zur Seite hinüberziehst – so »glaubt« der kleine Harry, dass er sich selbst umgedreht hat und wird es auch bald selbst tun.

5-Minuten-Nickerchen

Gestern Abend haben wir mit deiner DurchschlafKur angefangen. Eine Frage, die unterwegs auftauchte, betrifft das Tagesschema. Wir haben das Gefühl, dass wir nachmittags noch ein Schläfchen einplanen müssen, denn unsere kleine Maggie, neun Monate, schafft es anscheinend nicht, nachmittags fünf Stunden am Stück wach zu bleiben. Hast du einen entsprechenden Vorschlag, oder sollen wir abwarten und weiterkämpfen, um sie wach zu halten?

Anna:
Wenn kleine Kinder plötzlich nachts schlafen können und wollen, reagieren sie mit einer gewaltigen Müdigkeit, die sie sich jetzt »leisten« können, da sie nun viel mehr Schlaf bekommen. Es ist also noch viel zu früh, um irgendetwas auszuwerten. Was ihr immer einsetzen könnt, ist ein 5-Minuten-Nickerchen, das sie zu jeder Zeit und an jedem Ort halten darf – irgendwo im Zentrum des Geschehens vielleicht – und ihr unterstützt sie darin, indem ihr sie kurz knufft, wenn sie sowieso fast am Einschlafen ist. Das 5-Minuten-Nickerchen ist ein »Powernap«, das außer-

halb des Schemas erlaubt ist – und es wird die Routine nicht beeinflussen. Achtet dabei aber unbedingt auf die Zeit – es sollen genau fünf Minuten sein, nicht mehr und nicht weniger. Dann weckt ihr sie einfach und habt ein neues, frisches Baby! (Außer vielleicht beim ersten Mal, da wird sie sicherlich protestieren, weil sie gerne weiterschlafen würde.)

Kur mit Hindernissen

Bericht, 1. Tag. Gestern Abend fiel der Startschuss für die DurchschlafKur mit unserem kleinen Isak, zehn Monate. Ich habe die Nächte übernommen, da ich der Meinung bin, dass sein Papa zu »lieb« sein würde. Und ganz richtig: Mitten in der Nacht stand er auf, als Isak eine Weile laut geschrien hatte, und meinte, der Kleine tue ihm leid. Ich musste ihn verscheuchen, sonst hätte er den kleinen Isak wahrscheinlich nicht in seinem Bett gelassen ... Ist es o.k., dass ich alle Kurnächte übernehme, obwohl der Papa sicherlich zu einem späteren Zeitpunkt auch mal für einige Nächte zuständig sein soll? Ich traue ihm nicht richtig zu, dass er es packt, obwohl er ein ganz toller Papa ist!

Anna:
Absolut o.k. – wenn er dich dann tagsüber ablöst, damit du deinen Schlaf bekommst, ist ja alles in Butter. Und ab der dritten Nacht wirst du ja schon zwischendurch ein gutes Schläfchen halten können. Der besorgte Papa kann dann später übernehmen. Du wirst bald spüren, dass du die Lage im Griff hast, und dann kann er allmählich übernehmen, mit dir als begleitender Souffleuse. Führe die Kur mit sehr viel Sicherheit durch! Das ist am allerwichtigsten. Es erfordert eben seine Zeit – und seine Frau!

Fortsetzung
Bericht, 2. Tag. Heute ist der Kleine frisch wie ein Fisch im Wasser (ohne Ironie!). Isak knurrte um 1.30 Uhr ein wenig und schlief nach zwei Mal Leier wieder weiter. Es hat nur eine Minute gedauert! Dann war totale Stille bis 6.20 Uhr. Wir können gar nicht glauben, dass es wahr ist! Jetzt werde ich den Rest der Woche herumgehen und auf den großen Rückfall warten ...

Anna:
Herrlich! Ja, dann warte mal schön auf den großen Rückfall ... Vielleicht kommt er, aber das ist in der Tat dann auch kein Problem, da du ja in dem Fall genau weißt, was du tun musst – und was nicht. Beobachte laufend und vermeide unnötiges Eingreifen! Am wichtigsten ist es – falls und wenn ein Rückfall kommt –, dass man die Ruhe bewahrt, d. h. die Haltung der Selbstverständlichkeit, die dafür sorgt, dass selbst der kleinste Wolf draußen bleibt und weder in deine noch in Isaks Nähe kommt!

Fortsetzung
Bericht, 3. Tag. Die Metamorphose, die du für den dritten Tag voraussagst, hat leider in umgekehrter Richtung stattgefunden. Isak ist heute ungewöhnlich quengelig.

Anna:
Richtig fit wird er nicht von einem Tag auf den anderen – ganz im Gegenteil, er wird erst einmal richtig schläfrig werden anstelle der ständigen Müdigkeit. Aber sein Appetit wird jetzt besser und seine Wangen rosiger werden!

Fortsetzung
Jetzt ist das passiert, was nicht passieren durfte: Isak hat Fieber bekommen. Weitere Krankheitssymptome sind so weit nicht aufgetaucht, aber er ist wie gesagt sehr anhänglich (den Grund wissen wir ja jetzt), und er mag kaum etwas essen. Wie soll ich jetzt damit umgehen? Ich habe ja gelesen, dass man die Kinder auch nicht aus dem Bett nehmen soll, wenn sie krank sind, aber es ist doch wohl ein riesiges Pech, dass dies genau mitten in der Kur passiert, oder? Ich überlege, wie ich jetzt weitermachen soll – oder soll ich überhaupt weitermachen? Wie soll ich beispielsweise damit umgehen, dass er tagsüber viel mehr schläft? Und was mache ich, wenn er nachts Durst bekommt?

Anna:
Vor dem Hintergrund, dass der kleine Isak nun viel besser schläft als vorher, kann er es sich auf eine ganz andere Weise »erlauben«, krank zu werden. Er bekommt nun ganz einfach mehr Kraft und kann sich um »Sachen« kümmern, die latent im Verborgenen lagen ... Pech, ja, aber

gar nicht ungewöhnlich. Fahr fort, als wäre nichts geschehen, und denk daran, dass es *besonders* wichtig ist, dass er seinen Schlaf bekommt, wenn er krank ist!

Wenn seine Stirn sich so heiß anfühlt, dass du ihm unbedingt etwas Wasser geben möchtest, hältst du ihn an der Achselhöhle mit deinem Arm hinter seinem Rücken/Nacken und gibst ihm die Wasserflasche mit der anderen Hand, dort im Bett, wo er liegt. Du stopfst den Nuckel einfach hinein, ohne seine Zustimmung abzuwarten. Wenn er Wasser braucht, wird er es dankbar annehmen, auch wenn er schläft. In dieser Weise muss er weder richtig sitzen noch richtig wach werden. Im Übrigen versuchst du ihn so wenig wie möglich zu stören. Er muss sich gesund schlafen können.

Bei den Schlafphasen am Tage kannst du den Spielraum von einer Viertelstunde in beide Richtungen nutzen. Jede Schlafphase kann eine Viertelstunde früher beginnen und eine Viertelstunde später enden, so bekommt er bis zu einer halben Stunde extra, wenn er sie braucht, ohne dass es die Routine, die du gerade einführst, durcheinanderbringt. Und er braucht frische Luft im Zimmer! Zur Nacht (aber nur dann) kannst du ihn außerdem ganze 30 Minuten früher hinlegen, ohne am Schema zu rütteln. Es ist sicherlich beruhigend für dich, dies zu wissen.

Fortsetzung
Bericht, 4. Tag. So ist es gelaufen: Das abendliche Hinlegen hat zwei Minuten gedauert. Vielleicht war er nur todmüde, aber es schien mir auch, dass er sich nun schon besser auf die neue Regelung eingestellt hat! Zwischen 2.00 und 2.34 Uhr wurde er einige Male wach, schlief aber nach meiner Leier wieder ein. Zehn Minuten später bin ich hineingegangen und habe seine Stirn gefühlt (heiß?), habe aber festgestellt, dass alles o.k. war. Danach bin ich nicht mehr hineingegangen. Er wurde um 7.00 Uhr geweckt, benebelt, aber zufrieden. Es war somit die erste Nacht, in der die Zeiten 100% gestimmt haben. Und heute bin ich der glücklichste Mensch auf der ganzen Welt!

Anna:
Hervorragend gemeistert! Aber jetzt hat er ja auch eine ruhige Mama bekommen. Das ist viel mehr wert als ein Paracetamol-Zäpfchen.

FAQs

Die linke Ecke

Mein Sohn Karl, acht Monate, kriecht immer in die eine Ecke seines Gitterbettes. Ich weiß nicht, ob er sich eingesperrt fühlt (aber eigentlich mögen kleine Kinder doch enge Räume) oder ob er versucht, herauszukommen. Nach vorne zu kriechen geht ja ganz gut, aber rückwärts zurückzukriechen ist eine ganz andere Sache.
Ein paar Mal habe ich ihn »gerettet«, aber dann wurde er stinksauer.
Er wühlt auch oft sein Gesicht tief in die Matratze, wenn er am Einschlafen ist, um sich dann später wieder anders hinlegen zu müssen (ist ja klar!). Ich möchte natürlich nicht zu oft hineingehen und ihn stören. Was kann ich tun?

Anna:
Er kriecht doch bestimmt in die linke Ecke, oder? Das ist nichts Außergewöhnliches! Genauso üblich wie die Tatsache, dass die meisten Eltern ihre kleinen Kinder auf der linken Seite halten, wenn sie sie hochnehmen.

Kleine Kinder suchen eine begrenzte Welt. Außerdem praktizieren sie das Kriechtraining von erster Stunde an (wenn es ihnen erlaubt wird). Warte ab, bis er zehn Minuten geschlafen hat! Dann kannst du hineingehen und ihn zurechtziehen oder -heben, ohne dass er es bemerkt (so dass er sich nochmals auf den Weg machen kann). Mach ihn aber nicht wütend, indem du seine Wahl der Schlafposition missbilligst, während er noch wach ist!

Er kann seinen Kopf anheben und wenden, wenn er es will, und das macht er auch, bevor er einschläft.

Zeitverschiebung

Wir haben mit unserer kleinen Rose (13 Monate) die Kur durchgeführt und ein wunderbares Leben bekommen! Jetzt wollen wir im Oktober nach Thailand reisen und dort drei Wochen bleiben. Es gibt dann für uns eine Zeitverschiebung von sechs Stunden. Kannst du mir einen Rat geben, wie wir es für sie am besten und am einfachsten machen können, wenn ihr Tagesrhythmus umgestellt werden muss – sowohl, wenn wir dort ankommen, als auch, wenn wir wieder nach Hause zurückkehren?

Anna:
Nutzt den erlaubten Spielraum von einer Viertelstunde! Es ist anstrengend für kleine Kinder, wenn die Zeiten verschoben werden, aber eine Viertelstunde hier und da bemerken sie kaum, und es bringt das Schema nicht durcheinander. Ihr könnt also jeden Programmpunkt eine Viertelstunde früher bzw. später anfangen (je nachdem, ob die Zeitverschiebung nach vorne oder nach hinten liegt) und in dieser Weise bewegt ihr euch um zwei oder gar drei Stunden pro Tag in die richtige Richtung. Ihr entscheidet also selbst, ob ihr die neuen Zeiten schnell oder langsam einführen wollt! In beiden Fällen dauert es bei der Hinreise und auch bei der Rückreise jeweils zwei bis drei Tage, bis die neuen Zeiten sitzen. Mit einem festen Schema als Grundlage und eurer unerschütterlichen Sorgfalt wird die Bewältigung der Zeitverschiebung wie geschmiert laufen, und das Kind wird nicht aus der Spur geraten.

Hier noch einen Tipp, um den du gar nicht gebeten hattest: Pack noch eine Wäscheleine, Wäscheklammern und zwei schwarze Bettlaken ein! Es ist Gold wert, wenn man schnell und einfach für eine abgeschirmte und verdunkelte Schlafecke sorgen kann.

Nachtschreck

Als unser Sohn Wilhelm, jetzt ein Jahr, sieben Monate alt war, haben wir deine DurchschlafKur durchgeführt. Und – halleluja! Er schlief fast zwölf Stunden. Aber nach einer Weile geschah etwas; ich erinnere mich jetzt nicht mehr, was eigentlich schieflief, ob er krank wurde oder was es war ... Jetzt weigert er sich jedenfalls, ins Bett gebracht zu werden. Und ich dachte: »Jetzt haben wir so viele verschiedene Methoden ausprobiert, vielleicht ist es an der Zeit, ihm zu folgen?« Deshalb haben wir ihn die letzten Abende aufbleiben lassen, bis er irgendwann einschlief. Gestern Abend habe ich um etwa

FAQs

22.30 Uhr aufgegeben, bin mit ihm hochgegangen und habe ihn in unserem Ehebett gestillt, bis er einschlief. Aber trotzdem ist er nach einer kurzen Weile wieder aufgewacht und hat geschrien. Es spielt dabei keine Rolle, ob ich genau neben ihm liege. Ich habe von etwas gehört, das Nachtschreck genannt wird. Wir überlegen, ob er darunter leiden könnte?

Anna:
Wie schade, dass ihr nicht gut auf die schönen Nächte Acht gegeben, sondern angefangen habt, sie in Frage zu stellen! Man muss immer im Kopf behalten und auch durch sein Verhalten vermitteln, dass wir nachts schlafen und nachts überhaupt nichts geschieht. Fängt man an, das Kind aus irgendeinem ersten oder hundertundsiebzehnten Grund hochzunehmen, bricht das Aufgebaute bald in sich zusammen. Das Kind wird unruhig und wittert Gefahr. Das, was heutzutage Nachtschreck genannt wird – ein ganz neu erfundenes Phänomen – ist das, was ich den bösen Wolf nenne – oder eher ein ganzes Rudel Wölfe, müsste man wohl sagen!

Die einzige Lösung ist, die **DurchschlafKur** noch einmal durchzuführen, um diesmal sorgsam an dem Ergebnis festzuhalten. Wie du schon gemerkt hast, geht es nicht, sich nach dem Kind zu richten. Es ist viel zu klein, um überhaupt daran zu denken, die Verantwortung für seine eigenen Schlafgewohnheiten zu übernehmen. Und es ist eure Verantwortung. Übernehmt also die Führung und helft ihm! Ihr würdet vermutlich auch nie im Traum daran denken, ihm die Verantwortung für seine Mahlzeiten selbst zu überlassen, oder?

Fortsetzung
Wir sind jetzt bei der sechsten Kurnacht angelangt, und es ist auf und ab gegangen. Die dritte und vierte Nacht waren super! Wilhelm schläft nun fast ohne Proteste ein. Er wird nachts nur noch wenige Male wach, schimpft ein bisschen und schläft dann von selbst wieder ein. In der fünften Nacht hat mein Mann die ganze Verantwortung übernommen. Und da wurde es wieder schlechter ... dieses Muster erkenne ich von unserer ersten Kur wieder. Aber nun haben wir auf jeden Fall von vorn angefangen, und wir tun unser Bestes! Eine letzte Frage: Wie lange müssen wir dem festgelegten Schema tagsüber folgen? Ist es so, dass wir mit der Zeit etwas mehr improvisieren können?

Anna:
Improvisationen sind noch für sehr, sehr lange Zeit nicht empfehlenswert. Es wäre so, als wenn ihr dem kleinen Wilhelm die Uhr beibringen wolltet und dann damit anfangen würdet, mittendrin die Zeiger zu vertauschen und die Zahlen auszuwechseln. Das würde ihm das Leben nicht gerade leichter machen!
Die festen Zeiten sind sehr entscheidend für die kleinen Kinder. Es ist notwendig, dem Schema genau zu folgen – mit Ausnahme des Spielraumes von höchstens einer Viertelstunde – wenn ihr gute und zuverlässige Nächte haben möchtet. Bald wirst du erkennen, wie die feste Routine, bei der das Kind zu seinem eigenen kleinen Uhrwerk wird, das Leben kolossal erleichtert. Euer Alltag wird vorausschaubar sowohl für euch wie auch für den kleinen Wilhelm, und das bringt euch all die Flexibilität, die ihr euch wünschen könnt.

Fröhliche Mahlzeiten

Bevor wir mit der Kur anfangen, überlegen mein Mann und ich, ob es sinnvoll ist, wenn ich gleichzeitig damit aufhöre, unsere Tochter Violetta, zehn Monate, abends zu stillen?
Im Moment sehen unsere Abende so aus: Sie bekommt ihren Schlafanzug an, das Zimmer wird verdunkelt, die Lampe ausgemacht und dann stille ich sie dort (etwa um 19.00 Uhr). Sie trinkt und ist fast am Einschlafen, wenn ich sie ins Bett lege. Ich verstehe jetzt, dass dies ein Problem darstellt – dass sie an der Brust beinahe einschläft, bewirkt ja sicherlich, dass sie später wieder die Brust haben will, um einschlafen zu können.
Aber was können wir tun? Sollen wir versuchen, ihr abends Brei zu geben – oder entsteht dabei dasselbe Problem, dass sie nur einschlafen kann, wenn sie vom dicken Brei schön satt ist? Sie isst nicht sehr gut, unsere kleine Dame. Sie hat in den letzten fünf Monaten nur 800 g zugenommen. Sie wird beim Essen schnell rastlos und gelangweilt, wenn dabei nichts los ist. Wenn wir essen gehen, kann sie unendlich viel essen, aber zu Hause nur wenig.
Dass sie nicht so gut schläft und nachts noch gestillt wird, bewirkt vermutlich, dass sie tagsüber keinen großen Appetit hat. Sollen wir die Brustmahlzeit um 19 Uhr nun lieber weglassen?

FAQs

Anna:
Die kleine Violetta braucht deutliche Grenzen zwischen den verschiedenen Programmpunkten – entweder isst sie, oder sie schläft. Man sollte dies und jenes nicht mischen. Deshalb sollte sie auch nicht mehr an deiner Brust halbwegs einschlafen. Ich finde absolut, dass du sie abends, als Gute-Nacht-Trunk, noch stillen kannst, aber nicht im Zimmer, wo sie schlafen soll, sondern auf der Couch zum Beispiel und mit einigermaßen heller Beleuchtung. Und dann soll das Lachen das Letzte sein, was sie an diesem Tage macht – den ganzen Weg bis ins Bett hinein!

Sie wird deutlich mehr Appetit bekommen, wenn sie nachts nicht mehr gestillt wird, aber es wird etwa drei Tage dauern, bis sie richtig einsieht, dass sie Hunger hat. Wenn du dir Sorgen machst, dass sie abends vielleicht nicht mehr ausreichend viel Brustmilch bekommt, dann gib ihr die Flasche. Der kleine Magen soll ja satt und zufrieden sein. Überspringe auf keinen Fall den Gute-Nacht-Trunk!

Dass sie besser isst, wenn ihr unterwegs seid, kann einfach daran liegen, dass sie auf dem Weg dorthin frische Luft bekommt, dass Mama gute Laune hat und dass alles wie ein kleines Märchen erscheint. An der Brust zu trinken ist nicht immer so toll, gerade dann nicht, wenn man keinen richtigen Hunger hat. Aber sie wird immer mehr Hunger bekommen, im Takt mit dem immer besseren Nachtschlaf und dem fester werdenden, durchdachten Schema, bei dem die Mahlzeiten in einem Abstand von etwa dreieinhalb Stunden serviert werden (der Gute-Nacht-Trunk bildet hier die Ausnahme, er kann näher an die letzte Tagesmahlzeit gelegt werden). Mit steigendem Appetit wird die Kleine schon bald mehr und auch schneller essen. Eine halbe Stunde, nicht mehr, solltest du jetzt für eine Mahlzeit berechnen.

Aa in der Nacht

Wir überlegen, wie wir am besten vorgehen, wenn Assar, neun Monate, in der Nacht sein großes Geschäft macht?

Anna:
Wenn der kleine Assar nachts Aa machen sollte, wickelst

du ihn einfach im Bett! Ohne zu reden, nur mit dem Licht vom Flur, leg ihn danach zurecht, gib ihm einen Fächer und geh leiernd hinaus. Nimmst du ihn hoch, glaubt er entweder, dass es morgens ist oder dass er vor dem bösen Wolf, der noch ganz in der Nähe herumlungert, gerettet werden muss. Aber nichts davon ist wahr, und wir wollen doch nicht darauf hereinfallen, oder? Bald, wenn die festen Zeiten und die feste Routine stabiler werden, wird er nachts nicht mehr sein großes Geschäft erledigen, sondern (vermute ich ganz stark) eher um etwa 10 Uhr vormittags!

Tagesschläfchen im Bett

Es ist immer schwieriger geworden, unsere kleine Magdalena, neun Monate, dazu zu bringen, tagsüber im Kinderwagen zu schlafen, obwohl wir uns felsenfest an die festen Zeiten halten. Sie ist einfach zu groß geworden. Deshalb haben wir überlegt, dass wir in den nächsten Tagen damit anfangen wollen, sie auch tagsüber in ihr Bett schlafen zu legen. Aber wir haben ganz große Angst davor, den schönen Nachtschlaf damit aufs Spiel zu setzen. Kann das Schlafen im Gitterbett am Tage den Nachtschlaf gefährden – wenn sie dann vielleicht nicht einschlafen will oder so ...?

Anna:
Du musst dich nicht – oder richtiger ausgedrückt: Du darfst dich nicht unsicher fühlen, wenn es um die Schlafphasen am Tage im Gitterbett geht. Denn sie würde sofort deine Unruhe spüren, Gefahr wittern und glauben, dass etwas nicht in Ordnung ist. Hülle dich also in eine Haltung der Selbstverständlichkeit! Es wird ihr gefallen, dass sie nun mehr Platz bekommt. Präsentiere die Neuigkeit voller Freude: »Heute wirst du *hier* deinen Mittagsschlaf machen! In deinem tollen *Bett*!« – als würdest du ihr damit einen riesigen Gefallen tun.

Übe noch eine Leier ein, die nicht das Wort »Nacht« enthält, und gib sie ihr, wenn du gehst bzw. wenn du gegangen bist. Der Raum sollte möglichst kühl sein, und unterscheide den Tagesschlaf vom Nachtschlaf, indem du sie in ihrer normalen Kleidung schlafen lässt. Es sollte im Zimmer nicht ganz dunkel sein, und mehr Geräusche sollten im Haus zu hören sein. Sie soll das Gefühl haben, dass sie im Zentrum des Ge-

FAQs

schehens nur ein kleines Nickerchen macht. Sie soll dich nicht sehen, aber sehr wohl hören können. Mach Musik an! Scheppere in der Küche herum! Und sammle alle Unruhewölfe ein, die in der Nähe ihres Bettes umherschleichen, und schmeiß sie hinaus!

Gezwungen, ihn hochzunehmen

Vor drei Wochen haben wir mit der DurchschlafKur angefangen. Unser Markus ist neun Monate alt. Am Anfang verlief alles genau nach Plan. Auch das Tagesschema konnte eingehalten werden und funktionierte perfekt. (Ich muss zugeben, dass ich ein paar Nächte an der Leier hängen geblieben bin und mich irgendwann aus dem Zimmer schleichen musste ...).
Die Probleme fingen dann vor ein paar Tagen an. Die Windel lief über! Markus wurde wach und war ganz traurig, und ich war gezwungen, ihn im Dunkeln zu wickeln. Er hat sich aber trotzdem geweigert, weiterzuschlafen. Er wurde »hysterisch«. Und ich war gezwungen, ihn hochzunehmen und ihn zu trösten. In der darauffolgenden Nacht passiert genau dasselbe. Ich hocke da und knuffe und leiere anderthalb Stunden lang. Ich kann mich nicht vom Bett entfernen, ohne dass Markus sofort wieder total traurig wird. Das Einzige, was hilft, ist, wenn er neben Papa schlafen darf. Warum ist alles so schiefgelaufen?

Anna:
Du hast ihn hochgenommen und ihn getröstet – und hast ihn damit aus dem Bett heraus gerettet, was dazu geführt hat, dass der böse Wolf jetzt dort drin hockt. Da liegt er jetzt und sabbert. Du bist auch gründlich hängen geblieben, weil du bei ihm im Raum geleiert hast anstatt außerhalb und weil du anderthalb Stunden lang dort gehockt (?) und geknufft hast – wir sprechen beim Hinlegen in dieser Phase der Kur von höchstens zwei Minuten! Und nun glaubt der kleine Markus ganz offensichtlich, dass es gefährlich ist, wenn du gehst.

Ich muss mit dir schimpfen, weil du nicht sorgsam mit dem tollen Ergebnis, das ihr erreicht hattet, umgegangen bist, sondern anfingst, den guten Nachtschlaf deines Kindes in Frage zu stellen. Und sofort tat der kleine Markus selbstverständlich dasselbe. Er witterte ganz klar Lebensgefahr, weil du unsicher wurdest. Und das hat ihn zur Verzweiflung gebracht. Nun hat er widersprüchliche Botschaften bekommen, und die Verwirrung ist total. Du hast ihn hochgenommen und ihn von dem Ort, der sein Geborgenheit bringender und geschützter Schlafplatz sein sollte, weggebracht. Diese Geborgenheit *in sich selbst*, die er allmählich verspüren konnte, als er erfuhr, dass ihr Eltern ihn vor dem bösen Wolf schütztet – aber man hält nun mal keine Wache, indem man unter den Schlafenden umherstreift, oder? –, ist verloren gegangen, weil ihr ihm durch euer Handeln gezeigt habt, dass es lebensgefährlich ist, in seinem eigenen schönen Bett zu schlafen. Er muss in euren körperlichen Schutz gerettet werden, teilt ihr ihm durch euer Handeln nun mit, sonst kommt der böse Wolf und holt ihn. Und das ist doch gar nicht wahr!

Zurück zur Ordnung! Lest das Kapitel über die *Sicherheit*. Nur über die Sicherheit kann *der Genuss* erreicht werden, und den willst du doch deinem Kind nicht verweigern, oder?

Der Spielraum von einer Viertelstunde und der Wecker

Meine Tochter Amelie, ein Jahr, wird oft schon um 5.30 Uhr wach und heute schlief sie erst um 7.10 Uhr wieder ein. Ist dies eine Situation, in der ich vom viertelstündlichen Spielraum Gebrauch machen darf, damit sie bis 7.45 Uhr weiterschlafen kann, obwohl wir eigentlich immer um 7.30 Uhr aufstehen?
Wenn sie um etwa 5.30 Uhr wach wird, meckert sie mehr, als dass sie weint. Sie wird von allein wieder still und sagt dann nichts, bevor sie nach einigen Minuten wieder meckert. Schließlich fängt sie dann an zu weinen. Soll ich ihr sofort, wenn ich höre, dass sie wach wird, eine Leier geben, oder soll ich sie in Ruhe lassen? Ich habe verstanden, dass man aufpassen muss und die Kinder nicht unnötig stören sollte, und es ist ja sicherlich am besten, wenn sie ohne meine Hilfe wieder einschläft ...

Anna:
Ja, es sind genau solche Situationen, in denen du vom viertelstündlichen Spielraum Gebrauch machst – je nach den Bedürfnissen des Kindes.

FAQs

Ganz toll, dass sie von selbst wieder einschläft! Dann wird sie schon bald die »Wolfsstunden-Lücke« überbrücken.

Am frühen Morgen denkt sie sicherlich, dass sie nach einer relativ langen Nacht schon ausgeschlafen hat, aber das hat sie nicht. Noch nicht. Deshalb finde ich, dass du ihr sofort deine Leier geben sollst, das wäre in dieser Situation genau richtig, auch wenn sie noch gar nicht traurig geworden ist. Die Leier gibst du nur mal kurz zur Information – fast wie im Vorbeigehen, aber trotzdem deutlich, eine nette Leier, vier Mal wiederholt. So teilst du ihr mit, dass der Morgen noch nicht angefangen hat. Danach lässt du sie in Ruhe. Nicht, dass ich den Eindruck habe, dass du dich zu stark auf sie konzentrierst, aber es sollte ihr jetzt auch nicht gelingen, dich auf schleichende Weise einzunehmen. Deshalb empfehle ich, dass du dich beispielsweise an das Konzentration erfordernde Putzen deiner Küche machst!

Für so große Kinder wie deine kleine Amelie (und für ältere) kann ein Wecker ein sehr gutes Hilfsmittel sein. Man kann gemeinsam mit der Kleinen einen tollen Wecker kaufen und ihn zum besten Freund der Familie ernennen. Er wird irgendwo aufgestellt, wo sowohl das Kind als auch du selbst ihn morgens gut hören kannst, und auf sein Klingeln stürzt du zum Kind hinein und veranstaltest ein tolles und fröhliches »Guten Morgen«. Das Kind lernt ganz schnell, dass der neue Tag anfängt, wenn der Wecker klingelt – vorher nicht. Und dann streicht man natürlich die informative Leier, die nicht mehr gebraucht wird.

Erst im Kinderwagen fahren, dann knuffen

Könnte es klappen, wenn ich deine »Kinderwagen-Kur« für etwa vier Monate alte Babys bei meinem Sohn Benjamin, sieben Monate, durchführe, um dann später zum Knuffen im Gitterbett überzugehen? Ist es vielleicht sinnvoller, wenn ich mich eher auf das Trainieren des Knuffens konzentriere, oder kann ich es mit dem Kinderwagen versuchen?

Anna:
Ja, das hört sich gut an. Meistens geht man eine Kur auf genau diese Weise an, weil das Beruhigen im Kinderwagen eine so dankbare Aufgabe ist

(finde ich auf jeden Fall). Aber es gilt, die richtige Technik zu finden! Lies das Kapitel über den *Werkzeugkasten*, dort steht sie beschrieben.

Jetzt ist der kleine Benjamin ja schon so groß, dass er in Bauchlage im Kinderwagen sehr beweglich ist, und deshalb solltest du ihn diskret festschnallen, wenn er nachts dort schlafen soll. Ist der Nachtschlaf dann regelmäßig geworden, kannst du problemlos zum Gitterbett wechseln. Das effektive Knuffen (das du eventuell gar nicht brauchen wirst, außer als kurze Markierung) bildet dann eine Verlängerung der Kinderwagen-Kur, bei der die Bewegungen aus dem Kinderwagen im Gitterbett nachgeahmt werden.

Wenn du deinem Benjamin das allererste Mal im Kinderwagen bzw. durch Knuffen zur Ruhe verhilfst, wird es etwas Zeit brauchen, bevor er kapiert, was nun vor sich geht, und er wird erst mal eine ganze Reihe von Fragen haben. Lass dich dadurch nicht abschrecken. Lies und lies, so dass du so gut, wie es nur geht, vorbereitet bist. Seine Fragen solltest du ruhig und ohne Zweifel und Geborgenheit bringend beantworten können in deiner Handlung, bis er zeigt, dass er zufriedenstellende Antworten auf seine Fragen bekommen hat. Dann reagiert er – endlich – mit Erleichterung.

Und du wirst allmählich deine Belohnung ernten können. Eine Reise in ein gutes und neues Leben für euch alle fängt an, und dieses Ziel liegt schon so nah, dass du es dir ständig vor Augen halten kannst. Du wirst deine Kraft, deine Lebenslust und deinen Schlaf wiedergewinnen! Du wirst glücklich dasitzen und darüber grübeln, was du mit all deiner freien Zeit anstellen sollst. Solche Sorgen möchte man doch haben, nicht wahr!

Gewohnheitstiere

Am kommenden Mittwoch, mitten in unserer Folgewoche, muss ich weg, weil ich etwas erledigen muss. Ich schaffe es, die kleine Annika, sieben Monate, vorher hinzulegen, aber was passiert, wenn sie wach wird? Kann der Papa ihr eine Leier geben – oder wird es sie verwirren? Wie verhält man sich nach der Folgewoche, wenn das Kind dann doch mal aufwacht? Und in etwa vier Wochen fahren wir für ein Wochenende weg. Wie wird es funktionieren, wenn wir unterwegs sind und auch nachts außerhalb schlafen? Wird die Leier auch funktionieren, wenn sie in einem fremden Bett schläft?

Anna:
Papa kann ja jetzt schon mal zwei Nächte übernehmen, wenn er es nicht schon gemacht hat (... warum hat er das eigentlich nicht?). Er muss seine Gute-Nacht-Leier einüben. Er soll genauso gut wie du leiern können – und genauso effektiv. Er kann eine eigene Leier haben und soll damit einen Dialog mit der kleinen Annika einleiten können und wirklich das Gefühl haben, dass er sie erreicht. Es ist wichtig, dass ihr sie am nächsten Morgen beide zusammen herrlich begrüßt, euch der Kleinen gegenüber gegenseitig bestätigt – dass ihr zu zweit seid beim Fernhalten der bösen Wölfe.

Das Magische an der DurchschlafKur sind die festen Zeiten. Kleine Kinder sind Gewohnheitstiere. Sie sind sehr flexibel in Bezug auf Orte und Menschen, aber sie sind überhaupt nicht flexibel – außer beim viertelstündlichen Spielraum – wenn es um die Essens- und Schlafzeiten geht. Es ist erstaunlich, wie entscheidend wichtig die feste Routine für kleine Kinder schon ab einem Alter von zwei Monaten ist, und dies sollte ernsthaft respektiert werden. Die kleine Annika wird also an jedem Ort schlafen können, jedermann wird sie schlafen legen können, und sie wird die Leier dort, wo sie liegt, auch annehmen – doch sollte man dafür sorgen, dass ihr ein Gitterbett bzw. ein Reisebett zur Verfügung steht – wenn nur *die Zeiten* gleich bleiben. Habt immer euer Schema vor Augen! Und informiere alle Beteiligten im Voraus. Gebt ihnen eventuell das Schema schriftlich.

Frisch und munter – nach dem Hinlegen

Wenn ich unseren kleinen Paul, sechs Monate, abends hinlege, ist er oft ganz müde, nachdem er seine Abendmahlzeit bekommen hat. Aber wenn ich ihn dann in seinem Bett zurechtlege, wird er plötzlich frisch und munter und fängt an, zu erzählen. Soll ich ihn dann einfach in Ruhe lassen und nichts machen? Meistens schläft er nach einigen Minuten von selbst ein. Oder soll ich ihm eine bestätigende Leier geben, sobald er still wird?

Anna:
Wenn er abends fröhlich vor sich hinbrabbelt, dann stör ihn nicht. Das Wichtigste ist nicht, dass er jede Minute, die er dem Schema zufolge schlafen soll, auch schläft. Das Wichtigste ist, dass er die Voraussetzungen dafür hat. Gib ihm diese, mit eurem gewöhnlichen Abendritual und anschließendem Gute-Nacht-Lachen, wonach du ihn ins Bett bringst, ihn zurechtlegst und ihm deine Leier gibst – auf dem Weg hinaus und vor der Tür. Schläft er ein, nachdem er die ganze Zeit fröhlich war, braucht er keine Bestätigung. Denn so wird er auch fröhlich wieder aufwachen!

Fortsetzung
Wir bringen ihn um 20 Uhr ins Bett, und er wird dann etwa um 23 Uhr wieder wach. Vorher ist er mehrmals halbwegs wach, und ich bin sofort auf dem Weg, aber merke, dass er still wird, schon bevor ich in sein Zimmer komme. Und ich bin überglücklich! Wenn er dann richtig wach wird, gehe ich zu ihm hinein – er weint, nicht verzweifelt, sondern nur ein bisschen traurig. Ich gebe ihm die Gute-Nacht-Leier, aber darauf protestiert er lauthals. Sollte ich vielleicht weiterleiern und dabei versuchen, ihn zu übertönen? (Ich muss die ganze Zeit immer an meinen armen Mann denken, der um 6 Uhr aufstehen und zur Arbeit muss ...) Stattdessen knuffe ich ihn also, und es gelingt mir meistens, ihn zur Ruhe zu bringen.

Anna:
Es ist doch kein Wunder, dass er lauthals protestiert, wenn du plötzlich zu ihm hineingestürzt kommst und dort drinnen mit deiner Leier anfängst! Was willst du denn dort drinnen? Wundere ich mich – und er auch!

Gib ihm deine Leier an der Türöffnung und während du dich wieder entfernst! Vielleicht stört es deinen Mann, damit muss er aber während der Kur leben. Männer können übrigens – genau wie kleine Kinder – ihre Ohren ganz einfach »abschalten«, wenn sie wissen, dass sie keine Verantwortung für das Geschehen um sie herum tragen müssen.

Geh nur hinein, wenn eine Krise entsteht, und hier meine ich wirklich *Krise*. Leg ihn dann mit Bestimmtheit zurecht, halte ihn einige Sekunden lang mit dem Fächer an seinem Platz, und geh dann leiernd hi-

FAQs

naus und von der Tür weg. In dieser Weise greifst du aber nur ein einziges Mal pro Wachphase ein! Und dann nur noch eine zusätzliche Leier (nach der Leier beim Hinausgehen), und gerne etwas weiter weg. Warte ab und horche – stürze nicht wieder hinein. Du musst ein größeres Vertrauen in dein Kind entwickeln! Und, wenn ich es sagen darf, ihm Respekt zeigen!

Fortsetzung
Ich habe dir vor einigen Tagen geschrieben, weil unser Sohn auch nach beendeter Kur oft wach wird. Du hast geantwortet, und ich habe verstanden, dass ich auf keinen Fall zu ihm hineingehen soll, sondern nur an der Türöffnung leiern. Letzte Nacht hat er so toll geschlafen wie noch nie zuvor in seinem ganzen Leben. Ich freue mich riesig über unsere enormen Fortschritte.
Jetzt sind wir bei der siebten Nacht angelangt, und die ist die bisher schlimmste ... Er ist oft wach geworden, und um etwa 3 Uhr fing er richtig laut an zu schreien. Er schrie über eine Stunde lang (ich habe ihn noch nie so gehört). Ich war den Tränen nahe und so verzweifelt, dass ich ihm den Schnuller gegeben habe. Ich weiß, dass ich damit einen großen Fehler gemacht habe, und es bereitet mir Bauchschmerzen. Ich kann an gar nichts anderes mehr denken und fühle mich als Mutter vollkommen wertlos. Vielleicht habe ich alles kaputt gemacht – er ist ja in den sieben Kurnächten ziemlich oft aufgewacht, aber nicht mehr zwei Mal die Stunde, wie vor der Kur. Was muss ich jetzt tun?

Anna:
Brich nicht zusammen! Erstens ist die Kur noch nicht abgeschlossen – ihr befindet euch mitten in der Folgewoche, und die Arbeit geht weiter, ruhig und gelassen. Zweitens hat dein kleiner Sohn einen kleinen Rückfall erlitten, und das ist so normal, dass es fast schon zur Kur dazugehört. Es scheint fast so, als müssten die kleinen Kinder noch ein letztes Mal in das Elend, das vor der Kur herrschte, hinabtauchen, bevor sie es für immer hinter sich lassen können. Was dich verwirrt hat, war, dass du nicht wusstest, was du machen solltest, aber das weißt du doch – eigentlich! Lies und lies noch mal, und mach weiter so! Du musst nur weiterhin an der Haltung der Selbstverständlichkeit festhalten, ein bisschen konsequenter werden (doch, das schaffst du schon!) und immer

daran denken, worum es geht: Der kleine Paul soll seinen guten Nachtschlaf bekommen. Damit machst du ihm ein Geschenk fürs Leben.

Sollte er wider jede Vermutung doch noch anfangen, lauthals zu schreien, obwohl du nicht mehr zu ihm hineinstürzt, kannst du immer noch zum Fächer als *Krisenwerkzeug* greifen. Lies dazu noch einmal das Kapitel *Der Werkzeugkasten*!

Du darfst dich *nicht* wie eine schlechte Mama fühlen. Das macht doch keinen Menschen froh, am allerwenigsten den kleinen Paul. Schaff den Schnuller ab, schmeiß ihn weg und vergiss ihn. Hab Vertrauen in dich selbst. Du bist der beste Freund deines Kindes in der ganzen weiten Welt. Betrachte dich stattdessen als solchen! Und denk daran: Einmal ist keinmal. Zweimal ist eine schlechte Gewohnheit ...

Auf der Flucht

Letzte Nacht passierte etwas, das ich schon lange befürchtet hatte. Meine Tochter Isabelle, 17 Monate, kletterte aus ihrem Gitterbett heraus und verließ ihr Zimmer! Wieder hinlegen ging nicht, und als sie lange und heftig geschrien hatte, dachte ich, dass es keinen anderen Ausweg gäbe, als sie bei mir im Bett schlafen zu lassen, und dort wühlte sie dann zwei Stunden lang herum, bevor sie endlich einschlief. Jetzt weiß ich nicht, was ich machen soll. Ich habe Angst vor dem Hinlegen heute Abend, da ich gar nicht weiß, wo ich sie hinlegen soll. Denn jetzt hat sie ja wohl begriffen, dass sie einfach aus ihrem Bett herausklettern kann ...

Anna:
Wie du gemerkt hast, ist es keine gute Idee, sie mit zu dir ins Bett zu nehmen. Dort schläft sie nicht besser. Ihr Ziel war gar nicht die Flucht, und es war auch nicht die Sehnsucht nach Mama und dem Ehebett, die sie dazu brachte, das Bergwandern anzufangen. Es war das Klettern an sich. Steck also deine Panik zurück in die Schublade, leg sie wie immer in ihr Bett und gib ihr dann eine besondere kleine Mini-Kur, die dieses Problem ganz schnell lösen wird!

Leg sie zurecht – so, wie du meinst, dass es am besten funktioniert –

und halte den kleinen Körper mit beiden Händen etwa zehn Sekunden lang an seinem Platz, ohne etwas zu sagen (der Fächer). Der Raum sollte dunkel sein. Abschließend gibst du einen kleinen Extradruck, dann richtest du dich auf und gehst sofort, ohne dich umzudrehen und ohne an der Türschwelle zu zögern, während du mit deiner Gute-Nacht-Leier anfängst. Die Leier sollte singend, rhythmisch, Punkt setzend, bestimmt, sicher und ausreichend lang sein. Sag sie vier Mal auf, ohne Pause dazwischen. Nun setzt du dich in die Türöffnung, so dass sie dich sehen kann, und dort beschäftigst du dich mit etwas, das *nichts* mit ihr zu tun hat. Sobald sie versucht, aus dem Bett zu klettern, gehst du sehr schnell hinein, ohne etwas zu sagen, legst sie wieder hin und machst weiter wie vorher. Und so fährst du fort, bis sie ihre Versuche einstellt. Ruft sie und verlangt nach verschiedenen Sachen, antwortest du mit derselben Leier wie gehabt. Früher oder später wird sie nachgeben und einschlafen.

Kommt sie später in der Nacht angeschlichen, um dich aufzusuchen, nachdem sie so tüchtig war und es geschafft hat, aus dem Bett zu klettern, gilt es, sie sofort wieder zurückzubegleiten (sie soll selber gehen) und die Prozedur nochmals zu wiederholen. Schieb einen Stuhl an ihr Bett heran und lass sie selber wieder hineinklettern. Es wird etwas Zeit und Mühe kosten. Gib dann noch deinen abschließenden Druck und geh, indem du deine Leier freundlich, aber bestimmt vier Mal aufsagst.

Das Aus-dem-Bett-Klettern ist ein beliebtes Hobby unter den Kleinen, aber es wird nach ein paar Nächten vorübergehen – besonders wenn sie tagsüber extra viele Gelegenheiten zum Klettern bekommt: an einer kleinen Leiter oder warum nicht einer ganzen Kletterwand?!

Alter Mann

Kann man deine DurchschlafKur auch bei etwas größeren Kindern anwenden, oder sollte man sie dann irgendwie anpassen? Unser Albert ist 14 Monate alt.
Mein Sohn schläft meistens auf meinem Schoß ein, nachdem er seine Abendflasche getrunken hat. Aber auch sonst klappt das Hinlegen meist gar nicht so schlecht. Es ist aber etwas schwieriger geworden. Problematisch wird

es eigentlich erst in den frühen Morgenstunden, wenn er wach wird, sofort richtig munter ist, und es uns nicht gelingt, ihn zum Weiterschlafen zu bringen. Sobald er wach wird, stellt er sich im Bett hin und meckert am Fußende seines Bettes stehend los. Ziemlich schnell geht das Meckern in Weinen und Schreien über. Wenn ich hineingehe, mich neben sein Bett setze und ihm über den Rücken streichle, beruhigt er sich recht schnell, aber sobald ich meine Hand wegnehme, steht er wieder auf und ist hellwach! Dabei ist es egal, ob ich fünf, 35 oder 55 Minuten dort gesessen habe. Er schläft einfach nicht wieder ein. Oft geben wir auf (wir schaffen es nicht, jede Nacht mehrere Stunden neben seinem Bett zu verbringen) und nehmen ihn mit in unser Bett.

Anna:
Natürlich kannst du die Kur bei einem so alten Mann durchführen! Nur das Knuffen würde ihn möglicherweise total verwirren, weil er schon so groß ist und wohl noch nie in seinem Leben so etwas erlebt hat. Er würde sich wundern, ob du wirklich noch alle Tassen im Schrank hast ... Deshalb geht es bei ihm um das Zurechtlegen und die stetige, gut eingeübte, effektive Gute-Nacht-Leier. Lies und lies und lies, lerne und übe und bereite dich geistig darauf vor!
 Bei ihm zu sitzen ist keine gute Idee, wie du schon gemerkt hast. Es führt nur dazu, dass er denkt, der böse Wolf würde ihn holen, sobald du weggehst. Er kann nicht von selbst wieder einschlafen – er traut sich nicht. Und sein Schlaf ist ja nun mal sein eigener. Du kannst das Schlafen nicht für ihn übernehmen. Er braucht Hilfe – und Vertrauen! –, damit er schlafen und wieder einschlafen kann, *geborgen in sich selbst.*

Fortsetzung und Ende
Ich kann gar nicht ausdrücken, wie dankbar ich bin, dass du eine so gute Methode entwickelt hast! Als wir vor knapp einem Monat angefangen haben, waren wir ja jede Nacht wach. Die DurchschlafKur hat in wenigen Tagen dazu geführt, dass das Hinlegen perfekt geklappt hat. Zurzeit wird er nachts immer noch hin und wieder wach, aber dann liegt er ruhig und gemütlich in seinem Bett und brabbelt ein wenig vor sich hin – ganz anders als früher, wo er sich sofort nach dem Aufwachen hinstellte und mit Flüchen um sich warf!

FAQs

Er hat sogar ein paar Mal woanders übernachtet, und es hat genauso gut geklappt. Verwandte und Freunde staunen, wenn ich sage: »Ich muss ihn mal eben hinlegen«, und dann nach einer Minute wieder da bin ...
Zusammenfassend: Es fehlt noch ein wenig, bis er seine zwölf Stunden am Stück schläft, aber es fühlt sich schon so an, als hätte die ganze Familie ein neues Leben bekommen. Und nun haben wir die Fähigkeiten und werden es bis zum Ziel schaffen!

Das ganze Haus wird wach

Wir wollen mit unserer kleinen Beatrice, sechs Monate, die Kur durchführen, aber dann wird sie doch sicherlich das ganze Haus aufwecken. Sie hat einen großen Bruder, Malcolm, der gut zwei Jahre alt ist. Er schläft gut. Wir möchten, dass sie beide in einem Raum schlafen, aber das geht wohl nicht, oder?

Anna:
Während der Kur sollte sie selbstverständlich von ihrem Bruder getrennt schlafen, am besten in einem Raum für sich allein oder abgeschirmt durch einen Vorhang von der Zimmerdecke bis zum Fußboden, so dass sie nicht durch die Nähe anderer gestört wird. Aber schon während der Folgewoche, wenn sie allmählich die ganze Nacht durchschläft, kann sie bei ihrem Bruder im Zimmer schlafen – vorausgesetzt, dass ihr auch diesen Raum verdunkeln könnt.

Der Beschützerinstinkt ist bei kleinen Kindern sehr stark. Der kleine Malcolm wird sicherlich aufwachen, sobald seine kleine Schwester eine Leier »fordert« – aber nur, um sicherzugehen, dass andere, d. h. ihr lieben Eltern, die doch die Überlebensgaranten seid, sich darum kümmern, so dass er es nicht tun muss. Wenn er festgestellt hat, dass seine Schwester auf Geborgenheit bringende Weise umsorgt wird, d. h. dass sie entsprechende Antworten auf ihre beunruhigten Fragen bekommt, wird er beruhigt weiterschlafen. Später könnte sogar der Himmel herunterfallen, ohne dass er davon wach werden würde!

Für Anna von Maria

Ich fühle mich so frustriert und muss einfach erzählen, was ich heute erlebt habe! Ich unterhielt mich mit einigen Eltern, die alle ein Kind im Alter von zwei bis drei Jahren haben. Sie beklagten sich, dass sie gar keine Zeit mehr hätten, um fernzusehen. Ich verstand nicht, dass sie abends keine Zeit hätten, nachdem die Kinder ins Bett gebracht waren. Aber es verhielt sich offensichtlich so, dass die Kinder erst um etwa 22 – 22.30 Uhr ins Bett kamen! Sie stehen trotzdem gegen 7.00 Uhr auf, und dann schlafen sie nur noch eine Stunde um die Mittagszeit herum. Ich wäre beinahe umgefallen. Eines der Kinder, die bis 22.30 Uhr aufblieben, litt unter »Nachtschreck« und bekam deswegen Beruhigungsmittel! Dem Arzt zufolge könnte der »Nachtschreck« bis zu einem Alter von etwa sechs Jahren andauern.

Es macht mich so traurig, sauer und wütend, dass ich gar nicht mehr weiß, was ich machen soll. Als die Eltern merkten, dass ich beinahe umkippte, haben sie nur zu meiner Beruhigung erzählt, dass die Kinder trotz allem sehr fröhlich und munter seien. Sie bräuchten eben nicht mehr Schlaf, ganz einfach! Aber im nächsten Atemzug beklagten sie sich darüber, dass die Kinder nicht eine Sekunde still sitzen könnten und öfters halbverrückte Anfälle bekämen. Bei einem der Kinder wäre noch zu klären, ob es an ADHS leidet! Es hätte vielleicht einen kleinen Hirnschaden, hatte der Kinderarzt im Beratungszentrum gemeint. Ich konnte es einfach nicht glauben. Mein Gott, was geschieht bloß mit den Kindern in unserer Gesellschaft?!

Wir sind bestimmt schon eine ganze Horde, die dir und deiner Durchschlaf-Kur sehr viel zu verdanken haben. Um der Kinder willen wünsche ich von ganzem Herzen, dass es noch viel, viel mehr werden.

Epilog

Viele Jahre lang habe ich jede zweite Woche zwei Kinder im Alter zwischen fünf und elf Monaten hier bei mir empfangen. Älteren Kindern habe ich in der Regel bei ihnen zu Hause das Schlafen beigebracht, weil Kinder, die über ein Jahr alt sind, von ihrer »Herde« stark geprägt sind und verwirrt reagieren, wenn die Eltern und das Zuhause gleichzeitig außer Sichtweite verschwinden – etwas, das man im Übrigen auch in Zusammenhang mit der in Schweden üblichen, aber viel zu frühzeitigen Unterbringung in Kindertagesstätten bedenken müsste.

Vor der ersten Nacht, um die ich mich alleine kümmere, während die Mutter die Nacht woanders verbringt, erkundige ich mich, wie das Leben des Kindes sich bisher gestaltet hat. Damit schaffe ich mir eine Grundlage für ein Schema, das ich im Laufe der Nacht aufstelle.

Die Kinder und Eltern, die zu mir kommen, sind in einem Muster stecken geblieben, in dem sie nun alle dieselben negativen Erwartungen hegen, die sich dann auch jede Nacht nicht nur gegenüber ihnen selbst, sondern auch gegenüber anderen erfüllen. Dieses Muster muss unterbrochen werden.

Meine DurchschlafKur ist *keine* kurzsichtige Bananen-Diät (»Ich aß eine Banane, und dann wog ich mich, aber ich hatte kein einziges Gramm abgenommen!«). Sie ist eine *Lebensphilosophie*. Man muss sich mit zweifelsfreiem Vertrauen in mich, in das Kind und in sich selbst wappnen. Die DurchschlafKur verhilft dem Kind nicht nur zu einem etwas weniger schlechten Schlaf als vor der Kur, worauf die Eltern sich allerhöchstens getraut haben zu hoffen, sondern sie *verändert das Leben*.

Die Kinder, die zur mir kommen, sind ohne Ausnahme übermüdet. Sie sind blass und quengelig, oft noch auf tapfere Weise fröhlich, was aber viel zu kurz anhält, und sie haben fast immer traurige, dunkle Ringe unter den Augen. Sie zeigen kein großes Interesse an Brei, Mus oder anderem Essen. Sie haben sich zu jeder Tages- und Nachtzeit mit viel zu kleinen und viel zu unregelmäßigen Mahlzeiten an Mamas Brust über Wasser gehalten. Einige sind in der Regel fünf bis sechs Mal während einer neunstündigen Nacht wach geworden, andere bis zu 25 Mal. Den Rekord hatte ein kleines, acht Monate altes Baby inne, es wurde letztendlich 36 Mal wach und schrie voller Panik! (Die Panik entstand nach zwei Wochen beharrlicher Versuche, die 5-Minuten-Schrei-Methode durch-

Epilog

zusetzen.) Die Kleine wurde vor diesen Versuchen nachts ungefähr dreimal pro Stunde von ihrer Mama gestillt.

Allen Kindern, die ich hier bei mir empfangen habe, gemeinsam ist die Tatsache, dass sie nie mehr als zwei, höchstens drei Stunden am Stück geschlafen haben. Somit haben es die Mütter seit Monaten auch nicht mehr. Aber die Mütter hatten hoffentlich eine Kraftreserve von vor der Geburt des Kindes, aus der sie noch schöpfen konnten. Das Kind, das sein ganzes kleines Leben lang – außer in den ersten »Flitterwochen« – zu wenig Schlaf bekommt, hat gar keine Chance gehabt, auch nur die kleinste Reserve aufzubauen. Die Kraft, die die Kleinen noch aufbringen können, wird immer geringer, und schließlich – nach acht bis neun Monaten, wenn nicht schon eher – sehen die Eltern, die sich bisher um den eigenen Schlafmangel und den bröckelnden Alltag Sorgen gemacht haben, ein, dass dies *dem Kind* nicht guttut.

Viele haben sich hilfesuchend an die Familienberatungsstellen gewandt und fanden die angebotene Hilfe oft verwirrend. Man hat ihnen erklärt, dass Kinder nun mal sehr verschieden seien; nicht alle hätten den gleichen Schlafbedarf; kleine Kinder nähmen sich selbst den Schlaf, den sie brauchen; das Kind sei außergewöhnlich sozial veranlagt; so seien kleine Kinder eben; das Kind gehöre an Mamas Brust usw. usw. usw. Viele haben eine schriftliche Anleitung zur 5-Minuten-Schrei-Methode bekommen, haben es damit versucht, aber wegen des hysterischen Schreiens des Kindes wieder aufgegeben. Manche sind hart geblieben und mussten feststellen, dass der wenige Schlaf, den das Kind vorher doch noch einigermaßen regelmäßig bekam, auch zerstört wurde. Einige wurden an einen Kinderpsychologen überwiesen, der ihnen auch nicht weiterhelfen konnte. (Man muss hier bedenken, dass diejenigen, die wirklich Hilfe bekamen, natürlich nicht zu mir gekommen sind.) Anderen wurden »beruhigende Tropfen« empfohlen – Neuroleptika, die in etwa so beruhigend wie eine Narkose sind. Letztendlich haben sich viele Eltern geweigert – sie wollten ihre Säuglinge nicht dopen.

»Meine« Mamas erzählen mir, wie sie ihre Nächte am liebsten gestalten möchten, und auch wenn keine von ihnen glaubt, dass dieser Traum jemals in Erfüllung gehen wird, motiviere ich sie dazu, sich konkrete Überlegungen zu machen. Welche Uhrzeiten passen der Familie am besten? Welche Tendenzen zeigt das Kind selbst – morgens müde, abends munter, oder umgekehrt? Denn später wollen wir ja für lange Zeit nicht am Schema rütteln. Und nur so können wir das Chaos in Ordnung verwandeln: Die kleinen Kinder müssen ganz klar wissen, was Gültigkeit hat. Und ich kann euch allen versichern:

Das meiste, was mit Kindern zu tun hat, ist viel einfacher, als man denkt, wenn man nur ein klares Ziel vor Augen hat.

Wir rechnen zusammen aus, wie viel Schlaf das Kind bisher pro Tag bekommen hat, und es sind erschreckende Fakten, die nun auf den Tisch gelegt werden. Ein kleines, sieben Monate altes Baby, das 15 Stunden Schlaf pro Tag braucht, musste vielleicht mit zehn Stunden auskommen. Ein elf Monate altes Kind ist in etwa auf insgesamt acht bis zehn Stunden gekommen, wo es 14 hätten sein sollen. Die allermeisten Erwachsenen schlafen – brauchen! – ca. acht Stunden pro Nacht. Verglichen mit den Schlafmustern »meiner« Kur-Kinder bekämen sie also fünf Stunden Schlaf pro Nacht, höchstens; d. h. drei Stunden zu wenig, und das jede Nacht, auf unbestimmte Zeit. Diese fünf Stunden wären dabei nicht einmal zusammenhängend, sondern zwei, drei, vier oder noch mehrere Male von kleinen Wanderungen zum Kühlschrank, ein bisschen Fernsehen, hier und da ein paar Kuscheleinheiten vom Allerliebsten usw. unterbrochen worden ... Welche/r Erwachsene/r würde dies überleben? Und wie lange?

Das Abendritual fängt eine Stunde vorm Insbettbringen an. Das Kind badet, *lacht*, am besten so sehr, dass es fast platzt – das Gute-Nacht-Lachen ist genauso wichtig für das Wohlbefinden des Kindes wie der Abendbrei oder die Brustmahlzeit. Das fünf bis sechs Monate alte Kind wird dann auf den Bauch in den flachen Kinderwagen gelegt, mit einem gefalteten Laken ums Kopfende der Matratze gestopft (anstatt Kissen!). Für so kleine Kinder braucht man ein Atemüberwachungsgerät, und das müssen die Eltern mieten bzw. kaufen, bevor sie zu mir kommen. Größere Kinder werden in ein Gitterbett gelegt. Auch hier ein gefaltetes Bettlaken als »Kopfkissen«. Mama darf sich mit dem Kind auf dem Arm ein wenig mit dem Zimmer vertraut machen, die Lampe ausmachen,

Epilog

das Rollo herunterziehen und das Fenster auf Kipp öffnen. Ein eventueller Schnuller wird ein für alle Mal abgeschafft. Das Kind wird ihn schon nach einer Nacht vergessen haben.

Mama muss dann gehen, und ich lege das Kind zurecht: der kleine Körper in Bauchlage, Arme nach oben, Beine ausgestreckt, Kopf zur Seite, dünne Zudecke oder Decke darüber. Dann lege ich meine eine Hand über den kleinen Rücken und knuffe mit der anderen, zur leichten Faust geballten Hand gegen den kleinen Po. Die Bewegungen setzen sich von unten nach oben durch den ganzen kleinen Körper fort, so dass bei jedem Knuff ein kleiner Schubser durch den Körper geht. Bei jedem vierten Knuff übe ich einen weichen, aber stetigen und rhythmischen Druck über den Rücken aus, und bei Bedarf halte ich gleichzeitig meinen kleinen Finger gegen den Nacken/Kopf des Kindes gedrückt. Dieser erste *Bescheid*, den ich mit meinem Handeln gebe, kann bei einem kleinen Kind, das keine Ahnung hat, was hier vor sich geht, seine mühsamen 20 bis 45 Minuten dauern. Ich sage nichts. Es geht hier um das Kind und dessen Schlaf, nicht um mich, um Trost oder um Gefühle überhaupt. Das Knuffen bewirkt, dass der kleine Körper sich bald entspannt, welches ja eine Voraussetzung dafür ist, dass man – jedermann – schlafen kann.

Das Schreien nimmt ab, und das Kind wird still, um gleich wieder loszuschreien; neue Fragen folgen (oder sie werden wiederholt) in Form von Schreien. Ich knuffe nicht die ganze Zeit und nicht immer in derselben Weise. Je heftiger das Kind schreit, umso stetiger, deutlicher und schneller knuffe ich; je leiser es schreit, umso weicher und langsamer werden meine Knuffe. Sobald das Kind still liegt und auch schweigt, aber rechtzeitig, *bevor* es einschläft, runde ich mit einem weichen, abschließenden Druck über den Rücken ab, richte mich auf und sage eine rhythmische Gute-Nacht-Leier in einem freundlichen und sachlichen Ton, während ich den Raum verlasse. Das Kind bekommt die Leier vier Mal hintereinander serviert, eventuell auch sechs Mal: ein Mal, indem ich vom Bett durch die Tür hinausgehe und die restlichen an der Türöffnung und während ich mich von der Tür entferne.

Die Gute-Nacht-Leier, die nur in Verbindung mit dem Nachtschlaf angewandt wird, aber dann immer und immer dieselbe ist, wird schon bald reine bedingte Reflexe beim Kind auslösen: Es wird sich platt auf den

Bauch legen und einschlafen. So weit schaffen wir es natürlich nicht in der ersten Nacht, aber oft schon in der zweiten oder dritten. (Säuglinge schlafen meiner Erfahrung zufolge unschlagbar am besten in Bauchlage, und sie ändern selten diese Schlafstellung, wenn sie erst einmal auf den Geschmack gekommen sind.) Viele Eltern haben meine Gute-Nacht-Leier übernommen, sie lautet in aller Einfachheit: »Gute *Nacht*, mein *Kind*, und *schlaf* jetzt *schön*.« Man kann sie leicht und fröhlich, Geborgenheit bringend und ruhig, schmeichelnd und süß, bestimmt und leicht genervt, hell oder dunkel, laut oder leise, singend oder langweilig monoton aufsagen – je nach der Natur des »Gespräches«. Wie das Kind fragt, so bekommt es seine Antwort. Hier entsteht ein Dialog mit dem Kind.

Nach meiner Leier, die am Anfang meist zu erneutem Schreien führt, horche ich genau auf diese neuen Fragen des Kindes. Nimmt sein Schreien wieder ab? In dem Fall kann es als eine Reaktion auf den Bescheid, den ich gegeben habe, betrachtet werden, und man kann niemandem verbieten, auf etwas zu reagieren. Und das sollte man auch nicht tun, denn die Reaktionen der kleinen Kinder sollen mit Bedacht respektiert und nicht zum Schweigen gebracht werden. Oder nimmt das Schreien mit erneuten, unruhigen, verängstigten »Fragen« wieder zu? In dem Fall muss ich wieder Antworten geben – in Form von Geborgenheit bringenden Erinnerungen.

Im ersten Fall warte ich noch weiter ab und gebe dann eine so genannte *Bestätigungsleier*, wenn das Kind wirklich ganz still (aber immer noch nicht eingeschlafen) ist. Diese Leier ist ruhig und fein und erzählt dem Kind, dass alles gut und richtig ist, genau wie es sein soll: Es liegt still und kann schön einschlafen, und man hat überhaupt keine Angst vor dem bösen Wolf, weil hier nichts anderes passiert, als dass man in aller Ruhe friedlich schläft. Die Bestätigungsleier bekommt somit buchstäblich gesehen das letzte Wort, und dieses wird das Kind in den Schlaf begleiten, als Ruhe bringende *Bestätigung*.

Im letzteren Fall gebe ich, nach dem allerersten Bescheid, so viele Geborgenheit bringende Erinnerungen, wie das Kind brauchen mag, um davon überzeugt zu werden, dass ich es schaffe, den bösen Wolf in Schach zu halten. Ich lege wieder zurecht, knuffe erneut, wiederhole meine Leier, genauso viele Male, wie das Kind fragt – und noch einmal

Epilog

dazu, bis die Bestätigungsleier überzeugend den letzten Punkt setzen und das Kind schön einschlafen kann.

Kleinere Kinder im Kinderwagen beruhige ich nach demselben Prinzip durch das Hin- und Herfahren: Ich lege sie zurecht wie oben beschrieben und ziehe den Wagen in rhythmischen, schnellen Zügen hin und zurück und gebe einen spürbaren Ruck am jeweiligen Ende, so dass der kleine Körper sich sofort entspannt. Die Technik muss man üben, genau wie die Leier, und dabei immer bedenken, dass jede ängstliche und fragende Vorsicht, beim Versuch durch dein Handeln (oder Leiern) Bescheid zu geben, unmittelbar die Unruhe des Kindes verstärkt. Dann droht *wirklich* Gefahr! Je stärker die Schreie, umso stärker ist die Unruhe des Kindes und um umso stetiger, kräftiger und schneller muss man den Kinderwagen fahren. Je schwächer die Schreie, umso weicher und langsamer fährt man den Wagen, bis das Kind still wird. Und still soll es werden, entspannt und ruhig. Das ist durchgehend das oberste Ziel von allem: *Kleine Kinder sollen dort beruhigt werden, wo sie liegen*, so dass sie sich trauen, wieder ruhig einzuschlafen. Ich beende das Kinderwagen-Fahren mit einigen kleinen, schnellen seitlichen Bewegungen am Griff des Kinderwagens, während das Kind immer noch wach ist. Der große Durchbruch kommt, wenn das Kind das Einschlafen (und auch die eventuellen späteren Aufwachphasen, um die sich das Kind dann selbst kümmert) nicht mehr mit einer vielleicht drohenden Gefahr in Verbindung bringt.

In der Nacht halte ich Wache, damit ich augenblicklich dort sein und auf die allererste Frage eine Antwort geben kann, sobald das Kind aufwacht. Ich wiederhole meinen Bescheid, erinnere dann so viele Male, wie das Kind es braucht, gebe schließlich meine Bestätigungsleier und wiederhole gegebenenfalls auch diese, bis sie in aller Stille angenommen wird.

Während der ersten 12-Stunden-Nacht (oder wofür man sich nun entschieden hat) können die Kleinen voller Unruhe bis zu zehn oder 20 Mal aufwachen und ihre Fragen stellen, was dann zwischen einer halben Minute und einer Stunde am Stück dauern kann. Ich antworte genauso viele Male – und noch einmal dazu.

In der zweiten Nacht erzielen die meisten Kinder ihren bisherigen persönlichen Rekord im zusammenhängenden Schlaf, auch wenn es vielleicht nur vier bis fünf Stunden sind. Die Anzahl der Aufwachphasen und die Länge der Wachzeiten gehen um 50% zurück.

In der dritten Nacht schrumpft die kleine Statistik nochmals um die Hälfte. Jetzt schläft das kleine Kind sieben bis acht Stunden am Stück, und die Gesamtmenge des Nachtschlafes nähert sich der angedachten Menge.

In der vierten 12-Stunden-Nacht wacht das Kind noch seltener auf – ein Mal oder zwei oder drei oder auch gar nicht. Das Kind reagiert auf die Leier sofort mit Stille, auch wenn es nicht immer sofort wieder einschläft – besonders nicht während der Wolfsstunde (seufz!) am frühen Morgen. Aber das Kind fängt an, sich geborgen zu fühlen, auch in diesen schwierigen Stunden. Es glaubt allmählich daran, dass der böse Wolf in der Tat nicht kommt, und es kann nun schon das kuschelige Liegen im Bett ein Stückchen genießen. In dieser Phase ist das Knuffen vollkommen von der Gute-Nacht-Leier in ihren verschiedenen Variationen ersetzt worden. Ab hier wird das Knuffen nur noch als Krisenwerkzeug betrachtet. Denn es ist wichtig, dass man nicht beim Knuffen hängen bleibt, weil die Kleinen es ziemlich schnell als überaus angenehm empfinden, geknufft zu werden – in etwa so, wie wir Erwachsene es auch gerne hätten, wenn wir die ganze Nacht massiert werden würden ... aber das war ja nicht Sinn der Sache! Sogar die Gute-Nacht-Leier außerhalb der Tür kann sich in eine für das Kind angenehme Unterhaltungsmaßnahme verwandeln, wenn die gute Mama oder der gute Papa nicht aufpasst. Mit der Leier gibt man *Bescheid, Erinnerung* bzw. *Bestätigung* und nichts anderes. Sie soll das Kind nicht wach halten.

Das Schema, das ich für das Kind aufstelle, baut auf die beiden Tatsachen, dass das Kind ausreichend viel Schlaf und ausreichend viel Nahrung braucht. Ich fange mit dem Nachtschlaf an, der vielleicht zwischen 19 und 7 Uhr eingeplant wird. Sogar nach einer so langen Nacht werden kleine Kinder schon nach zwei Stunden wieder müde. Dorthin legen wir ein Schläfchen von 45 Minuten oder anderthalb Stunden. Natürliche Rhythmen der Schlafphasen sind genau 5 Minuten, 20 Minuten, 45 Minuten, anderthalb Stunden und 2 Stunden. Nach diesen Zeitspannen lässt sich das kleine Kind leicht wecken, wenn es nicht von selbst wach wird.

Epilog

Essen sollten alle Menschen, egal welcher Größe, in Abständen von mindestens dreieinhalb und höchstens vier Stunden, vom Anfang der Mahlzeit bis zum Anfang der nächsten Mahlzeit gerechnet, und ab einem Alter von fünf Monaten sollten die Mahlzeiten jeweils nicht länger als eine halbe Stunde, allerhöchstens 45 Minuten, dauern. Ich plane vier Mahlzeiten plus einen Gute-Nacht-Trunk in Form von Abendflasche und/oder Brust, der kurz vorm Insbettbringen gegeben wird und schon eine Stunde nach der letzten Hauptmahlzeit folgen kann. Am frühen Nachmittag wird dann ein längerer Mittagsschlaf von anderthalb Stunden, oder was zum gesamten Schlafbedarf gerade so passt, eingeplant. Ein sechs bis sieben Monate altes Baby braucht insgesamt ca. 15 Stunden Schlaf, ein sieben bis acht Monate altes 14,5 Stunden, ein neun, zehn oder elf Monate altes 14 Stunden und ein einjähriges 13,5 Stunden.

Am Morgen machen »meine« Eltern eine große und herrliche Sache aus dem Wiedersehen, das genau zur festgelegten Zeit stattfindet. Jetzt fängt ein neuer, wunderbarer Tag an! Es soll supertoll sein, wieder wach zu werden, genauso toll, wie es bald sein wird, einzuschlafen, gerade deshalb. Das Schema muss eingehalten werden, mit einem Spielraum von höchstens einer Viertelstunde in beide Richtungen, somit kann man die »Aufweckzeremonie« so legen, dass das Kind zu dem Zeitpunkt wirklich noch schläft oder zumindest leise ist (aber nicht wenn, das Kind schreit; dann geht es noch um Fragen und Antworten).

Während der DurchschlafKur durchleben die kleinen Kinder eine wahre Metamorphose. Die ersten zwei Tage werden sie so unendlich müde, wie sie es die ganze Zeit wirklich waren – eine Müdigkeit, die durch die Imperative der Natur bisher außer Kraft gesetzt wurde. Egal wie viel Unruhe, Stress und Schlafmangel kleine Kinder mit sich herumschleppen, müssen sie ja trotzdem wachsen und sich weiterentwickeln und lernen und Eindrücke aufnehmen, mit allen Sinnen auf Hochtouren, jede Minute ihrer wachen Zeit. Sie können sich keine mentale Ruhepause gönnen. Sie bekommen keine Ruhe vor ihrer eigenen, zwingenden Bestimmung. Wenn sie jetzt endlich allmählich den Schlaf bekommen, den sie brauchen, und damit auch die mentale Erholung, wird die Müdigkeit sich bald in eine gesunde Schläfrigkeit verwandeln.

Sie reiben sich die Augen und gähnen. Die Blässe verschwindet. Sie bekommen rosige Wangen.

Am dritten Kur-Tag werden die Probleme beim Essen allmählich abnehmen. Der Appetit wächst. Der kleine Magen kann einen kleinen Schock bekommen und der Stuhl etwas hart werden. Wir helfen nach, indem wir dem Kind Pflaumenmus geben, etwa ein Gläschen pro Tag. Die festen Mahlzeiten, die einen deutlichen Anfang und auch ein deutliches Ende haben – »Danke fürs Essen!« –, machen das Leben so viel leichter. Die quengelige Anhänglichkeit lässt nach. Die Kraft wird größer. Die Motorik wird sicherer. Das Kind »redet« mit neuen, vergnügten Lauten, die jetzt auch oft aus dem Bettchen zu hören sind, und etwas Schöneres kann man gar nicht zu hören bekommen. Der Mensch hat den Tag ursprünglich wahrscheinlich immer mit einem Lied begonnen!

Die Reise hierher zu mir nach Gastsjön war überaus anstrengend, während die Reise am vierten Kur-Tag in die entgegengesetzte Richtung zu einer fröhlichen und angenehmen Abenteuerreise wird. Papa, der zu Hause gewartet hat, ruft beim Wiedersehen mit seinem Kind meistens: »Das ist ja ein ganz neues Kind!« Und bald explodiert die kindliche Entwicklung förmlich. Die ganze Familie hat ein neues, positives Muster entwickelt, das genauso selbsterfüllend sein wird, wie der alte Teufelskreis es vorher war. Und alle Betroffenen werden verstehen, was ich meine, wenn ich sage: *Das Leben mit kleinen Kindern soll ein Genuss sein – und sie sollen auch selbst das Leben genießen!*

Die DurchschlafKur wird mit der Folgewoche zu Hause weitergeführt, und diese sollte so ruhig und einfach wie möglich verlaufen. Während dieser Zeit festigt sich die Routine. Vereinzelt gibt es noch kleine Überbleibsel der Unruhe: Die Wolfsstunde zwischen vier und sechs Uhr morgens ist meist noch etwas problematisch, was noch einige Wochen lang spürbar sein wird. Eine oder zwei der Schlafphasen am Tage haben noch nicht ihre endgültige und Geborgenheit bringende Form erreicht. Es kann für die Eltern verlockend sein, am Schema Änderungen vorzunehmen, bevor es sich gefestigt hat, aber das wäre für das Kind genauso ver-

Epilog

wirrend, als wenn man die Zahlen und Zeiger an der Uhr verändert, schon bevor das Kind überhaupt eine Chance hatte, die Zeiten zu lernen.

Das Kind schläft jetzt in seinem eigenen Zimmer oder in einer abgeschirmten Schlafecke mit einem Vorhang von der Zimmerdecke bis zum Fußboden, da die Nähe der Eltern das Kind sonst stören würde. Dass das Kind sie hört, macht überhaupt nichts, ganz im Gegenteil. Aber sie sehen und spüren zu können macht das Kind deutlich unruhig. Und dazu auch noch neugierig!

Diverse hartnäckige Leiden, die seit Wochen oder Monaten gelauert haben, brechen aus und verschwinden wieder. Gleichzeitig erleidet das Kind einen Rückfall oder auch zwei in seine alte, elende Überlebensangst, um sie dann für immer hinter sich zu lassen. Das Kind kann beim Insbettbringen plötzlich zusammenbrechen – *jetzt* ist das Schöne und Lustige vorbei, und es kommt nie wieder! Bald darauf sieht das Kind ein, dass es mehr davon geben wird, morgen früh und übermorgen und immer wieder ... Sein Dasein wird vorausschaubar. Das Kind schläft vergnügt ein.

Wenn »meine« Kinder nach einer Kur von insgesamt einem Monat sozusagen fertig sind und die Überlebensangst der *wirklichen* Geborgenheit gewichen ist – der Geborgenheit, die das Kind nun in sich trägt – kann es passieren, dass das Kind mitten in der lustigen Abendshow zu seinem Gitterbett hinkrabbelt oder geht, sich dort hinstellt und seine liebevollen Erzeuger appellierend anschaut: *Leg mich hin, bitte sehr!* Das Selbstwertgefühl und die Sicherheit der Eltern werden im Gleichschritt mit denen des Kindes wachsen.

Einen Monat nach Kur-Anfang ist der Groschen auf der ganzen Linie gefallen. Das Kind ist zu seinem eigenen kleinen Uhrwerk geworden. Das Schema bringt Sicherheit für alle Beteiligten. Alle zusammen haben sie nun ein angenehmes Leben, das sich planen und genießen lässt. Das Kind kann seine Tage überblicken und sie mit Freude begrüßen. Das Schreien hat ganz aufgehört. Schlafen und essen kann man jetzt an jedem Ort, wenn nur das Schema mit seinen festen Zeiten seine Gültigkeit behält. Der gute Nachtschlaf ist gekommen, um zu bleiben. Die Selbstständigkeit ist massiv. Der Sonnenstrahl des Hauses ist nicht nur ein kleiner geborgener Mensch; er oder sie ist auch ein *freier* kleiner Mensch, und jedermann kann es sehen.

Und die Belastbarkeit des Kindes ist gewachsen. Jetzt bedeutet das Zahnen kein Unbehagen mehr – aber es juckt ganz schrecklich, und deshalb ist es schön, wenn man an einer zuckerfreien Brotkruste knabbern darf. Auch die Abwehrkraft ist wiederhergestellt. Was auch kommen mag, es wird nicht mehr unübersichtlich belastend wie vor der Kur, als das kleine Kind so fertig war, dass ihm fast alles zu viel wurde (zu der Zeit, als Mama nie aus ihrem Nachthemd herauskam und beim bloßen Gedanken an eine herzliche Familienzusammenkunft oder einen fröhlichen Abend in der Stadt in Tränen ausbrach). Das Kind wird durch einen neuen Zahn, einen kleinen Anflug von Fieber oder gar vom schwierigen Balanceakt des Stehens – und Gehens – nicht überfordert. Und es wird nicht auf müden, unsicheren Beinen dahinwanken. Wenn man ausgeruht ist, findet man das Leben *einfach toll*!

Und so soll es sein. Kleine Kinder sollen unerschrocken, glücklich und fröhlich sein. Die Lebensfreude lebt in ihnen. Der Mensch mit seiner verhältnismäßig empfindlichen Konstitution hat nicht als Art überlebt, weil er schwach, hilflos oder bedauernswert war. Er hat sich nicht zum Herrscher über unsere Welt gemacht, weil er so bemitleidenswert war. Er wird nicht geboren, um unterzugehen, sondern um zu erforschen, zu beherrschen und allmählich die Wirklichkeit, die Umstände, die Welt zu verändern. Der starke Willen bei den kleinen Kindern, über den die Eltern manchmal ein wenig schimpfen, ist der Grund dafür, dass sie selbst auf dieser unserer Erde leben.

Selbstverständlich kann man meine Arbeit sabotieren. Wer darunter leiden wird, ist das Kind. Die Überlebensangst, die wir innerhalb von vier Tagen überwunden haben, kann innerhalb von vier Minuten komplett wiederhergestellt werden. Während der Folgewoche reicht hierfür die Tatsache, dass man selber anfängt, Fragen zu stellen, in der Hoffnung, dass das Kind die Geborgenheit bringenden Antworten selbst geben wird – d. h. man überträgt die eigene ängstliche und drängende Unruhe auf das Kind und bettelt nach anerkennender Zustimmung – und hier wittert das Kind sofort Gefahr. Wieder. Denn wenn die Erwachsenen nicht wissen, wie sie ihr eigenes Überleben garantieren sollen, wie können sie sich dann ums Überleben des Kindes kümmern?

Epilog

Die kleinen Kinder würden meine DurchschlafKur niemals mit so viel Dankbarkeit annehmen, wie sie es tun, sobald sie die entsprechenden Antworten auf all ihre unruhigen Fragen bekommen – und das sogar von einem wildfremden Menschen! –, wenn sie sich nicht selbst am allermeisten wünschen würden, den bösen Wolf loszuwerden und in aller Ruhe schön schlafen zu dürfen bzw. zu können.

Allen Eltern, die meine DurchschlafKur durchgeführt haben, hier bei mir oder zu Hause auf eigene Faust, ist es gelungen, den bösen Wolf wenn nicht auszurotten, dann zumindest in Geborgenheit bringender Weise in Schach zu halten. Ihre Kinder bekommen ihren Schlaf. Nacht für Nacht, jahrein, jahraus. (Meines Wissens habe ich nur bei zweien von achthundert Kindern versagt, und diese Kinder waren mit Neuroleptika behandelt worden. Sie hätten vorher entgiftet werden müssen.)

Hört sich dies alles anstrengend an? Findest du, dass meine DurchschlafKur kompliziert und fordernd erscheint? Das ist sie. Sie erfordert persönliches Engagement. Sie erfordert, dass du mit deinem ganzen Herzen, deiner ganzen Liebe und deiner vollen Konzentration dabei bist. Sie erfordert deinen unerschütterlichen guten Willen, der die Interessen des Kindes auf lange Sicht in den Mittelpunkt stellt anstelle deiner eigenen – und der in unserer Gesellschaft vorherrschenden – kurzsichtigen Interessen. Sie baut darauf, dass du dein Kind als einen Menschen aus Fleisch und Blut betrachtest und nicht als irgendein Freizeitutensil, das der launenhaften Willkür des patriarchalen Arbeitsmarktes untergeordnet wird. Kleine Kinder sind keine Schmusetiere, mit denen man in der Freizeit kuscheln kann. Sie sollen mit liebevollem Respekt – bestätigt durch dein Handeln – behandelt werden.

Die DurchschlafKur steht für eine Lebensphilosophie, die dir menschliches Einfühlungsvermögen, konstruktive Aufmerksamkeit, unverbrüchliche und persönliche Verantwortung, nachdenkliche, umdenkende und langfristige Voraussicht abverlangt. Sie erfordert, kurz gesagt, *Geborgenheit bringende Elternschaft*.

Anna Wahlgren
Gastsjön/Stockholm, Schweden, 6. 10. 2009

Claudia – die an mich in Gastsjön schrieb, nachdem sie und der Papa bei ihrem kleinen Kind mit Hilfe des ersten, schwedischen 12-Stunden-Schlaf-Buches die Kur durchgeführt hatten – werde ich nun mit Freude und Dankbarkeit das letzte Wort in diesem neuen, internationalen **DurchschlafBuch** geben:

Wir sind total sprachlos über den Erfolg, den wir bei unserem kleinen Sohn mit deiner Methode erzielen. Wir sind so enorm dankbar, dass es dich gibt, und für die Arbeit, die du machst und der du dein Leben gewidmet hast.

Wir haben einen ganz fantastischen Burschen bekommen, der wie ein Bär isst, wie ein Murmeltier schläft und den ganzen Tag lang so glücklich, geborgen und fröhlich ist – er strahlt förmlich vor Freude.

Heute ist er genau 18 Monate alt, und wir haben vor einer Woche mit deiner Kur angefangen. Nach über 17 anstrengenden Monaten mit viel Chaos und etlichen Untersuchungen bei der Familienberatungsstelle fing unser kleines Herzenskind schon am zweiten Kur-Tag an, mit einem riesigen Appetit zu essen. Wenn wir ihn abends ins Bett bringen, schläft er mit einem glücklichen Seufzer ein, und es gibt nicht den geringsten Protest, wenn wir den Raum verlassen.

Alle Tipps, die wir von der Beratungsstelle bekamen und ausprobierten, waren wertlos und haben vermutlich sogar noch mehr böse Wölfe hervorgerufen.

Wir sind unendlich glücklich. Das Beste ist, dass man richtig sieht, wie unser kleiner Liebling sich nun in rasender Geschwindigkeit weiterentwickelt, vor allem beim Sprechen, und wie geborgen und stolz er sich in seiner festen Routine fühlt. Er sprudelt vor Freude und Lebensenergie. Vor nur wenigen Wochen waren unsere Tage noch von Übermüdung, Anstrengungen, Quengeligkeit und Erschöpfung geprägt.

DANKE!

DEINE PERSÖNLICHEN SEITEN

Das Schlafschema für ....

Alter: .... Monate .... Tage

Datum: ....

Hier kannst du dein erstes Schema ausarbeiten:
Gehe vom Nachtschlaf aus. Wann soll die Nacht anfangen? Die Zeit sollte gut in euer Familienleben hineinpassen. Und wie lang soll die Nacht sein? Weiter geht es mit den Mahlzeiten, und am Schluss planst du die Schlafphasen am Tag. Verteile den Schlaf, indem du vom Schlafbedarf der entsprechenden Altersgruppe ausgehst. Überleg dir alles genau, so dass du nicht in Versuchung kommst, das Schema zu verändern, bevor die Folgewoche um ist!

Zeit .... Nachtschlaf

Zeit .... Essen

Zeit .... Schläfchen am Morgen

Zeit .... Essen

Zeit .... Vormittagsschlaf

Zeit .... Essen

Zeit .... Mittagsschlaf

Zeit .... Essen

Zeit .... Nachmittagsschlaf

Zeit .... Essen

Zeit .... Gute-Nacht-Trunk

Die DurchschlafKur für

Deine Dokumentation der ersten vier Tage und Nächte

Hier kannst du Nacht für Nacht notieren, was geschieht. Wie lange hat das Insbettbringen gedauert? Und wie spät war es? Was hast du getan? Wie hat das Kind reagiert? Was hast du dann getan – und wie oft – und wann schlief das Kind ein?

So bekommst du Dokumentations- und Vergleichsmaterial – und eine Erinnerung fürs Leben!

Viel Erfolg!

1. Nacht

Datum:

2. Tag und 2. Nacht

Datum:

3. Tag und 3. Nacht

Datum:

4. Tag und 4. Nacht

Datum:

Die Folgewoche für ....

1. Tag

Datum: ....

....

....

....

....

Schlafphasen tagsüber: ....

....

....

....

....

....

Nachtschlaf: ....

....

....

....

....

....

2. Tag

Datum:

Schlafphasen tagsüber:

Nachtschlaf:

3. Tag

Datum:

Schlafphasen tagsüber:

Nachtschlaf:

4. Tag

Datum:

Schlafphasen tagsüber:

Nachtschlaf:

5. Tag

Datum:

Schlafphasen tagsüber:

Nachtschlaf:

6. Tag

Datum:

Schlafphasen tagsüber:

Nachtschlaf:

7. Tag

Datum:

Schlafphasen tagsüber:

Nachtschlaf:

Skandinaviens meistgelesenes Elternbuch

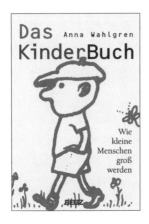

»Das KinderBuch« unterscheidet sich von allen Ratgebern für Eltern, die es bisher gegeben hat. Hier wird nicht erzählt, welche Fehler Eltern machen.

Vielmehr geht es Anna Wahlgren darum, dass Eltern lernen, ihrer inneren Stimme, ihrer eigenen Vernunft zu vertrauen. Sie traut Eltern Fähigkeiten und Ressourcen zu, die von »professionell« Zuständigen oft unterschätzt werden. Dabei geht sie auf alles ein, was mit der Entstehung eines Kindes bis zu seinem Erwachsenwerden zu tun hat. Ein ausführliches Register macht das Buch darüber hinaus zu einem großartigen Nachschlagewerk.

»*Anna Wahlgrens Buch ist ein Glücksfall des Gesprächs über Familie und in seiner unbekümmerten Redeweise ein Solitär. Schon allein wegen dieser ansteckenden Freude am Leben mit Kindern lohnt sich seine Anschaffung. Man wird sich darauf gefasst machen müssen, dass es nicht beim Buch bleibt. Das KinderBuch macht Lust auf eine größere Familie.*« FAZ

Anna Wahlgren
Das KinderBuch
Wie kleine Menschen groß werden
Gebunden, 824 Seiten
ISBN 978-3-407-85787-3

Eltern fragen – Anna Wahlgren antwortet

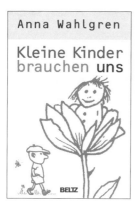

Unzählige Eltern haben Anna Wahlgren um Rat gefragt – bei großen und kleinen Problemen mit ihren kleinen oder größeren Kindern. Alle diese Fragen hat sie beantwortet. So ist eine Art »Praxisbuch« zum KinderBuch entstanden.

»Kleine Kinder brauchen uns«, gewohnt herzlich, pragmatisch und lebensnah geschrieben, ist ein handlungsorientierter Ratgeber: ein zuverlässiger Helfer bei all den kleinen und großen Ereignissen und Krisen, die im Leben junger Familien auftauchen.

Geburt, Stillen, Essen, Kinderspiele, Schlafen und Einschlafen, seelische Entwicklung, Trotzalter, Erziehung, Scheidung, Alltagskonflikte, Sorgen und Nöte, soziale Beteiligung gehören zu den Themen, über die Schwedens populärste Kinderexpertin in diesem Buch spricht. Chronologisch, also der Entwicklung des Kindes folgend aufgebaut und nach Themen geordnet, ist es ein Buch zum raschen Nachschlagen und Nachlesen, eine unverzichtbare Ergänzung zum KinderBuch.

»Ich finde, es müsste viel öfter und mit viel lauterer Stimme gesagt werden, dass wir in unseren Kindern einen Reichtum und ein Glück haben, das mit nichts anderem vergleichbar ist.«
Anna Wahlgren

Anna Wahlgren
Kleine Kinder brauchen uns
Gebunden, 396 Seiten
ISBN 978-3-407-85777-4

Der Einstieg in ein neues Leben

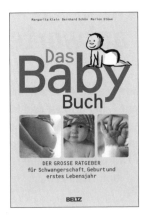

Die Autorinnen und Autoren dieses Buches haben Tausende Familien beraten und begleitet – als Hebamme, Kinderärztin, Familien- und Paartherapeutin und als Psychologin. Mit dem BabyBuch geben sie jungen Familien einen umfassenden Ratgeber an die Hand – von der Schwangerschaft bis zu Babys erstem Lebensjahr.

Ein Kind verändert die Welt, ein Paar wird Eltern – und es ist noch keine Mutter, kein Vater vom Himmel gefallen. Mit Liebe und Respekt zeigen die Autoren und Autorinnen, welche Veränderungen auf junge Eltern zukommen, wie sie ihren eigenen Weg finden können, und sie geben eine Fülle von nützlichen Informationen und Hilfen. Die fünf Abschnitte »Schwangerschaft«, »Geburt«, »Mit dem Baby zu Hause«, »Erstes Lebensjahr« und »Familie leben« geben umfassend Auskunft über alle Fragen, die werdende Eltern bewegen.

»*Der Deutsche Hebammenverband empfiehlt dieses Buch – und das zu Recht.*« Die Welt

Bernhard Schön, Margarita Klein, Marion Stüwe
Das BabyBuch
Der große Ratgeber für Schwangerschaft,
Geburt und erstes Lebensjahr
Gebunden. 368 Seiten. Mit Entspannungs-CD,
Illustrationen und einem Poster von Jutta Bauer
ISBN 978-3-407-85897-9

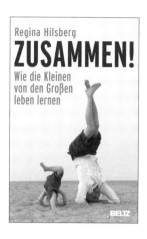

Schau durch meine Augen, Kleines!

**Gemeinsam verbrachte Zeit: das größte Geschenk, das Eltern ihren Kindern machen können.
Schon Babys genießen es, im Tuch umhergetragen zu werden und die Welt aus der Perspektive eines aufrecht gehenden Erwachsenen zu sehen.**

Zusammen mit Papa das Fahrrad reparieren, mit Mama ein schönes Essen kochen: da macht jeder kleine Knirps begeistert mit. Und trainiert ganz nebenbei Motorik, Intelligenz und Empathie. Kinder aller Altersstufen profitieren von gemeinsamer Arbeit und dem gemeinsamen Alltag mit ihren Eltern. Nur so können sie Selbstvertrauen und Lebensklugheit entwickeln. Regina Hilsberg zeigt Wege auf, wie unter heutigen Bedingungen ein Familienleben gestaltet werden kann, das dem Bedürfnis kleiner und größerer Kinder nach Bindung und »Alltag teilen« gerecht wird.

»Ein leidenschaftlichen Plädoyer fürs gemeinsame ›Perspektive teilen‹ im Alltag.« chrismon

Regina Hilsberg
Zusammen!
Wie die Kleinen von den Großen leben lernen
Beltz Taschenbuch 916, 240 Seiten
ISBN 978-3-407-22916-8